临床科研设计与实践

主　编◎蔡　珊　吴尚洁
副主编◎肖　奎　钱　敏　雷　思
编　者◎段文冰　李湄蕾　李美智
　　　　刘　妙　彭彩琴　钱　敏
　　　　舒艳明　王志鹏　杨　耸
　　　　曾玉琴　张苏蕾　张怡清
　　　　朱芷若　曾子航

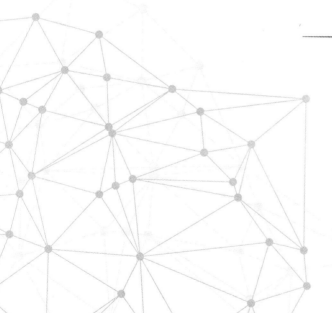

U0332061

中南大学出版社
www.csupress.com.cn
·长沙·

内容摘要

临床科研设计是确定一个创意新颖、设计周密、指标合理、科学性强又切实可行的实施方案，也是科研工作中的第一个关键步骤。在医学临床领域，如何运用已知的理论与方法来探索尚未解决的问题，即怎么进行科学的选题、如何进行科研设计以及课题申报，是临床科研设计的主要内容。临床研究通过发现问题、提出问题、查阅文献、进行研究到解决问题等过程，使临床医生得到科学研究的训练，使他们的临床经验不断得到积累，临床技能不断得到提高。

《临床科研设计与实践》共分七个部分。第一部分，介绍了什么是临床研究，包括临床研究的组成及常见的设计类型。第二部分，充分阐述了如何科学合理设计临床研究，包括如何提出研究问题、如何进行文献检索、如何选择研究对象、如何明确研究目标、如何选择研究方法、临床科研设计的基本步骤以及如何撰写科研课题标书与项目申报。第三部分介绍了临床研究中偏倚及其控制方法。第四部分，主要讲解了临床研究中常见的统计学方法与知识，以及如何选择正确的统计方法。第五部分，详细介绍了临床研究实施过程，包括如何通过伦理审查、如何设计研究问卷、如何管理数据以及如何完成质量控制和评价。第六部分，对多个临床研究实例进行讲解分析，从而对临床研究中常见的问题进行剖析。第七部分，介绍了如何撰写临床研究论文，包括如何完成综述以及如何投稿。

前言

PREFACE

临床科研设计是确定一个创意新颖、设计周密、指标合理、科学性强又切实可行的实施方案和工作计划，也是科研工作中的第一个关键步骤。在医学领域中，如何运用已知的理论与方法来探索尚未解决的问题，即怎么进行科学的选题、如何进行科研设计以及课题申报，是临床科研设计的主要内容。临床研究可以通过发现问题、提出问题、查阅文献、进行研究到解决问题等过程，使临床医生得到科学研究地训练，使他们的临床经验不断得到积累，临床技能不断得到提高。完整的临床研究，还需应用科学的方法学，强化科研设计，排除各种偏倚、干扰因素的影响，确保研究结果的真实性和研究结论的可靠性，从而创造出科学研究的最佳成果和最佳证据，其有利于指导临床诊治的决策，实践循证医学。

大学本科学生对科研设计的理解不够全面和系统，难以将所学知识运用并进行实践。为鼓励对临床科研感兴趣的医学生，尽早接触相关知识，激发其对医学研究的兴趣，对其进行系统的科研设计和培训，培养学生对临床科学研究的整体设计思维，提高学生对待科研的兴趣以及科研实践的能力，我们联合了湖南省医学会呼吸病学专业委员会和湖南省医学会临床流行病学暨循证医学专业委员会以及中南大学临床相关学科、临床流行病学、医学统计学等相关学科的专家精心撰写了本书，作为以本科生和研究生为主要对象的《临床科研设计与实践》课程教学的教材，尤其适用于高年级医学生、低年级研究生、住院医师以及需要开展临床科研工作的科研小白。

本教材共分七个部分。第一部分，介绍了什么是临床研究，包括临床研究的组成及常见的设计类型。第二部分，充分阐述了如何设计临床研究，包括如何提出研究问题、如何进行文献检索、如何选择研究对象、如何明确研究目标、如何选择研究方法、临床科研设计的基本步骤以及如何撰写科研课题标书与申报。第三部分介绍了临床研究中偏倚及其控制方法。

第四部分，主要讲解了临床研究中常见的统计学方法与知识，以及如何选择正确的统计方法。第五部分，详细介绍了临床研究实施过程，包括如何通过伦理审查、如何设计研究问卷、如何管理数据以及如何完成质量控制和评价。第六部分，对多个临床研究实例进行讲解分析，从而对临床研究中常见的问题进行剖析。第七部分，介绍了如何撰写临床研究论文，包括如何完成综述以及如何投稿。本书系统的对临床研究的整个过程进行了阐述，并采用理论讲解与案例分析相结合的方式，更加通俗易懂，增加了读者的接受度和掌握度。

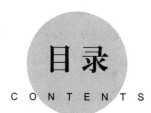

目 录
CONTENTS

第一部分　什么是临床研究

第二部分　如何设计临床研究

第三部分　临床研究中偏倚及其控制

第六部分　临床研究实例分析

第七部分　如何撰写临床研究论文

第一部分

什么是临床研究

第一章

概 述

【案例】

《新英格兰医学杂志》上曾发表了"吉非替尼或卡铂－紫杉醇治疗肺腺癌"一文,作者主要通过比较两组肺腺癌患者分别接受吉非替尼或卡铂－紫杉醇治疗后的无进展生存期(progression free survival, PFS),得出的结论是吉非替尼比卡铂－紫杉醇更适用于东亚地区不吸烟者或之前少量吸烟患者肺腺癌的初始治疗以及表皮生长因子受体(epidermal growth factor receptor, EGFR)基因突变是使用吉非替尼治疗能获得更好预后的有力预测因素。这是一个揭开了肺癌分子靶向治疗时代序幕的经典临床研究。那么,什么是临床研究呢?

【提要】

临床研究是以疾病的诊断、治疗、预后、病因和预防为主要研究内容,以患者为主要研究对象,以医疗服务机构为主要研究基地,由多学科人员共同参与组织实施的科学研究活动,本章将简要介绍临床研究的重要性、意义以及临床研究的前景。

临床研究是从患者的个体诊治扩大到相应群体的研究,应用科学的方法学,强化科研设计,排除各种偏倚、干扰因素的影响,探讨疾病病因、诊断、治疗和预后的规律,力求研究结果的真实性和科学性,对临床医学的发展有重要意义和价值。

第一节 临床研究的意义

自有人类开始,对于各种疾病的认知就伴随着对自然界的认知而处在不断的演化当中。作为一种具有自由意识的理性生物,得了病肯定不愿完全听天由命,因此人类总是会主动采取各种办法来与疾病展开斗争。生病后采用各种方法去治疗,是人类的本能。

现代医学认为，判断一个特定的治疗方案有效的基本标准是：必须是通过特定治疗方案在统计学上让患者获得更长的寿命、更高的生存质量，或者在不降低寿命和生存质量的情况下，花费更少的卫生资源，这样的治疗方案才叫有效。寿命更长，生存质量更高，卫生资源花费更少，三个"更"字意味着我们需要对新的治疗方案的各种结果进行比较。

虽然临床研究的方法还在不停地完善过程中，但是，毫无疑问，它是目前为止人类所能提供的最客观的判断治疗方案是否有效的方法。

如"吉非替尼或卡铂–紫杉醇治疗肺腺癌"一文中，作者正是为了证实吉非替尼在某些患肺腺癌人群中的疗效要优于卡铂–紫杉醇，所以作者进行了这样一项临床研究。疗效的优劣性比较也是进行临床研究其中一个重要原因。

此外，临床研究对疾病发生的原因（病因），或导致发病的有关危险因素的探讨和求证，有着非常重要的意义。如20世纪60年代，怀孕妇女因妊娠呕吐，服用沙利度胺（反应停）其止吐效果明显，因而被西欧国家广泛应用。后来有报道出生的婴儿发生双上肢畸形，类似海豹肢故称之为先天性海豹肢畸形。根据产妇产前没有病毒感染史（如风疹病毒等）、也没有这种婴儿畸形的家族史。经医生分析：提出了与服用"反应停"有关的致畸病因学说。该报道一发表，相继有类似的报告出现。于是临床医生根据这一假说，相继进行了系统的病例报告、病例对照研究及回顾性队列研究，验证了这一病因的假说。最后，由生产"反应停"的药厂召回了该药，并停止了生产。经追踪3年后（1960—1962年），随着该药销售量的急剧下降，发生海豹肢畸形的婴儿数量也随之下降，最后几乎为零。这就证明了沙利度胺（反应停）是导致婴儿畸形的病因。

同时，凭借临床诊断试验研究与评价，能更好、更快地将合适的诊断性试验应用于临床，使患者能及时得到正确的诊断，及时接受合理的治疗。通过与金标准进行同期对比，我们可得到一个诊断方法的灵敏度（sensitivity，SEN）与特异度（specificity，SPE），分别代表诊断性试验检测为阳性的病例，在用金标准确定为"有病"的病例中所占的比例；以及诊断性试验检测为阴性的病例，在用金标准确定为"无病"的病例中所占的比例。如对于肺栓塞的诊断，目前认为确诊金标准为有创的肺动脉造影，研究表明，D–二聚体在诊断肺栓塞的灵敏度可高达92%～100%，但其特异度却很低，由此，我们可以得出在临床应用中如该试验结果为阴性，则对排除肺栓塞有较大的价值，故可作为肺栓塞的初筛检查。

总的说来，临床研究可以用科学的方法和标准来研究和评价疾病的病因，确定与评价疾病的诊断方法，以及治疗和防治疾病的措施的效果和效益，使临床医学得到不断地发展和进步。

临床研究可以通过发现问题、提出问题、查阅文献、进行研究到解决问题等过程，使临床医生得到科学研究的训练，使他们的临床经验不断得到积累，临床技能不断得到提高。

第二节　临床研究的前景

需要提到的是临床研究在循证医学中的作用。循证医学（evidence – based medicine，EBM）是指将医生的个人临床实践经验（clinical expertise）与科学的证据（research evidence）结合起来，结合患者的意愿（patient preferences）使患者得到最佳的诊疗。

1992 年，Gordon Guyatt 等在《美国医学会杂志》（Joumal of the American Medical Association，JAMA）上发表第一篇循证医学文章，标志着循证医学的诞生。短短 20 余年，循证医学以其独特的视角，科学的方法和跨学科、跨地域合作的创新模式，迅速传播到 150 多个国家和地区的卫生领域和医学教育各个方面，成为 20 世纪医学领域最具影响力的创新和革命之一。2014 年，Gordon Guyatt 在第 22 届 Cochrane 年会上，定义循证医学为："临床实践需结合临床医生个人经验、患者意愿和来自系统化评价和合成的研究证据"。循证医学的核心思想是医学决策应在现有最好的临床研究依据基础上作出，同时也重视结合个人的临床经验，运用科学依据来指导实践。

临床研究通过应用科学的方法学，强化科研设计，排除各种偏倚、干扰因素的影响，确保研究结果的真实性和研究结论的可靠性，从而创造科学研究的最佳成果和最佳证据，被确认是真实的有临床重要的意义，是实用于具体临床实践的当代科学证据，有利于指导临床诊治的决策，实践循证医学。

临床医学模式由经验医学向循证医学转变，这是必然趋势也是必然结果。临床研究具有提供科学证据的关键作用，具有促进临床医学发展的重要意义以及十分光明的前景。

第二章

临床研究的组成

【提要】

　　临床研究是提出问题、设计方案、解决问题的过程。进行一项临床研究就像讲一个故事。每个故事由主角、发生发展的大纲、结局这些部分构成一个整体框架，然后再丰富故事的细节使故事科学、合理、尽可能少破绽并符合时代主流。那么临床研究的组成和流程又是怎么样的呢？本章将介绍临床研究这个"故事"的组成结构，给大家讲述一个临床研究的基本框架。

第一节　选题

　　科研选题是科研的起点，也是关系研究成败和成果大小的关键性问题。研究选题的基本程序是提出问题、文献检索、形成假说。

　　如何提出问题？你在临床工作中所发现的关于疾病的病因、诊断、治疗、预防、自然病程及预后相关，用目前的医学知识无法解释或解释不透彻的问题，都可以是你提出的问题。当你在临床上提出问题后，你需要进行文献检索，通过查找资料判断这个问题是否已被研究并解决。如果你提出的问题还没被研究或者虽然被研究了但还没有结论，你就可以根据你的临床经验、医学知识及查找的文献知识来提出一个关于解决这个问题的假说。形成的假说就是你的研究选题，研究并证实这个假说就是研究目的。

　　但研究选题需要遵循以下四个基本原则。

　　(1)创新性。举例以下几点：①前人没有研究过；②前人已提出但未取得认可；③前人部分研究，已提出一些观点，但根据自己的研究可以进行进一步补充、修正；④同样的问题用不同的方法研究或采用更高级的统计学方法，如原来为队列研究，现在用随机对照研究；⑤国外有研究，但尚未结合我国实际；⑥把其他学科或领域的成果借鉴到本研究领域。

（2）科学性。科学性是指要有利于科学研究的发现，包括对科学研究空白的填补和对所谓"通识"的纠正等。这要求有一定的科学理论及实践为依据，并有合适的方法进行科学研究设计。

（3）可行性。选题时需要考虑自身知识结构、研究能力、兴趣爱好及对课题的认识水平。其次，需考虑到人力（研究人员）、财力（科研经费、研究成本）、物力（实验室、实验设备）、时间、研究对象的来源等。

（4）实用性。所研究的问题是否能解决和回答本专业实际医学问题，是否是本专业迫切需要解决的关键问题。不能为研究而研究。

第二节　临床研究的设计

确定研究选题及目的后，接下来必须有一个详细的研究方案来证实你提出的假说。设计临床研究方案时需要确定研究对象、研究因素、观察指标、研究方法、统计学方法等等。同时设计临床研究方案时要确保你所设计的临床研究符合伦理学要求。

一、研究对象

选择研究对象时首先需按照一定的诊断标准确定研究的目标人群，目标人群是指涉及该研究的该病的所有患者，再从目标人群中选取一部分患者来进行研究，即样本人群。选择研究的样本人群有三个方面需要确定：①明确规定纳入标准及排除标准，以便从目标人群中选择合格的研究对象样本；②抽样，即从目标人群中抽取样本人群的过程，抽样方法可能影响样本人群对目标人群的代表性；③确定研究对象的样本量大小。

二、研究因素

研究因素包括给予患者的各种治疗和预防的干预措施，如病因研究中的危险因素、病因因素，诊断研究中新的诊断方法或组合，防治研究中预防或干预治疗措施等。研究因素不能太多，根据研究目的确定主要的、关键的研究因素。

三、观察指标

观察指标是根据研究目的确定用于评价的指标，在确定观察指标时，需要规定指标的测量方法、测量间隔时间、观察期限。

四、研究方法

研究方法根据临床研究的选题及目的的不同而不同。如要探讨疾病的危险因素或病因因素，可采用病例对照研究或队列研究；研究某种治疗措施的临床效果可采用随机对照研究；预后观察可采用队列研究；诊断方法的准确性研究可采用横断面研究。

五、选择统计学方法

临床研究资料的类型千差万别，在研究设计时，需要根据可能的预期结果及其相关资料，选择合理的统计学分析方法。此过程通常需要统计学专家参与。

六、伦理要求

由于临床研究的研究对象是人，按照《赫尔辛基宣言》的要求，凡是以人体为研究对象的临床研究，所使用的临床干预措施都必须有充分的科学依据，要安全有效，保证无损于受试者的利益。在研究对象的选择时尽量规避伦理上的弱势群体、特殊需保护的群体，如儿童、老人、孕妇、智力障碍人群等；研究因素的确定时，不能将明显有害的因素施加于研究对象。

第三节　观察和试验

研究设计确定后，下一步需按研究设计的计划具体实施。

在研究实施前，由于涉及医德及伦理学的问题，任何以患者为研究对象的临床研究，必须事先向有关伦理委员会申请并接受审查，通过后方可进行研究。在每位受试者进行临床研究前，充分向其告知并解释研究的目的、意义、步骤、研究过程中可能得到的利益和可能受到的损害，不能欺骗患者，必须坚持自愿的原则。如同意参加临床研究，需签署知情同意书。在试验的任何阶段，受试者都有退出试验的权利。

在实施阶段需按照前述制定的研究设计方案来开展研究，观察及获得第一手客观事实资料，即原始资料。为了确保原始资料的真实性及可靠性，观察及获得资料时需要研究者全面、客观、准确地反映研究对象的本来面目。所有数据必须进行准确规范的记录及保存。

第四节　数据的整理和分析

在数据整理及分析阶段，我们需要进行资料整理、统计描述、统计推断。资料整理是将所获得的原始资料按照一定的方法转化为可分析的数据格式，并且保证准确性和可分析性。统计描述是运用各种统计学方法对数据进行客观如实的描述和表达。统计推断是根据数据所提供的信息对总体作出具有一定概率保证的估计和推断，包括假设检验和参数估计两大内容。

在整个数据分析阶段我们需要根据实际推断目的、资料性质、实验设计类型以及样本大小选择正确的统计学方案。此过程亦需要统计学人员的参与。

第五节　质量控制

由于临床研究过程的各个环节中，均不可避免存在着各种误差的干扰，因此在研究设计时要对研究过程中可能存在的误差采取针对性的措施来控制偏倚，以确保研究结果的真实可靠、保证研究的质量。如采用敏感、准确的测量方法；准确规范的数据记录、整理及保存；研究设计时遵循随机、均衡、对照、盲法、重复原则等。

第六节　总结

在临床研究所获得的研究数据及数据分析的基础上得出临床研究的结果，然后以撰写科研论文和课题鉴定总结的形式报道研究成果并进行临床意义、统计学意义等的评价。

【课后习题】

第一章开头附上了发表在《新英格兰医学杂志》上的《吉非替尼或卡铂 - 紫杉醇治疗肺腺癌》一文，请从该篇论文的标题及论文摘要中，分析出该研究的研究对象、研究因素、观察指标、研究方法等。

第三章

临床研究的常见设计类型

【提要】

就像数学中有加减乘除各种不同的算法，临床研究中的研究方法也多种多样。本章将介绍临床研究中常见的设计类型。不同的研究由于其研究目的的不同，所使用的研究方法亦不同，具体如何选择将在第二部分第五章详细介绍。

临床研究根据是否人为给予干预措施分为观察性研究及实验性研究。观察性研究（observational study）分为描述性研究和分析性研究。描述性研究（descriptive study）是对疾病或临床现象规律性的描述，通过描述可从中产生进一步研究的假设，包括横断面研究、病例报告、病例分析。分析性研究（analytical study）着重于在于分析，可通过比较分析验证假说，包括病例对照研究、队列研究。实验性研究（experimental study）根据研究因素的给予是否遵循随机、对照的原则分为随机对照试验、非随机同期对照试验等（图 1 - 3 - 1）。本章将选取部分常用的研究方法加以简单介绍。

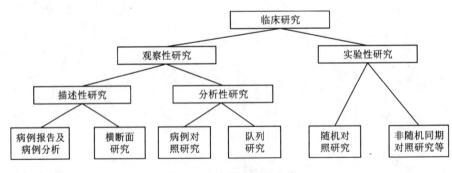

图 1 - 3 - 1　临床研究分类

第一节　横断面研究

　　横断面研究(cross - sectional study)也称现况研究(prevalence study)，是在某一时点或特定时间内对特定人群调查收集疾病或健康状况及其相关因素的资料，以描述特定时间内该疾病或健康状况及相关因素之间的关系(图1-3-2)。横断面研究可以通过描述疾病或健康状况在不同时间、地区、人群分布的规律，获得疾病的患病率，通过比较在不同暴露状态下的患病率的差异，发现暴露因素及疾病是否有关，从而找出病因线索、提出病因假设。但不能明确暴露因素及疾病的因果关系，同时也不能获得疾病的发病率。

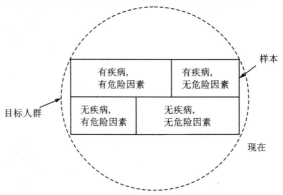

图1-3-2　横断面研究原理示意图

【案例】

　　调查中老年人群中肺癌和吸烟的关系(图1-3-3)，通过对特定时间(如2000年5月1日)、特定人群(30~70岁)中肺癌及吸烟资料的收集，得出肺癌和吸烟有关，从而提出吸烟是肺癌危险因素的假设。

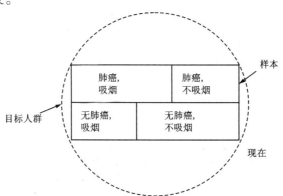

图1-3-3　在横断面研究中，研究者从目标人群中选择样本，测量
样本人群吸烟、肺癌两个因素

第二节　病例对照研究

　　病例对照研究(case-control study)是一种用于分析暴露因素及疾病之间因果关系的分析性研究。它是将一组患有所研究疾病的患者作为病例组,一组未患者研究疾病的人作为对照组,回顾两组之前可能的危险因素或病因的暴露情况,是检验病因假设的一种方法(图1-3-4)。病例对照研究是一种回顾性地从果到因的时间顺序进行的研究。

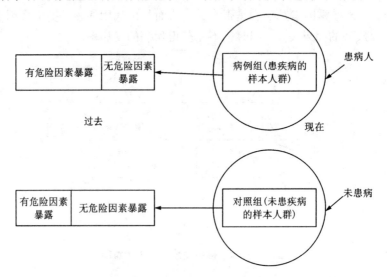

图1-3-4　病例对照研究原理示意图

　　【例】为了探讨吸烟和人群患肺癌的关系,设计如下病例对照研究:研究对象是2000年某地的30~70岁的人,从人群中的肺癌患者中抽取500名作为病例组,从人群中未患肺癌的人中抽取500名作为对照组,调查他们1990年至2000年的吸烟情况(图1-3-5)。

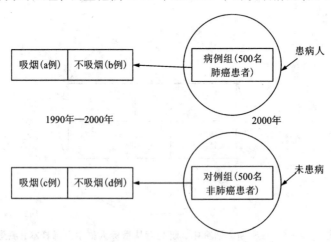

图1-3-5　探讨吸烟和人群患肺癌的关系的病例对照研究

第三节　队列研究

队列研究(cohort study)是一种主要用来研究一种暴露因素及其不同的水平与发病等结局关系的一种分析性研究方法，该研究是将研究对象按是否暴露于某因素分为两组，或不同暴露因素水平分为几个亚组，随访各组的发病或死亡等结局，从而验证暴露因素与发病或死亡之间的联系(图1-3-6)。队列研究是一种由因推果的方法，主要用于验证病因等因果关系的假设。

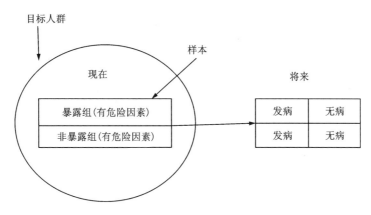

图1-3-6　队列研究原理示意图

【例】为探讨血液中儿茶酚胺与冠心病之间的关系。在某地选择500名40~70岁无冠心病男子作为研究对象，根据血液中儿茶酚胺的水平将研究对象分为两组，儿茶酚胺水平高者为暴露组，儿茶酚胺水平低者为非暴露组。然后随访观察7年，观察研究对象冠心病的发病情况。

队列研究根据研究对象进入队列时间分类，可将队列研究分为前瞻性队列研究、回顾性队列研究和双向队列研究(图1-3-7)。

(1)前瞻性队列研究是从现在追踪到将来，其暴露组及非暴露组是根据研究对象现在的暴露状态而确定的，观察结局(发病或死亡等)需前瞻观察一段时间才能获得。

(2)回顾性队列研究是从过去追踪到现在，其暴露组及非暴露组是根据过去某一时期研究对象的暴露状态而确定的，观察结局(发病或死亡等)在研究开始可从历史资料中获得。

(3)双向队列研究是从过去追踪到现在，再继续追踪到将来，是将前两组结合起来，在回顾性队列研究之后继续进行一段时间的前瞻性队列研究。

临床科研设计与实践

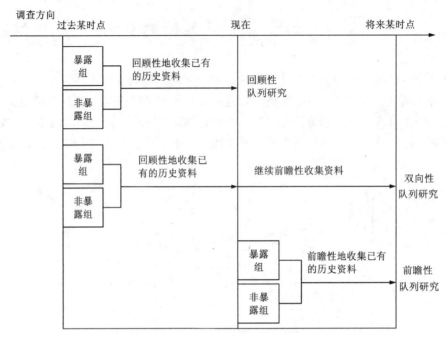

图 1-3-7 队列研究类型示意图

第四节 随机对照研究

随机对照研究(randomized controlled trial,RCT)是一种前瞻性的、用来评估干预措施效果的实验性研究。该研究是通过随机化原则将研究对象分为试验组和对照组,试验组和对照组分别接受不同的治疗,各组同时进行随访观察,比较两组的结果差异。与观察性研究相比,随机对照试验可以证明因果关系(图 1-3-8)。

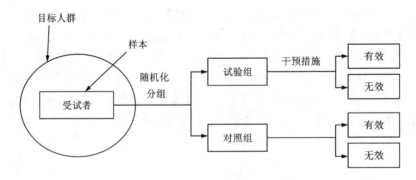

图 1-3-8 随机对照试验示意图

14

随机对照试验完全遵循随机、对照、重复的基本原则,通常也会使用盲法原则。随机对照试验有如下优点:①有严格的诊断、纳入、排除标准,能排除一些不易控制而对研究结果有影响的因素;②随机分组使非研究因素在试验组及对照组中尽可能保证一致,增加了两组的均衡性和可比性,减少了偏倚;③设立同期对照组,试验组及对照组在同等时间、条件下进行研究,对效果差别的评价科学有力;④盲法原则可减少观察者偏倚的影响,提高了结果的真实性。总的来说,随机对照试验科学性强,研究结果可靠,重复性好,是临床疗效研究的最佳设计方案。

但是随机对照试验也有其局限性,表现在该研究通常昂贵、耗时、具体实施复杂和过程中可能会使受试者受到伤害。

【例】在第一章开头附上的发表在新英格兰杂志上的"吉非替尼或卡铂 – 紫杉醇治疗肺腺癌"一文,就是采用的随机对照试验。按照制定的诊断、纳入、排除标准选择了 1 217 名研究对象,随机化分配为两组,一组接受吉非替尼治疗,一组接受卡铂 – 紫杉醇治疗,随访两组的无进展生存情况。

【课后习题】

(1)为了探讨口服避孕药与妇女患血栓栓塞的关系,请设计一个病例随机对照研究。

(2)为了解肛交是否与艾滋病病毒(human immunode ficiency virus,HIV)感染有关,请设计一个队列研究。

【答案示例】

(1)选择某地 2000 年至 2005 年的 20 至 45 岁妇女,选择 200 名患血栓栓塞的妇女作为病例组,一般人群中选择 200 名妇女作为对照组,调查前一个月内口服避孕药的情况。

(2)选择某地 500 名 HIV 抗体阴性的同性恋男性接受有关性行为调查,分为暴露组(接受肛交者)和非暴露组,随访一年,再次检测 HIV 抗体。

附录：科研设计流程图

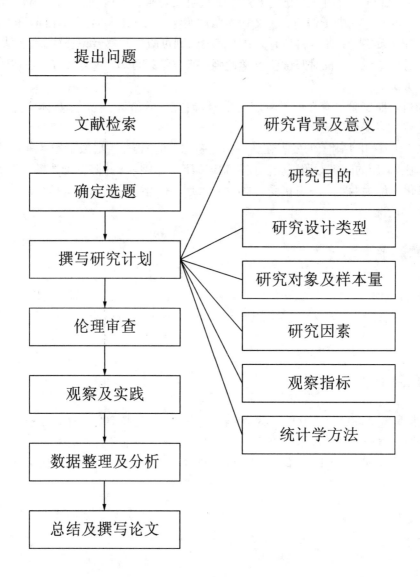

第二部分

如何设计临床研究

第四章

如何提出研究问题

【案例】

Tony Mok 和吴一龙教授 2009 年在《新英格兰医学杂志》上发表了 IPASS 研究的《吉非替尼或卡铂 – 紫杉醇治疗肺腺癌》一文，在看到这篇文章的题目后，我们脑海中可能会浮现出几个问题：该论文拟研究的临床问题是什么？其背后所观察到的临床现象又是什么？作者为何要进行该项临床研究呢？在临床实践中，怎样才能设计出一个好的研究呢？

【提要】

科研的过程是提出问题和解决问题的过程，要想做一个好的临床科研，就必须先提出一个好的研究问题，这决定着整个研究设计方案的制定。本章将首先阐述提出临床问题的重要性，并介绍在临床实践中各类临床问题的来源，以及如何构建临床问题及其注意事项。

一般来说，一项完整的医学科学研究，第一步通常是：在科学假说及依据的基础之上，以探索和解决医学问题为目标来进行选题。科研的过程是提出问题和解决问题的过程，而科研的选题，就是研究者想研究或准备解决的问题。选定要研究的问题后，才能针对研究问题进行科研设计、制定科研方案。爱因斯坦曾经说过，"提出问题比解决问题更加重要"。

那么，什么才是一个好的研究问题呢？一个好的研究问题通常包括以下几方面：

（1）首先必须是你有兴趣去研究的问题。

（2）是具有挑战性的吸引人的问题。

（3）是与已有知识密切相关的问题，通过研究这个问题，其答案可以加深或扩大我们原有的认识；

（4）是一个简单而直接的问题，应该避免抽象而不具体的问题。

（5）研究问题必须有可行性，也就是通过实验、观察、调查等可以找到答案的问题。

我们可以从以下两个方面来初步认识研究问题，以及学习如何提出研究问题。

1. 从已发表的论文中认识和学习研究问题

【案例】

在第一章开头提到的发表在《新英格兰医学杂志》上的《吉非替尼或卡铂－紫杉醇治疗肺腺癌》一文，仅从该篇论文的题目中，可了解该论文的研究问题是什么？其背后所观察到的临床现象是什么？

【解析】

其研究问题为：通过比较吉非替尼和卡铂－紫杉醇两种肺腺癌的治疗方案的疗效、安全性和不良事件等，看哪一种是更好的方案。可能的临床现象：吉非替尼作为一种分子靶向治疗药物，对肺癌患者的治疗效果较好，不良反应较少，从而引发思考，与作为肺腺癌患者一线治疗方案的卡铂－紫杉醇相比，究竟哪一种更好？

2. 临床所面临的问题

多数临床问题直接或间接来自患者，所以在临床实践中所面临的问题多数可更为直接地转化为研究问题。例如患者提出的问题："医生，我这个病是怎么诊断的？""这两种治疗方法哪种好一些？""我听说某某药效果很好，这个药对我有好处吗？""我该做这个检查吗？"等等。

第一节　提出临床问题的重要性

在临床医学实践中如何提出临床问题，特别是将其转化为可回答的、可研究的临床问题是临床研究的第一步。提出什么样的问题，与下一步怎样寻找答案、该做出怎样的研究设计密切相关。对于临床研究人员来说，提出一个好的问题，用可靠的方法回答这个问题，是保障临床研究质量的两个至关重要的方面。在进行临床研究的设计时，提出的问题是否恰当，关系到所进行的研究是否有重要的临床价值以及研究能否顺利完成。所提出的研究问题，决定着整个研究设计方案的制定。例如，临床试验提出的问题决定着纳入何种患者、采用什么治疗及对照措施、怎样评价疗效以及应该随访多长的时间等。

【FINER原则】

通常，一个好的研究问题需满足 FINER(feasible, interesting, novel, ethical, relevant)原则（图 2－4－1）。首先是可行性(feasible)，其次是有趣(interesting)，然后是创新(novel)，再是伦理(ethical)，最后则是相关性(relevant)，我们取其英文名词的首写字母缩写为 FINER。

对于临床第一线的医生，拥有提出好的研究问题的能力，对自己的很多方面都有所帮助与提升，主要体现在以下五点：

（1）从患者角度来看，医生可将自己有限的时间集中在与患者的需要直接相关的问题上。

（2）从医生角度考虑，可以将有限的时间集中在直接与自己临床医疗实践有关的问题上。

（3）可以帮助制定高效的证据收集策略，提高解决问题的针对性。

（4）形成一种有用的行为模式，建立良好的思维习惯。

（5）在提出和回答这些问题时，好奇心得以强化，新旧知识得以综合，有利于成为更好的、决策更快的临床医生。

要想做一个好的临床科研项目，就必须先提出一个好的临床问题，而这需要研究者熟练掌握提出临床问题的方法，并在临床医疗与研究的实践中不断学习和强化。

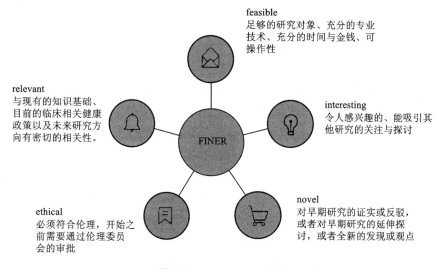

图 2 - 4 - 1　FINER 原则

第二节　问题的来源

临床研究问题来源于临床实践，是医生在临床诊治病人的过程中经常遇到的实际问题，因此，要使自己能够发现和提出问题，首先应明确临床问题的来源。

临床问题来源于疾病的八个方面（图 2 - 1 - 2）：①病史和体格检查：怎样恰当地采集病史及进行体格检查和解释发现的问题。②病因：怎样识别疾病的原因。③临床表现：疾病临床表现的频度和时间，怎样应用这些知识对病人进行分类。④鉴别诊断：当考虑病人临床表现的可能原因时，怎样鉴别出这些可能的原因。⑤诊断性试验：怎样基于准确性、可接受性、费用及安全性等因素来选择和解释诊断性试验，以便确定或排除某种诊断。⑥预后：怎样估计病人可能的病程和预测可能发生的并发症或结局。⑦治疗：怎样为病人选择利大于弊且高性价比的治疗方法。⑧预防：怎样通过识别和纠正危险因素来减少疾病的发生及如何通过筛查来早期诊断疾病并进行前期预防或治疗。

对于一个研究项目，最好的研究问题通常来自于研究者在自己前期的研究以及该领域其他研究人员所观察到的问题和相关的发现。对于开始接触临床研究的年轻医生来说，最大的

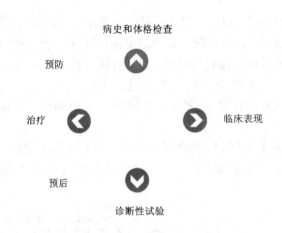

图 2 – 1 – 2 临床问题的来源

难题便是缺乏发现研究问题的经验，因此，我们需要从以下几方面来全面掌握研究问题的来源，从而增加提出研究问题的经验和能力。

首先，掌握你所在的研究领域新发表的研究论文是很重要的，对于一个好的研究项目来说，高水平学术内容是重要的组成部分。要开展一项新的研究，应该彻底搜索该领域所发表的研究论文，而进行系统综述则是建立研究的第一步，并且在后期可以作为该研究项目的研究背景。另外，有些最新的研究进展可能只是在某些前沿的会议上交流，甚至在最终发表之前只有该领域某些专家们才知道，所以，要开展一个好的研究项目，必须密切关注该领域专家的研究动态以及相关会议的最新研究成果。

其次，要想提出一个好的研究问题，必须对新观点和新技术有敏锐的察觉能力。对已经形成的观点持怀疑的态度能使我们想出好的研究问题，一项新技术的应用往往可以使研究者对常见的临床问题产生新的见解，进而可以形成新的研究范例。

最后，对所研究的领域保持足够的想象力。在提出一个好的研究问题的过程中，需要拥有足够的创造力，想象解决老问题的新方法，形成令人感兴趣的想法。此外，还需要有足够的耐力，在问题的解决方案足够完美之前，需要反复琢磨这个棘手的问题的各个方面。

第三节 问题的种类和构建

一个好的临床问题是它既有临床意义又具有能回答的可行性，但提出好的临床问题并非易事，应对怎样提出问题的方法有所了解。例如，应该了解问题的种类和结构及怎样构建一个好的问题，还要充分认识到提出问题过程中的困难，要重视从患者的角度考虑问题，并能恰当地确定问题的范围。

一、问题的种类

临床遇到的问题大致可分为"背景"问题（background questions）和"前景"问题（foreground questions）两种。

（1）背景问题：是关于疾病一般知识的问题，可涉及人类健康和疾病的生物、心理及社会因素等方方面面。

（2）前景问题：是关于处理、治疗患者专门知识的问题，也涉及与治疗有关的患者的生物、心理及社会因素等方方面面。

二、问题的构建

（1）背景问题。通常包括两个基本成分：①一个问题词（谁、什么、何处、何时、怎样、为何）加上一个动词；②一种疾病或疾病的一个方面。

（2）前景问题。通常包括以下四个基本成分；①病人和/或问题；②干预措施；③对比措施（必要时）；④临床结局。

【案例】

一位 65 岁的男性患者，右侧肢体无力伴言语不清 20 小时入院，急诊 CT 排除了颅内出血。患者既往有高血压病史 10 年。医生本次诊断为脑梗死。我们对该患者（脑卒中）治疗的主要目的是降低死亡和致残的风险。患者亲属提出问题："是否应该使用抗凝治疗？"对这种临床情况可以形成两个问题：①抗凝药对脑卒中患者有效吗？②用抗凝药与不用抗凝药相比能降低该急性脑卒中患者的远期死亡或残疾的风险吗？

【解析】

问题一：缺少对照措施和临床结果两个内容，且未说明是哪类脑卒中（缺血性或出血性脑卒中）患者。根据这个问题难以很快找到针对性强的证据，可能会浪费很多时间和精力，查找了大量无关的资料而不能解决临床问题。因此这不是一个好的问题。

问题二：包括了四个基本成分，"病人"是急性缺血性脑卒中患者，"干预措施"是抗凝药，"对照措施"是不用抗凝药，"临床结局"是远期死亡或残疾的风险。因此，它是一个内容完整、清楚明确而可以回答的临床问题。

临床实践要求我们使用大量的背景知识和前景知识。如果需要的是我们已经拥有的知识，我们就会经历精神和情绪的再强化反应，快速地作出决定。但如果所需要的知识是我们尚不拥有的，有时会刺激我们做出不良的反应，例如掩饰知识的欠缺或出现过度的情绪反应如过度焦虑、负罪感或羞耻感等。然而，更为积极有利的反应则是承认我们对信息和知识的缺乏和需要，并以此来刺激我们学习，将知识缺乏的消极一面转化为提出问题并找出相应答案的积极一面。

第四节　提出问题过程中应注意的事项

在临床上我们可能遇到了问题但不知从何处着手，可以将所想到的问题的各个部分写下来，然后分两步构建问题，首先确定临床问题核心，再填写出这一问题的各个成分，最后将各零散的成分组织起来就成为一个表达清楚的问题了。

当面对的问题很多，但时间极少的时候（往往是这样），我们需要确定从何处开始，一定记住终生学习意味着长时间知识的点滴积累，试图一次解决所有临床问题是不可能的，对面临的大量问题要选择出应优先回答的问题。可综合以下因素来确定应优先回答的问题：哪个问题对患者的生命健康最重要？哪个问题与我们临床工作的需要关系最大？在允许的时间内，哪个问题最具有能得到答案的可行性？哪个问题最令人感兴趣？哪个问题最可能在临床实践中多次出现？

在提出问题时，还应该重视从患者的角度来考虑，这样可帮助我们收集或提供真正有利于患者的证据。另外，确定问题的范围对临床医生和研究人员十分重要。确定研究的范围应兼顾考虑所具有的资源和条件、临床意义等问题。提出的临床问题常常存在以下情况：

（1）问题的范围太宽：例如，化疗可以提高癌症患者的生存率吗？这一问题范围太宽，哪一种化疗和哪一种癌症均表述得不清楚。对患某一特定类型肿瘤的患者不能提供有用的信息。

（2）问题的范围太窄：此类问题因所获资料较少，增加出现假阳性和假阴性结果的机会，使结果不可靠。另外还存在着结果的推广价值受限制的问题。

临床研究人员在选题及构建问题时应根据自己的资源、条件、可行性、临床应用价值、结果的科学性等因素综合考虑，选择范围恰当的问题进行研究。

总而言之，要提出一个好的研究问题，临床医生需要深入临床实践，具有基础扎实的临床专业知识和技能，勤于动脑思考问题，跟踪本专业研究进展，并经常与同事及上级、下级医生讨论，从患者的角度考虑问题，就能逐步形成和构建良好的问题。然后查询证据，搜寻解决临床问题的答案。

【课后习题】

1.《中华医学杂志》上发表了论文《两种单剂量米非司酮用于紧急避孕的随机双盲比较研究》，仅从该篇论文的题目中，可了解该论文的研究问题是什么？其背后所观察到的临床现象是什么？

2.患者，男，55岁，因"咳嗽、咯血、胸痛"入院，入院后行相关检查，x线胸片示"右上肺占位性病变，肺癌可能性大"，后经病理检查，确诊为肺腺癌，临床分期 T2N0M0，建议手术治疗。患者及其亲属担心手术的治疗效果而不愿意进行手术治疗。针对该种情况，应提出怎样的研究问题？

【答案示例】

1.研究问题为：两种单剂量米非司酮应用于紧急避孕时，哪一种效果更好？可能的临床现象：有服用两种不同剂量的米非司酮用于紧急避孕的病人，但是可能避孕失败来就诊，从而引发思考，究竟哪一种效果更好？哪一种更易失败？

2.针对这种情况，应该提出如下研究问题：手术治疗较保守治疗是否能延长 T2 期非小细胞肺癌的患者的长期生存率并改善患者生活质量？

第五章

如何进行文献检索

【案例】

在《新英格兰医学杂志》上发表了《吉非替尼或卡铂－紫杉醇治疗肺腺癌》一文，在文末附注了三十余篇参考文献，这里我们不禁去思考，作者是怎么检索出这些文献的？是如何选定这些参考文献的？

【提要】

科研的过程是提出问题和解决问题的过程，但不管是提出问题还是解决问题，信息的收集都是必不可少的，想进行一个课题的研究，在发现有意义的临床问题后，首先面临的就是信息的收集。信息收集主要是通过文献检索，首先了解自己准备进行的课题是否已有人做过，如果做过，达到了哪种水平，是否还有继续研究的必要或者是否可以找到新的研究方向？本章将阐述进行文献检索的的重要性，常用检索平台，并介绍在确定研究课题后如何进行文献检索，以及文献检索的注意事项。

进行文献检索的工具有印刷型检索、软件检索、计算机检索，我们这里所说的文献检索主要是计算机检索。文献检索前需了解检索平台，包括其所使用数据库、提供哪些检索途径等。分析研究课题内容，根据研究课题选定主题词检索，制定检索策略方式进行检索，最后获取原文。

我们通过第一章案例的文献来初步学习文献检索的过程。

【案例】

在第一章提到的发表在《新英格兰医学杂志》上的《吉非替尼或卡铂－紫杉醇治疗肺腺癌》一文。如果看到这样一个题目，我们需要了解，该课题研究了什么？需要选定什么检索工具？检索途径应该选哪种？检索词怎么确定？检索策略怎么制定？检索结果如何评价以及怎样获取原文？

【解析】

分析课题，其研究问题为：通过比较吉非替尼和卡铂－紫杉醇两种肺腺癌的治疗方案的疗效、安全性和不良事件等，看哪一种是更好的方案。我们需要检索研究这两种药物治疗肺腺癌的文献以及已经做过比较的这两种药物治疗差异的文献。选用检索工具最常选用的外文数据库是 PubMed。可选用主题词检索途径。进行主题词检索。初步拟定检索策略式为："肺腺癌 and 吉非替尼 and 卡铂－紫杉醇"，用初步拟定的检索策略式试查，再对检查结果进行评价，看是否满足检索要求。再进一步修改检索策略式，直至满意。最后获取原文。

第一节　进行文献检索的重要性

当今世界科学技术的发展日新月异，医学科技也不例外，国内外各种医学科技期刊刊载着大量医学科技的新知识、新概念、新技术和新方法。因此，医学科技期刊是反映当前医学科技研究的新成果和科技创新的媒介，是传播和交流医学信息的载体和依据。医生可通过期刊检索医学文献，不断获得本学科及相关学科的发展动态及代表本学科发展方向的科技成果。它是医生提升医术水平、进行科学研究、提升工作效率的方法，是医生提高自我素质的途径。

一、通过医学文献检索，提升医术水平

进行大量的文献检索，从浩瀚如海的医学信息中获取自身所需的知识和技术是提升医生自身医术的有效方法之一。通过医学文献检索，及时地更新知识，掌握新概念、新技术和新方法，与时俱进地增进信息素养，提升自身的医术水平。

二、科学研究选题的需要

科学研究选题是否有生命力，必须看它是否有创新性，掌握信息是基础。此基础是通过查新和查重工作来实现的，而文献检索是查新、查重工作中的一个重要环节。要想在繁多的信息资源中及时、全面地了解有关学术动态，必须借助计算机网络对有关数据库进行检索。从而掌握本学科或专业当前的最新研究动态和热点问题，快捷而准确地获得有关的最新信息，同时还可以了解到国内外同行对自己所要进行研究的课题的进展。所以查新和查重对科研选题是至为重要的环节。这样既可避免选题与他人重复，寻找出自己所研究的有价值、有创新性的课题，同时也可避免造成相应的人力物力资源的浪费。

三、科研成果的立论依据

拥有丰富的参考文献，才能对自己研究成果的创新点所作出的阐述底气十足，论据充分，阐述透彻，对别人的研究成果有所质疑时论点也显得有说服力。检索与课题有关的医学文献，掌握最大量的信息源，再通过自己的综合、分析、判断，去粗取精、去伪存真，对比立

论,有效地突出自己文章的论点及创新性。

因此,要想做一个好的临床科研,就必须做好文献检索这一基础工作,才能避免研究中的重复浪费和走弯路。

第二节 常用的文献数据库

一、Ovid 数据库

Ovid 数据库由 Mark Nelson 于 1984 年创建于美国纽约,是世界上最大的生物医学文献数据库。该数据库将资源集中于单一平台上,并通过资源间的链接为用户提供一个综合的信息方案。数据库、电子期刊、参考书及其他资源可在同一平台上检索及浏览。目前,该公司已推出的生物医学数据库包括临床各科专著及教科书、循证医学、医学 MEDLINE、EMBASE 以及医学期刊全文数据库等。

1. Ovid 数据库的主要特点

(1)支持多种操作系统:可以在任何平台上使用,无专门的硬件、软件。

(2)先进的资料库压缩技术:Ovid 利用先进的资料库压缩技术,让 Ovid 大量的资料库只占少量空间,也减少了网路拥堵的困扰。

(3)操作方便,简单易学:Ovid 专为初学者设计,只需单键的搜寻指令,它提供每一个步骤的指引,提供下拉式检索模式,读者可以轻松地使用。Ovid 将所有资源集中在单一平台上,通过资源间的链接,用户可在单一平台上进行检索及浏览。

(4)储存检索策略:Ovid 可为用户提供储存专题检索,只需简单注册,用户检索的专题,在资料库更新后系统可自动执行更新后的结果。这样能够帮助需要知道最新信息的用户,不需重复执行检索。

2. Ovid 数据库优缺点

(1)优点:检索功能强大灵活,最突出的特色是支持自然语言检索,另外还包括布尔逻辑检索、多字段检索、相关检索、网页缓存等;查准率高,特色检索给用户搜索特定信息提供了极大方便;关注用户,提供人性化检索服务,如检索界面简洁,又如"双筒望远镜"功能的推出,旨在考虑节省用户搜索时间;提供个性化服务工具 Wyjeeves。

(2)不足之处:现阶段,ASK 数据库容量为 20 亿,与 Google 的 60 亿、雅虎的 45 亿还有较大差距;普通搜索界面中不提供二次检索功能,只在 Wyjeeves 中提供该功能;只支持 HTML 文件格式的搜索;不过,它目前正在积极筹划推出 PDF, Flash 文件搜索功能;只支持 10 种语言,均为拉丁语系;目前,正在努力实现对双字节亚洲语言的支持,包括扩充约 1 亿文档容量的日语数据库,但暂不支持中文检索。

二、PubMed

PubMed 是美国国家医学图书馆(NLM)所属的国家生物技术信息中心(NCBI)开发的因特网生物医学信息检索系统,位于美国国立卫生研究院(NIH)的平台上。PubMed 覆盖了全世界 70 多个国家 4300 多种主要生物医学期刊的摘要和部分全文。其覆盖的时间段也相当长,最早的可以追溯到 20 世纪 60 年代。

PubMed 具有词汇自动转换功能(automatic term mapping),PubMed 主页的检索提问框中键入检索词,系统将按顺序使用 3 种表达或索引,对检索词进行转换后再检索。

1. MeSH 转换表

MeSH 转换表(MeSH translation table)包括 MeSH 词、参见词、副主题词等。如果系统在该表中发现了与检索词相匹配的词,就会自动将其转换为相应的 MeSH 词和 TextWord 词(题名词和文摘词)进行检索。

2. 刊名转换表

刊名转换表(journal tanslation table)包括刊名全称、MEDLINE 形式的缩写和 ISSN 号。刊名转换表能把键入的刊名全称转换为"MEDLINE 缩写[journal name]"后进行检索。例如在检索提问框中键入"new england journal of medicine",PubMed 将其转换为"N Engl J Med [JournalName]"后进行检索。

3. 短语表

短语表(phraselist)中的短语来自 MeSH、含有同义词或不同英文词汇书写形式的统一医学语言系统(unified medical language system,UMLS)和补充概念(物质)名称表[supplementary concept (substance) name]。如果 PubMed 系统在 MeSH 和刊名转换表中未发现与检索词相匹配的词,就会查找短语表。

PubMed 具有以下优缺点:PubMed 是提供免费的 MEDLINE、PREMEDLINE 与其他相关数据库接入服务,MEDLINE 是一个拥有 1 亿字条的巨大数据库。PubMed 也包含着与提供期刊全文的出版商网址的链接、来自第三方的生物学数据、序列中心的数据等等。PubMed 提供与综合分子生物学数据库的链接与接入服务,这个数据库归 NCBI 所有,其内容包括:DNA 与蛋白质序列、基因图数据、3D 蛋白构象、人类孟德尔遗传在线。主题词检索作为中国生物医学文献数据库的重要检索功能,具有专业性与规范性等优点。但主题词的词形与非检索专业人员的使用习惯可能存在一定差异,而且不容易被非检索专业人员掌握,应用的普遍性和可理解性存在一定困难。

三、万方医学网

万方医学网(简称万方)是万方数据对各类信息进行专业有效整合而开发推出的面向广大医院、医学院校、科研机构、药械企业及医疗卫生从业人员的医学信息服务平台(简称万方)。按照理、工、农、医、人文等划分为五大类,收录了 1997 年以来的核心期刊。2001 年改版后包含了医药卫生、工业技术、农业科学、基础科学、社会科学、经济财政、教科文艺、哲学政法等八大类的 100 多个类目的 3 000 多种期刊的全文内容。还包括了科技信息子系统:中国唯一完整的科技信息群。它汇集科研机构、科技成果、科技名人、中外标准、政策法规等近百种数据库资源,信息总量达 1 100 多万条,每年数据更新 60 万条以上。

四、同方中国学位、会议、期刊全文数据库

同方中国学位、会议、期刊全文数据库(CNKI)是目前世界上最大的连续动态更新的中国期刊全文数据库(简称同方)。积累全文 600 余万篇,分为 9 大专辑,126 个专题文献数据库。内容涉及数理科学的理工(A)、化学化工能源与材料的理工(B)、工业技术的理工(C)、农

业、医药卫生、文史哲、经济政治与法律、教育与社会科学、电子技术与信息科学等各个领域。包含了从 1994 年至今国内的 6 600 种核心与专业特色中英文期刊的全文和 4 000 余种重要期刊从创刊至今的全部全文文献。全文数据现有 8 178 181 篇。

五、重庆维普中文科技期刊数据库

重庆维普中文科技期刊数据库是由维普资讯公司推出的一个功能强大的中文科技期刊检索系统(简称维普)。它是国内最大的综合性科技文献数据库,以《中文科技期刊数据库》(引文版)为依托,收录了 8 000 余种期刊,现在以每年 100 万篇的速度递增,所有文献被分为自然科学、工程技术、农业科学、医药卫生、经济管理、教育科学和图书情报 7 个专辑。

六、万方、同方、维普三种中文全文数据库共同优缺点

优点:免去了检索书目数据库后还得费力去获取原文的麻烦;多数全文数据库提供全文字段检索,这有助于文献的查全;三个库都可以进行简单检索、二次检索、高级检索等检索策略,都可以编辑、保存。

缺点:阅读全文数据库中的全文,计算机内必须安装有全文浏览器;通用的全文格式较少,主要有 PDF 格式和 HTML 格式。

七、各类全文数据库的优缺点

(1)从期刊种类收录情况统计发现三个库共收录全文生物医学期刊 1 813 种。维普收录的生物医学全文期刊数量多,有 1 516 种。同方和万方医学网收录数量相当,分别为 1 377 种和 1 322 种。三个库收录的 2016 年全文生物医学期刊 1 392 种,同方收录的数量多,为 1 101 种。万方医学网收录 916 种。维普收录数量少,仅有 743 种。同方独有期刊数量多,为 360 种。万方医学网独有期刊 170 种。维普独有期刊数量少,仅为 66 种。同方北大核心期刊比例高。万方医学网统计源期刊比例高。从以上统计数据可以看出,维普目前仍在更新的全文期刊和独家期刊数量少,在资源竞争中逐渐处于落后态势。虽然万方医学网收录的全文期刊数量不及同方多,但是由于独家代理的中华医学会系列期刊影响力巨大,是我国医务人员重要的参考文献来源,因此该库也是医院图书馆馆藏建设的首选库。

(2)从学科覆盖范围来看,同方和维普都涵盖了文理工农医全部学科的内容,而万方学科覆盖范围在人文科学方面要稍显不足。

(3)从检索字段来看,同方提供的检索字段最多,其次是维普,而万方只提供了最基本的检索字段。同方除了提供一些必需的检索字段,还提供了诸如参考文献、全文、智能检索、基金、中图分类号、ISSN 等字段可以更方便更准确地检索到所需的文章。同方由于对期刊论文进行了主题和分类的二次标引,提供分类和知识导航,可供选择的检索途径也多,检索功能强大。万方医学网虽然有部分期刊全文不再更新,但是题录和文摘仍然更新,读者仍可以检索到这些文献的题录信息,为读者提供了方便。维普收录的期刊数量多,检索界面简洁明快,受到部分读者青睐。对于读者来说,同时检索同方和万方医学网,可以检索到 1 275 种期刊的全文,占到三个数据库目前仍在更新的全文期刊总数的 91.59%,可以满足读者的学习和科研需求。

(4)从对检索结果的处理方式来看万方对于检索结果的处理方式更为全面周到,尤其是对检索结果的排序在三个库中是最全面的。

（5）从检索导航功能来看，三个库中同方的导航途径最多，有多种导航系统，检索查询更为方便自如，而万方和维普各只有三种导航系统。

（6）关于引文的查询，同方和万方都有专门的引文库，维普也能进行引文查询。

（7）从能否进行检索范围限定来看，维普可进行范围限制的功能最全面，其次是同方，而万方不可进行范围限制。

（8）从语言界面看，同方和万方有简体中文、繁体中文、英文三种，适应不同语言的检索人员使用，检索更多更广。维普只有简体中文一种语言界面。

（9）同方实现了对 CNKI 各源数据库统一分类导航，新的导航统一为 10 大专辑，168 个专题数据库。期刊、学位论文、会议论文、报纸四种载体在统一导航的机制下，进行事实上的整合，实现跨库检索。

第三节　文献检索策略

一、分析检索课题，明确检索要求

分析检索课题的目的是为了明确课题的需求，如所需信息的内容、性质、程度等，是确定检索策略的根本出发点，也是信息检索效率高低和成败的关键。分析检索需求须注意以下几点：

（1）明确学科范围，以便选择合适的数据库，一般优选本领域的高质量的专业数据库，其次是综合学科的数据库。

（2）明确对查新、查全、查准的目标要求。

（3）明确所需文献的年代范围、文献类型语种等。

（4）分析课题的主要内容，明确主题概念及其逻辑关系。

二、选择检索工具，确定检索方法

检索工具选择得是否恰当直接影响检索的效果，检索前应基本了解个相关检索工具，先结合检索课题的要求来选择合适的检索工具，再选择合适的检索方法。

三、选定检索途径、检索词，制定检索策略式

检索途径的选择，根据课题要求及所选定的检索工具能够提供的检索字段来确定。常用的检索途径有题名检索、著者检索、主题词检索、关键词检索、分类检索、期刊检索等，每种途径都必须根据已知的特定检索标识即检索词进行查找。不同的检索途径，输入不同的检索用词，检索用词的正确与否，直接关系到检索结果的优劣。检索词是在全面分析检索课题内容的基础上提炼出的与课题相关的主要概念、次要概念、相关概念、隐含概念等。检索词的提炼是检索策略中最容易出错的环节，也是最值得我们探究的环节。检索表达式是检索策略的具体体现之一，它一般由检索字段、检索词和各种逻辑运算符等组成。检索式构造的优劣关系到检索策略的成败。简单的检索表达式，可以是单一用词的检索，一般选择检索途径后输入检索词直接检索。多个检索词需要编制复合检索表达式。检索表达式涉及计算机检索的基本技术，包括布尔逻辑检索、截词检索、限定检索、位置运算及灵活的扩展检索和缩小检索等，只有掌握了这些检索基本技术才能正确地编制出符合检索要求的表达式。

四、评价检索结果，优化检索策略

根据课题的要求对初步的检查结果进行评价，通常情况需多次修改检索策略式，直至满意，在实际检索中，检索范围的把握很重要，检索范围应顾及查准率与查全率两个方面。因此，要正确分析误检、漏检原因，适当调整检索策略式。

五、文献筛选，获取原始文献

反复调整文献检索式所得的结果也并非完全满足检索需求，因此，还需要对检索结果进行评判、筛选，再根据选中文献的线索或链接获取所需全文。

【案例】

根据 gefitinib or carboplatin——paclitaxel in pulmonary adenocarcinoma 的研究题目，应该如何去检索研究所需要的参考文献？

【解析】

1. 明确检索要求

明确检索要求，准备阶段中明确文献检索的关键词，从以下几个方面考虑：研究用药、研究设计、研究对象（比如在什么人群中进行研究）、评估要点（疗效或安全性）。这里关键词为"gefitinib""carboplatin""paclitaxel""pulmonary adenocarcinoma"。为进行该研究，需检索肺腺癌药物治疗相关检查，主要是检索吉非替尼治疗肺腺癌、卡铂及紫杉醇治疗肺腺癌的相关文献。

2. 选定 PubMed 作为检索工具

如果选定 PubMed 作为检索工具，其主要检索途径包括基本检索、高级检索及 Mesh 主题词检索。登入网址：https：//www.ncbi.nlm.nih.gov/pubmed，或 https：//www.pubmed.gov。用普通检索里的关键词进行检索的时候，需特别注意 PubMed 词汇自动转换的功能。在首页输入 pulmonary adenocarcinoma，系统自动通过词汇转换表转换为对应的主题词，进行检索，其实际检索策略式为："adenocarcinoma of lung"［MeSH Terms］OR（"adenocarcinoma"［All Fields］AND "lung"［All Fields］）OR "adenocarcinoma of lung"［All Fields］OR（"pulmonary"［All Fields］AND "adenocarcinoma"［All Fields］）OR "pulmonary adenocarcinoma"［All Fields］。一般认为，对于有不同近义词、同义词的关键词，可以先寻找其主题词。具体操作：首先在首页下拉菜单中选择 Mesh，或直接进入 Mesh database，如图 2-5-1 所示。

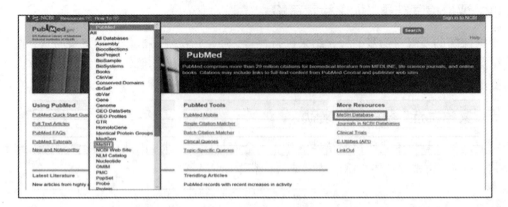

图 2-5-1 选定 PubMed 作为检索工具的界面

在搜索框中输入关键词，单击 research 后第一个条目即对应主题词。结果显示 Pulmonary Adenocarcinoma 对应的 Mesh 词汇为 Adenocarcinoma of Lung。

同样的操作方式可以找到其他关键词对应的 Mesh 主题词。

3. Mesh 主题词检索

Mesh 主题词检索是 PubMed 最具特色的检索功能之一，能保证较好的查全率及查准率。下面介绍进行"吉非替尼或卡铂-紫杉醇治疗肺腺癌"的相关文献检索的具体步骤。

（1）单击 Mesh Database，进入 Mesh 主题词检索页面，在检索框中输入 pulmonary adenocarcinoma（此处输入的检索词为 entryterms，即款目词），单击"Search"，页面如图 2-5-2。页面中第一条记录即其对应主题词。单击进入第一条记录中，页面如图 2-5-3。

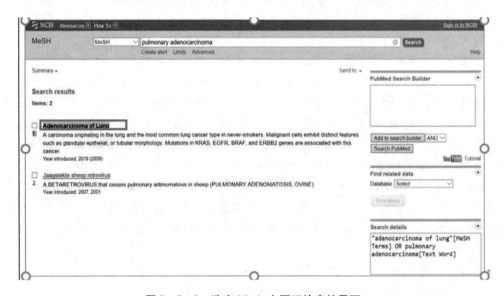

图 2-5-2 选定 Mesh 主题词检索的界面

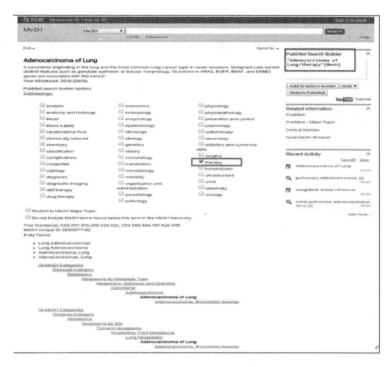

图 2 - 5 - 3　进入 Mesh 后出现的界面

（2）单击进入后，可见该主题词的详细信息，包括定义、可以组配的副主题词（subheading）、款目词（entry terms）、树状结构等信息。在副主题词汇中选中 therapy（治疗），根据查全或查准的不同目的，选择性地勾选 Restrict to MeSH Major Topic（检索结果限定为主要主题词，可提高查准率）及 Do not include MeSH terms found below this term in the MeSH hierarchy（检索结果不包括主题词的下位词，可提高查准率，但会明显减少检索结果，一般不建议勾选）。然后在页面右上方的"Add to search builder"，检索框出现检索式""Adenocarcinoma of Lung/therapy"［Mesh］"，最后单击"Search　PubMed"，可得到检索结果。该研究涉及多个研究对象，重复上述步骤，分别对每个主题词进行检索，再在高级检索（Advanced）的 History 中用检索序号进行布尔逻辑运算，如图 2 - 5 - 4。

（3）初步构建的检索式为：#3 AND #5 OR #8 AND #11 AND#13 在 History 中按检索式逐次单击 Add，用逻辑算符连接每条历史记录。

也可以通过主题词检索页面右上方的"Add to search builder"的右边的逻辑算符 AND、OR、NOT，直接将检索式添加到检索框中进行逻辑组配。

（4）调整检索策略式：按研究目的可以适当缩小或扩大检索，这里需要灵活运用布尔逻辑运算符。该案例使用图 2 - 5 - 5 所示的检索，可检索到 3 000 多篇文献，数目繁多，需加强查准。在页面中选择相应的选项，如 2 - 5 - 6 缩减。

（5）获取全文：PubMed 中部分文献是提供免费全文的。研究机构往往会购买数据库中的文献使用权，如果您所在的机构购买了相应的数据库，您就可以通过机构制定的链接出进入检索平台，获取相应的文献全文。部分机构有馆际资源传递。也可用 PubMed 中检索到的作者电子邮箱联系作者本人，索取原文。

临床科研设计与实践

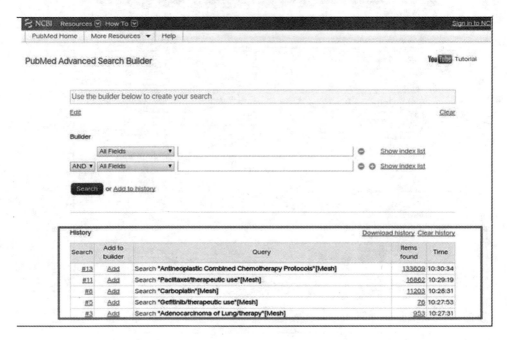

图 2-5-4 继续检查获得的界面

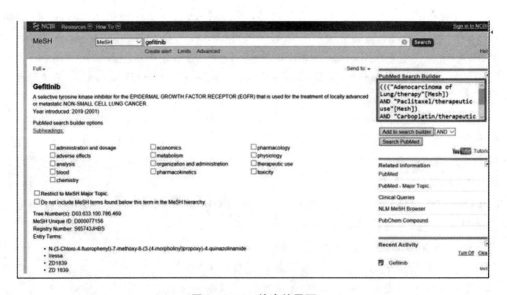

图 2-5-5 检索的界面

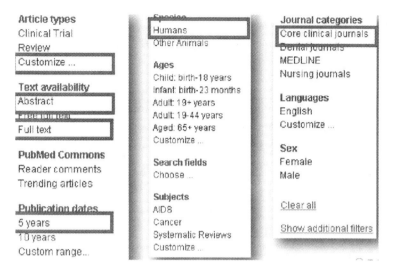

图 2 - 5 - 6　在界面选择相应的选项

第四节　检索技巧

为进一步优化检索策略，获得更好的检索效果，依据检索效果评价的结果，一般检索策略调整有两个方向：一是扩大检索，提高查全率；另一个是缩小检索范围，提高查准率。以下为改善检索效果的一些方法。

一、缩小检索

缩小检索又称二次检索，指开始的范围太大，命中的文献太多，或查准率太低，需要增加查准率的一种方法。

（1）增加主题概念面，并用 AND 算符检索；

（2）使用位置算符或者用 NOT 排除无关概念；

（3）精确为词组检索；

（4）选用更确切的下位概念；

（5）增加限定条件，如缩小出版时间范围、限定文献类型、原文语种、限定核心期刊等；

（6）限定字段检索，如将检索词限定在篇名关键词或主题词等特定字段中；

（7）限定检索范围为某一子集或子库；

（8）如有主题词检索途径的检索系统，采用主题词检索途径，与专指副主题词组配、加权检索、不扩张检索、使用下位主题词，以及主题词途径与其他途径联合检索。

二、扩大检索

初始设定的检索范围太小，命中文献不多，或查全率太低时，需要提高查全率，则需扩大检索。

（1）增加各种形式的自由词（如同义词、全称简版，或近义词、上位概念、下位概念等相关词）进行检索，使用 OR 算符；

（2）减少 AND（如减少次要概念或次要主题）或 NOT 的使用次数；

（3）由词组检索变模糊检索；

（4）用截词检索；

（5）调整限定的字段。如将篇名或关键词字段改为文摘或全部字段；

（6）适当放宽限定条件。如扩大事件范围；取消文献类型限制等；

（7）使用其他检索系统进行检索；

（8）使用更多的检索途径进行检索。如有主题词检索途径的检索系统，采用主题词或其上位词、扩展主题词下维持、使用其他相关主题词、使用所用副主题词组配等都可扩大检索范围。

【案例】

富马酸比索洛尔和美托洛尔缓释片对轻中度高血压患者血压或心率控制。

【解析】

（1）明确检索要求。在准备阶段中明确文献检索的关键词，要从以下几个方面来考虑：研究用药、研究设计、研究对象（比如在什么人群中惊醒研究）、评估要点（疗效或安全性）。这里关键词为"高血压、比索洛尔、美托洛尔"。

（2）我们选定 PubMed 作为检索工具，在用关键词进行检索的时候，需特别注意 PubMed 主题词、规范关键词的词汇自动转换功能。在首页下拉菜单中选择 Mesh，然后输入常用的关于高血压的描述的词汇，如 highbloodpressure 进行搜索，就会得到 Mesh 词的结果，在第一条检索结果显示 hypertension 为高血压的 Mesh 词汇。随后就可以把该词加入到检索策略里进行进一步的检索。

（3）我们选定 PubMed 作为检索工具，在用关键词进行检索的时候，需特别注意 PubMed 主题词、规范关键词的词汇自动转换功能。在首页下拉菜单中选择 Mesh，然后输入常用的关于高血压的描述的词汇，如 highbloodpressure 进行搜索，就会得到 Mesh 词的结果，在第一条检索结果显示 hypertension 为高血压的 Mesh 词汇。随后就可以把该词加入到检索策略里进行进一步的检索。

（4）调整检索策略式。按研究目的可以适当缩小或扩大检索，这里需要灵活运用布尔逻辑运算符。美托洛尔 and（和）比索洛尔表示检索的文献中同时存在美托洛尔和比索洛尔；美托洛尔 or（或）比索洛尔表示存在美托洛尔或存在比索洛尔，存在其一就合乎要求；美托洛尔 not（非）比索洛尔表示要么存在美托洛尔要么存在比索洛尔，两者只能存其一才符合要求。

（5）获取全文。有些检索平台提供免费的全文；机构购买的全文，可从机构的链接口进入，实现全文获取。

【课后习题】

氟尿嘧啶联合顺铂药物治疗胃癌的疗效。主题相关的文章(首先提取关键概念,将概念转换成检索词,选择数据库检索,应用各种检索技巧进行调整获取全文)。

【答案示例】

MeSH + Subheadings + Advanced

#1 "Fluorouraci/therapeutic usel"[Major MeSH]

#2 "Cisplatin/therapeutic use"[Major MeSH]

#3 "Antineoplastic Combined Chemotherapy Protocols"[Major MeSH]

#4 "Stomach Neoplasms/drug therapy"[Major MeSH]

#5 #1 AND #2 AND #3

可采用下图的方法提高查全率

MeSH + Advanced

#1 "Fluorouraci"[MeSH] OR Fluorouraci OR商品名OR 化学名OR 代码

#2 "Cisplatin"[MeSH] OR Cisplatin OR 商品名OR 化学名OR 代码

#3 "Antineoplastic Combined Chemotherapy Protocols"[MeSH] OR
Combined OR Combine OR 其他词形拼写变化

#4 "Stomach Neoplasms"[MeSH]] OR stomach cancer
OR stomach tumor OR gastic cancer OR其他同近义拼写变化

#5 #1 AND #2 AND #3

第六章

如何选择研究对象

【案例】

在学习了第一章所列的案例文献《吉非替尼或卡铂－紫杉醇治疗肺腺癌》后，我们可有几个问题去思考：该研究是如何保证自己的研究结果真实性和可靠性的？对于选择研究对象，如何同时考虑到样本代表性和可行性两个方面？如何确定样本的来源？选择研究对象的方法和条件有哪些？

【提要】

在临床研究设计中研究对象的选择必须慎重严密。撰写科研论文必须清楚地描述研究对象是如何选择的。合理准确地选择研究对象，是保证临床研究结果真实性和可靠性的关键，本章将首先阐述研究对象的来源，并介绍研究对象的选定要求及原则，研究对象标准的制定以及研究对象数量的确定。

谈及研究对象，必须首先解释两个概念：总体（population）和样本（sample）。总体是根据研究目的确定的同质观察单位的全体，可分为有限总体（finite population）和无限总体（infinite population）。有限总体与无限总体是一个相对概念，有限总体是指在特定的时间与空间范围内，同质观察单位个数是有限的；无限总体则无时间和空间的限制，其观察单位个数是无限的。样本：由总体中随机抽取部分观察单位的变量值组成。样本是总体中有代表性的一部分。

从已发表的论文中认识和学习研究对象的选取。

【案例】

在第一章前文所提及的发表在《新英格兰医学杂志》上的《吉非替尼或卡铂－紫杉醇治疗

肺腺癌》一文，仅从该篇论文的题目中，可初步了解该论文的研究对象是什么？研究对象来自哪里？为选取适合的研究对象，制定了什么样的标准？

【解析】

下文中将逐一回答并分析以下问题：研究对象是诊断为局部晚期/晚期肺腺癌的未接受过治疗的来自东亚的病患吗？研究的样本来自东亚的多少家机构？局部晚期/晚期肺腺癌的诊断标准是什么？符合哪些诊断标准的患者可以纳入？纳入的哪些患者需要排除？怎么对样本量做大体的估算？

第一节 研究对象的来源

在进行临床研究的时候我们可以从哪里获取我们的研究对象呢？关于研究对象与总体，首先需要明确以下几个名词：目标人群（target population），即研究结果能够适用和推论到的人群。源人群（source population），目标人群中适合研究的人群，或者说能够产生合格的研究对象的人群。研究对象（study participants）：来自源人群的直接用于研究的个体。下面介绍常见的样本来源人群，及各自的优缺点。主要分为两大类型。

一、社区人群

社区人群所涉及的研究一般样本量均较大，选择社区人群作为研究对象来源的项目主要涉及研究内容为城市社区大众健康教育的常见内容，如慢性非传染性疾病的社区防治；防范新老传染病，如结核、艾滋病等，加强安全教育、防止意外伤害、进行家庭健康知识教育，包括家庭饮食卫生与营养、家庭急救与护理等内容。研究一般由国家机构主持或由国家机构支持进行。

1. 传染病报告

传染病报告可从卫生防疫或隔离治疗单位取得样本，有利于疑难传染病的防治研究；样本来源的质量和研究价值取决于传染病报告的漏报率和订正报告的实施情况；调查传染病的流行情况、查明致病病原体、疫情的控制等。

2. 疾病报告登记

疾病报告登记主要是一些慢性病的发病与死亡报告；提供样本来源和足够数量的新病例；得到个体危险因素和环境致病因素的信息；有利于对一些起病缓慢且隐匿的疾病进行临床医学研究。

3. 疾病监测

疾病监测是为制定预防和保健措施，考核其防治效果而长期连续的调查、收集和分析人群中的疾病动态、分布和影响因素。可用于大型前瞻性研究、制定疾病预防和保健措施。

4. 普查和筛查

普查和筛查可以在较短时间内获得基线特征较齐全的足够数量新病例，从中又可以得到可比性较好的对照，是一种比较理想的样本来源。

二、医院和专门的防治机构

医院和专门的防治机构主要是汇集各种各样疾病的人群，是临床研究样本来源的主要场所。

1. 三级综合医院

三级综合医院的诊断技术先进，治疗规范，病例相对集中，可以在短期内获得大量病例，但三级综合医院的病例存在病情偏重，同时患者患有多种疾病的可能，而且随访的难度比较大，例如评价溶栓药物的溶栓效果时，因需要对出血风险进行监测，应考虑选择三级综合医院开展研究，其优点具有病例集中，可得到大量样本；其缺点是：可能病情较重，较复杂，随访难度大。

2. 社区医院

社区医院来源的患者比较稳定，随访相对容易，但社区的诊断与治疗需要有三级综合医院的支持，如参与临床试验的患者病情发生变化时，需要三级综合医院的医生帮助处理，否则也可能导致研究对象的脱失，例如评价某种降压药的降压效果时，可考虑选择社区来源的病例依托社区医院开展试验。

3. 门诊病例和住院病例

门诊病例量大，但病情偏轻，而且患者依从性较差，治疗过程很难规范化。如果研究目的是针对病情较轻的患者，且随访期较短时(不超过 3 个月)，可以考虑采用门诊病例作为研究对象，但要注意提高患者的依从性。门诊病例的优点：样本大，缺点：病情轻、患者依从性差。

住院病例：住院病例相对门诊病例病情较重，依从性好，可严格实施研究设计的治疗方案，但研究结果的外推可能受到限制。

4. 多中心临床试验

当研究需要受试人数多，试验期限紧或考虑到研究结果的可外推范围时，单一研究机构或仅在一家医院开展研究，恐怕不能完成。我们可以考虑开展多中心临床试验(multicenter clinicaltrials)，即由多名研究者在不同的研究机构或多家医院内按照同一试验方案要求，用相同的方法，同步进行临床试验。多家研究机构可以分布在同一个国家或地区，也可以分布于世界范围内的几个国家或地区。多中心临床试验的优点：短时间内可得到较多样本，样本代表性好，缺点：实施难度大，各中心技术、设备等不一致性。

5. 健康体检中心和社区卫生服务中心

健康体检中心和社区卫生服务中心可发现新的或早期病例，也能检出临床前期病例。可用于前瞻性研究、随机对照研究(RCT)、病因分析及干预效果评价等。

在实施研究项目时，最终选择哪种人群作为研究对象的来源，关乎研究目的、研究效益等多种因素。当然，研究对象来源最终会有决定着研究结果的外推对象。我们在做研究时，需要平衡其中的利弊。起始病例文献、研究的问题是两种药物治疗肺腺癌的疗效比较。此临床研究中，研究对象多就诊于三级综合医院，选择三级综合医院诊断为晚期或局部晚期肺腺癌且未接受治疗的病患为研究对象；为扩大研究结果的外推范围，短时间内获得较多的研究样本，应进行多中心研究，本研究同时在东亚地区的多个研究机构中开展。

第二节　选择研究对象的原则及基本要求

确定了研究样本的来源后，怎么才能从中选择出合适的样本呢？怎么把握选择样本的大体方向呢？下面分别阐述选择研究对象的基本原则及要求。

一、基本原则

受试对象通常为患者或正常人群，应注意其性别、年龄、病情、病程、民族、职业、受教育程度、经济状况和心理素质。需遵循以下基本原则：

（1）受试者自愿同意参加试验，签署知情同意书，并符合伦理道德原则。

（2）诊断明确，受试者应该有统一的诊断标准，最好是国际公认的诊断标准，或被国内同行一致认可的诊断标准，若没有统一的诊断标准，可以自己设定，但必须尽可能地采用客观的诊断标准，在操作时便于明确诊断。

（3）依从性好，患者由于心理、社会、经济等多方面原因可能出现忘记服药、中途退出试验或更换试验组。其次，由于病情急剧恶化或存在难以忍受的不良反应，必须中途退出试验，这些缺乏依从性的表现必然干扰试验计划的实施。因此，必须充分关心体贴患者，做好思想工作，使患者与医务人员建立充分的信任和依赖的心理状态，从而提高依从性，并且应当在允许的条件下控制试验时间，因为试验时间过长往往会使依从性降低。

（4）被选择的对象应该从试验研究中可能受益。

（5）已知试验对其有害的人群，不应作为试验对象，例如有消化道出血病史者不应作为非甾体类抗炎药物的试验对象。

（6）对于一些研究对象患有可能影响试验结果的疾病，或这些疾病本身并不影响试验结果，但治疗这些疾病所用的药物或措施可能影响试验结果，这些病例必须被排除。

二、基本要求

选择受试对象时应着重考虑以下基本要求：

1. 典型性

受试对象的疾病应是确诊的，且临床表现具有典型性和普遍性，非典型的特殊病例不宜作为受试对象，因为特殊病例提示机体或致病因素与典型病例之间可能存在较大差异。本章开头提到的病例中，采用统一的诊断标准，即用组织学或细胞学诊断为肺腺癌，而且肺腺癌的临床表现具有典型性。

2. 敏感性

受试对象对被施加的试验因素应有较高的敏感性，容易显示效应。在临床疗效的科研项目中，应当选择具有客观指标明显变化的患者作为受试对象。例如冠心病患者不宜选择仅有心前区不适症状，还应选择有缺血性心电图改变的资料。本章提到的病例，吉非替尼及卡铂－紫杉醇对肺腺癌均有较好的治疗反应，均显示出较高的敏感性。

3. 特异性

受试对象对被施加的试验因素应有较强的特异性，排除非试验因素的干扰。本章病例中，受试对象肺腺癌的治疗，要么选择使用吉非替尼，要么选择使用卡铂－紫杉醇，不能接受这两种治疗药物以外的其他抗癌治疗。

4. 稳定性

受试对象对被施加的试验因素的反应有较大的稳定性，减少误差。例如，临床上观察某种药物对高血压的疗效，Ⅰ期高血压患者本身血压波动范围较大，对药物试用可能不具备稳定性；Ⅱ期高血压患者偏高的血压值相对稳定，对药物的敏感性可以得到较稳定的观察。因此，一般应选择Ⅱ期高血压患者作为受试对象。本章病例选用的均为ⅢB期或Ⅳ期的未经治疗过的肺腺癌患者，可以保持治疗的反应性稳定。

5. 同质性与代表性

为使研究结果具有普遍性和推广价值，研究对象的种属、生物学特性及其他条件应保持均衡，被抽取的受试对象在某些重要的非试验因素方面应具有很好的同质性（例如病情严重程度、病程、曾经接受过的治疗方案和次数等），而且，进入样本中的受试对象对于试验研究的总体而言，应具有很好的代表性。在进行临床试验时，选择的病例应体现这种疾病的特点，如果研究的某种疾病好发于老年人，而选择的研究对象却是青年人，试验结果就难以说明问题。本章病例中研究对象均按肺腺癌临床分期，而且均为初次接受治疗，有很好的同质性；受试的研究对象符合诊断标准及排除不符合诊断标准的后随患者即可入组，因此，具有很好的同质性与代表性。

6. 经济性

经济性是指受试对象容易找到、费用低。本章病例中的研究对象，一般均需入院治疗，主要在公立医院收集研究对象，符合经济性。

此外，存在以下情况之一者不宜作为一般临床科研的受试对象：①存在影响试验结果的并发症；②参与研究试验的患者病情处于危重状态。

第三节　质量标准的制定

研究对象是患有某种疾病人群的一个总体样本(子集)，因此，我们必须事先制定明确的纳入标准与排除标准来确认研究对象，并设计研究对象的筛选流程。不管是纳入标准还是排除标准，前提都是经公认的诊断标准诊断明确的研究对象。制订受试对象的纳入和排除标准是减少或消除重要非试验因素对试验结果造成干扰和影响的重要举措之一；必须对受试对象的同质性予以高度重视，因为这一点对试验因素所产生的试验效应有着举足轻重的作用。

一、诊断标准

在临床研究中，研究对象的诊断必须明确可靠，要有统一的诊断标准以区分患病或未患病，以避免将未患病者或患其他疾病的患者选为研究对象。诊断标准应注意以下方面。

（1）应根据国际疾病分类及诊断标准和全国性学术会议规定的诊断标准来选择病例。比如诊断高血压就有世界卫生组织建议使用的诊断标准和我国根据该诊断标准修定的标准。本章病例中诊断标准是按照国际医界公认的病理活检证实为肺腺癌来进行抗癌药物治疗研究的项目。

（2）某些疾病尚无公认的诊断标准，研究人员可请相关专家或自行拟定，包括疾病分型、分期、病情轻重和急慢性的判断标准及判断标准的说明。诊断标准应尽量采用客观指标，并不是所有诊断为肺腺癌的患者均进入研究，根据研究目的，经过纳入标准及排除标准后最终选定研究对象。

二、纳入标准

诊断明确的病例不一定都符合研究的要求，应该制订纳入标准。纳入标准应该根据研究目的和实际情况制订，纳入标准定得太高，增加工作量，不易找到研究对象；纳入标准定得太低，又会影响研究结果。在制订纳入标准时，应尽可能地选择对干预措施有反应的病例作为研究对象。一些陈旧性病例、反复发作的病例，由于已经经过其他方法多次治疗，对新的干预措施也不一定有效，因此尽量不要将这些病例纳入。另外，在选择病例时，还需要考虑研究对象的代表性，选择的病例应体现这种疾病的特点，如果研究的某种疾病好发于老年人，而选择的研究对象却是青年人，试验结果就难以说明问题。本章提及的病例中主要纳入标准为：①年龄≥18岁；②病理诊断明确分期为ⅢB期或Ⅳ期的未经治疗的肺腺癌患者；③不吸烟者（定义为患者一生中吸烟<100支香烟）或以前轻度吸烟者（已戒烟15年以上且吸烟≤10包/年）；④既往未接受化过疗、生物或免疫治疗。按纳入标准将已接受过治疗的病例排除，总共纳入1 329名研究对象。

三、排除标准

除了制订纳入标准之外，还需要制订统一的排除标准。临床试验中，通常有下列情况的患者不能作为研究对象：①同时患另一种可影响本试验效果的其他疾病的患者；②同时患其他严重疾病者，因为这样的患者可能在研究过程中死亡或因病情恶化而被迫退出；③已知对药物有不良反应者；④某些特殊人群，如婴幼儿、孕妇、哺乳期妇女、严重精神失常的人（精神卫生临床试验中可能会以此类患者为受试对象）等；⑤具有某些可能影响本试验效果的行为和习惯的人，如嗜酒、超量吸烟、过度劳累者等。

第四节　受试对象数量的确定

受试对象的数量通常指试验研究中总共需要多少样本含量，也称样本大小，在统计学上称为"样本大小估计问题"。值得注意的是，试验涉及的因素很多，根据因素的水平组合会形成很多小组，每个小组受试对象的数量不能太少。例数过少会加大抽样误差，影响结论的可靠性，而且经不起重复验证；反之，盲目加大例数也会造成不必要的浪费，并增加实施的难度。

样本量大小估计是一个比较复杂的问题，它涉及课题的规模（国际合作课题、国家级重大/重点课题、小规模科研课题）、试验研究的种类（动物试验还是临床试验）、试验设计类型、试验研究比较类型（一般差异性检验、非劣效性检验、等效性检验和优效性检验）、观测指标的性质（定量与定性）、有关的先验知识（对于定量指标而言，需要提供有关均值、标准差和界值的粗估值；对于定性指标而言，需要提供有关率、标准误和界值的粗估值）和对结果精确度(犯假阳性与假阴性错误概率的大小)的要求。比较合适的做法是根据具体情况利用相应的计算公式估算出样本含量。具体计算方法详见本书其他章节。

【课后习题】

王洋，杨媛华，王辰.大面积与次大面积肺栓塞诊断与溶栓延迟时间的研究[J].中华肺部疾病杂志(电子版)，2014，7(02)：150－154。请问该文献研究者选择的研究对象来源、诊断标准、纳入标准及排除标准分别是什么？

【答案示例】

(1)对象来源：选自2006年6月至2009年5月在北京朝阳医院呼吸科住院的大面积和次大面积肺栓塞溶栓治疗的患者。

(2)诊断标准：按《肺栓塞症的诊断与治疗指南(草案)》中的诊断标准选择大面积和次大面积肺栓塞患者。

(3)纳入标准：①2006年6月至2009年5月北京朝阳医院呼吸科按符合《肺栓塞症的诊断与治疗指南(草案)》中的诊断标准选择大面积和次大面积肺栓塞确诊的患者；②症状加重距入院治疗时间在14天之内；③年龄18~75岁。

(4)排除标准：排除伴有溶栓禁忌证的患者和慢性肺动脉高压无新发肺血栓栓塞(pulmonary thromboembolism，PTE)者。

第七章

如何明确研究目标

在第一章提到了在《新英格兰医学杂志》上发表的"吉非替尼或卡铂－紫杉醇治疗肺腺癌"一文，文中指出"The study met its primary objective of showing the nonin-feriority of gefitinib and also showed its superiority, as compared with carboplatin-paclitaxel, with respect to progression-free survival in the intention-to-treat population. "，在研究设计阶段，我们该如何明确研究目标呢？

临床研究的目标是通过临床研究预期要达到的境界和状态。本章将分别从如何明确研究目标以及研究目标的相关要求等方面进行阐述。

研究目的和假设的来源可以是在临床观察中所遇到的问题，也可以是阅读文献资料后启发获得的思路。试图解决某一临床问题，即选题及立题。立题的关键点是创新，即要有新意。同时，立题一定要具体、明确，要以问题为基础，并对解决此问题提出假设，为达到研究目的对所提出的假设进行论证。

研究目标必须明确、具体，不能笼统地讲。只有目标明确和研究具体，才能知道研究工作的方向是什么，才能知道研究的重点是什么，研究的思路就不会被各种因素所干扰。在确定研究目标时，既要考虑研究本身的要求，又要考虑现实的工作条件与工作水平。

第一节　如何明确研究目标

明确研究目标首要的一步是明确研究问题，本书第二部分第一章已经阐述了如何明确研究问题，下面将对在临床实践中如何提出临床问题进行一些强调与补充。

在临床实践中，患者与医生均会在诊断、治疗、预后、预防、病因等各个方面提出许多需要解决的临床问题。医生在诊治不同疾病以及同一疾病的不同患者时，提出的问题可能各不相同，归纳起来包括以下几个方面。

1. 提出相关问题

患者本次入院或来门诊求诊需要解决的问题以及在入院后由于病情变化产生的新问题。医生可以对患者发生的每一项症状或体征提出问题。例如一位中年男性患者，因发现黄疸而求诊。在体检时扪及胆囊肿大而无压痛（Courvoisier 征阴性），提出的问题应为"此征对于梗阻性黄疸和肝细胞性黄疸的鉴别诊断是否有意义"，进一步提问鉴别肝外梗阻的原因，是胆管结石引起？还是肿瘤引起？这些问题的提出都有一定的帮助。

2. 诊断方面的问题

对于初学者在诊断方面常常提出的问题是某个体征、症状或某项实验室和辅助检查对于某种疾病的诊断效率，即提出有关诊断试验的敏感度、特异度和似然比等问题；而对于有多年临床工作经验的医生常常提出的问题是某项检查对于鉴别诊断的意义。例如对一位呕血患者，为了寻找出血部位和原因，是否应作急诊胃镜检查？仅凭此一点就可以找出许多临床问题，如"急诊胃镜检查对诊断上消化道出血的敏感度和特异度如何？""急诊胃镜检查对此患者带来的风险有多大？""急诊胃镜检查对肝硬化患者和非肝硬化患者带来的利和弊有无差别？""急诊胃镜检查的诊断结果是否会影响医生对治疗方案的选择？""有无其他可供选择的诊断措施？"等。

3. 治疗方面的问题

如何选择利大于弊的治疗手段？如何从效果和成本的经济学角度选择治疗方案？特别是如何对目前的常规疗法提出质疑，提出的问题包括根据患者目前病情可以采用什么治疗方法？该治疗方法的有效性如何？有什么不良反应？还有什么替代治疗手段？哪一种方法更有效而花费最少？该治疗对患者的生存质量有何影响？治疗后对患者的预后影响如何？患者对治疗手段的依从性和接受程度如何？例如上述中年男性黄疸患者诊断为胰腺癌，则根据疾病的严重度选用外科手术或姑息疗法。如果采用姑息治疗方法，为了减轻黄疸危害和提高生存质量，可以通过内镜放置支架引流减轻胆道梗阻，使黄疸缓解。提出的问题是"放置金属支架，还是硅胶支架，何者为佳？""为加强支持治疗，患者是否应接受静脉内营养治疗"。

4. 病因方面的问题

病因方面包括怎样识别疾病的原因及危险因素？其发病机制是什么？例如对于胰腺癌患者可提出的病因问题包括：发病的原因是什么？有无遗传因素？发生胰腺癌的危险因素是什么？是否与喝咖啡或与饮酒有关。

5. 预后方面的问题

如何来估计临床病程和预测可能发生的并发症和最后结局。针对不同的结局测定指标可以提出不同的预后问题。例如预防食管静脉再出血的干预措施，如外科分流术或断流手术治疗、内镜下圈套套扎食管曲张静脉或注射硬化剂、应用β-受体阻滞药、介入疗法等，对"再出血的发生率"和"患者的生存率"两种预后效果是否不同等问题。

临床实践是临床科研选题的丰富来源，日常医疗实践中，无时无刻不面临许多上述诊断、治疗、病因、预后等问题，不少诊断方法和治疗手段有待于进一步的科学评价。从临床需要出发提出问题，用可靠的方法进行科学研究，以得到可靠证据回答所提出的问题，从而解决临床问题，再用于指导他人的临床实践。

在构建一个具体的临床问题时，可采用国际上常用的PICO格式。P指特定的患病人群（population/participants），I指干预（intervention/exposure），C指对照组或另一种可用于比较的干预措施（comparator/control），O为结局（outcome）。每个临床问题均应由PICO四部分构成。以"吉非替尼或卡铂-紫杉醇治疗肺腺癌"一文为例，对于从未抽烟或少量抽烟的东亚地区肺腺癌患者，比较吉非替尼和卡铂-紫杉醇治疗方案的疗效、安全性和不良事件等，看哪一种是更好的治疗方案？是值得考虑的临床问题。对于"吉非替尼或卡铂-紫杉醇治疗肺腺癌"临床问题PICO组成可参考图2-6-1。

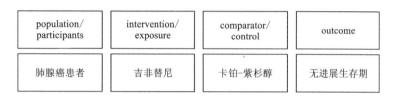

图2-6-1 临床问题的PICO组成

在明确研究问题后，可对解决此问题提出假设，为达到研究目的对所提出的假设进行论证。如"吉非替尼或卡铂-紫杉醇治疗肺腺癌"中，查阅资料得知以前的非对照研究表明，一线使用吉非替尼治疗对一些特定的非小细胞肺癌患者有效，因此提出合理的假设，明确研究目标：相对于卡铂-紫杉醇方案，吉非替尼在特定肺腺癌人群中的疗效、安全性、不良事件等方面是否相当或更好。

第二节　研究目标的要求

确定研究目标必须有科学依据，不能凭主观臆想，因为临床研究的对象是患者。

在确定研究目标的同时还要考虑研究的可行性，包括研究者有一定的科研工作基础以及完成该研究的能力；有一支知识与技术结构合理的研究队伍；基本工作条件（如仪器设备和实验室条件等）、研究经费和工作时间能得到保证；有合格的研究现场和足够的可供选择的研究对象。最好在早期先了解可行性和问题，以免在不可行的研究上花费大量时间和精力。

凡是以人体为研究对象的临床研究，所使用的临床干预措施都必须有充分的科学依据，要安全有效，保证无损于受试者的利益（详见第五部分第十七章）。如果研究对研究对象造成不可接受的身体风险或侵犯隐私，研究者必须寻求其他解决方式。如果对该研究是否符合道德规范存在不确定性，那么应在早期阶段与伦理审查委员会的代表进行讨论。

【案例】

一位 65 岁的男性患者，右侧肢体无力伴言语不清 20 小时入院，急诊 CT 排除了颅内出血。该患者有高血压病史 10 年。医生诊断为脑卒中。我们对该患者治疗的主要目的是降低死亡和致残的风险。患者亲属提出问题"是否应该使用抗凝治疗？"。对这个临床情况可以形成两种问题：抗凝药对脑卒中患者有效吗？或用抗凝药与不用抗凝药相比能降低该急性缺血性脑卒中患者的远期死亡或残疾的风险吗？

【解析】

根据问题 1：抗凝药对脑卒中患者有效吗？可以得出其 PICO 为：

P：脑卒中患者	I：抗凝药	C：不明确	O：不明确

如果我们确定研究目标为抗凝药对脑卒中患者有效，那么我们将无法明确研究重点，是缺血性脑卒中？还是出血性脑卒中？对照组是不给予药物治疗？还是给予药物治疗？有效指的是生存率？还是生存质量？还是其他？这些无法将设计实验内容进行论证。

根据问题 2：用抗凝药与不用抗凝药相比能降低该急性缺血性脑卒中患者的远期死亡或残疾的风险吗？可以得出其 PICO 为：

P：急性缺血性脑卒中患者	I：抗凝药	C：不明抗凝药	O：远期死亡与残疾的风险

我们确定研究目标为与不用抗凝药相比，使用抗凝药能降低急性缺血性脑卒中患者远期死亡与残疾的风险。目标具体而明确，探索有效的防治措施以改善患者的预后。

【课后习题】

为研究卡托普利对急性心肌梗死（acute myocardial infarction，AMI）患者的影响，根据 PICO 格式，可提出的研究问题是什么？其研究目标是什么？

【答案示例】

首先根据 PICO 格式，P：AMI 患者，I：基础治疗 + 卡托普利，C：基础治疗 + 安慰剂，O：早期病死率和并发症的发生率，可以提出问题：加用卡托普利与不加用卡托普利相比能降低 AMI 患者的早期病死率和并发症的发生率吗？然后确定研究目标，即期望加用卡托普利与不加用卡托普利相比能降低 AMI 患者的早期病死率和并发症的发生率。

第八章

如何选择研究方法

【提要】

在明确研究目标后，研究者需要确定选择何种研究方法进行研究（参见第一部分第三章）。本章对科研中常用的研究方法进行更详细地介绍，包括描述性研究、分析性研究及临床试验研究。

第一节　描述性研究

描述性研究（descriptive study）又称为描述性流行病学，是流行病学研究中最常用的方法之一。本节主要介绍描述性研究中的两种常见类型，即病例报告和现况研究（或称为横断面研究）。这两种描述性研究类型从人群、时间和地区的三间（人间－时间－空间）分布状况，描述疾病和健康特征，提出疾病的病因假设，为疾病防控措施的制定和卫生资源的有效利用提供科学依据。

一、病例报告

病例报告（case report）又称为个案报告，是指在临床实践中，详细报道一例或少数病例所出现的新现象、新问题，以引起医学界关注和重视的一种描述性方法。

（一）病例报告的特点

（1）针对个体的描述，属于描述性研究范畴：病例报告是对某种疾病一例或几例患者特征的描述和报告。

（2）报告必须真实：病例报告的真实性是保证其科学性的前提。报告所阐述的情况必须实事求是，如病情、诊疗方法和效果等都必须是当时情况的真实记录。

（3）报告内容必须新颖：病例报告的新颖性是其价值取向，所报告病例必须是临床所观察到的新现象和新问题。没有新意就丧失借鉴和启迪作用，也就没有报告的必要。

（二）病例报告的用途

尽管大样本临床病例研究越来越受到重视，但病例报告作为一种最简单、最基本的描述性方法，至今仍在医学研究领域占有一席之地。主要有以下用途：

1. 为临床病例研究提供重要信息

病例报告常常是识别一种新的疾病或不良反应的第一个线索，可以提供许多具有研究价值的医学信息。许多疾病都是首先通过病例报告而被发现，例如孕妇服用沙利度胺引起新生儿先天性畸形，月经棉条与中毒性休克综合征的关系，以及艾滋病的发现过程等，都是从病例报告开始，然后通过一系列严格设计的流行病学调查最终得以证实。监测罕见事件，尤其是新药上市后的不良反应监测，病例报告可能是唯一的手段。

2. 介绍疾病发生发展过程中的一些不常见的症状和体征

目前，临床医生的病例报告内容可能更多地集中于对已知疾病的特殊临床表现、影像学及检验学等诊断手段的新发现、疾病的特殊临床转归、临床诊断治疗过程中的特殊经验教训的报道。例如，1981 年发表于《新英格兰医学杂志》的题为"既往健康的男性同性恋者中的卡氏肺孢子虫肺炎和黏膜酵母菌病：新型获得性细胞免疫缺陷的证据"，是艾滋病的最初病例报告之一。该文第一作者系当时的美国加州大学洛杉矶分校医学院医学系临床免疫学和变态反应科的医师。该文报告了 4 例既往健康的男性罹患卡氏肺孢子虫肺炎、广泛的黏膜酵母菌病和多种病毒感染。其中 3 例患者是在长时间不明原因发热之后发生这些感染的。从 4 例患者的分泌物中全都分离出了巨细胞病毒。1 例在发生食管酵母菌病后 8 个月发生了卡波西肉瘤。这篇和其他几篇类似的病例报告文章引起了临床医师和医学科研工作者的高度重视，并对同类患者进行了深入的研究，最终搞清楚了这些患者所得的疾病是由人类免疫缺陷病毒感染造成的获得性免疫缺陷综合征。我们可以说，那些最初的艾滋病患者病例报告文章，对于后来人类认识、了解、诊断、治疗以及预防等多方面的研究的开展和成功起到十分重要的作用。

3. 探讨疾病致病机制和治疗效果

通过对个别病例包括临床症状、体征和实验室检查在内的临床资料的翔实描述，可以阐明疾病在个体中的发病机制，提出病因线索；可以评价治疗效果。这种高度详尽的病例报告为进一步探索疾病的人群现象指明了方向。例如，怀疑麻醉药氟烷能引起肝炎，但是由于暴露于氟烷后发生肝炎的频率很低，并且手术后肝炎还有许多其他的原因，因此"氟烷肝炎"难以确立。然而，如下的病例报告可以澄清这个问题。一名使用氟烷进行麻醉的麻醉师反复发作肝炎并已肝硬化，肝炎症状总是在他进行麻醉工作后几小时内发作。该病例暴露于小剂量氟烷时肝炎就复发，再加上有临床观察、生化检验和肝组织学等方面的证据，从而证实了氟烷可引起肝炎。

（三）病例报告的优点与局限性

1. 病例报告的优点

病例报告是最简单最基本的描述性方法，报告的内容真实且新颖，常常是识别新疾病的第一个线索，病例报告的累积和监测可能预示一种新疾病的出现或已有疾病的流行。在罕见事件的监测中也发挥重要作用。有利于探讨疾病的致病机制和治疗效果。

2. 病例报告的局限性

病例报告只能反映一个或少数病例的情况，代表性有限，不能估计所描述事件的发生频率或概率，存在偶然和虚假联系的可能性。同时对病例具有高度的选择性，没有对照组，因此在结果测量与结论分析时极易发生各种偏倚，最终影响结论的真实性和可靠性。

二、现况研究

现况研究（prevalence study）又称为横断面研究（cross – sectional study）或患病率研究（prevalence study），是指应用普查或抽样调查等方法，收集某一特定人群在特定时点的疾病或健康状况及有关因素暴露情况的资料，描述疾病或健康状况的分布及其相关因素关系的一种描述性研究方法。

（一）现况研究的特点

1. 研究开始时一般不设对照组

现况研究与其他描述性研究一样，现况研究在设计和资料收集阶段不需要将目标人群分组或设立对照；而是在根据研究目的确定研究对象后，调查每一个研究对象在某一特定时点的暴露与疾病状态；在资料处理与分析阶段则根据研究对象的暴露特征或疾病状态进行分组比较。如探究吸烟与慢性阻塞性肺疾病（COPD）的关系时，选取某医院患者作为研究对象，在资料分析时将 COPD 患者与非 COPD 患者进行分组，分别调查两组患者的吸烟率，从探究吸烟与 COPD 的关系。资料整理如下表 2 – 8 – 1：

表 2 – 8 – 1　COPD 与吸烟的现况调查资料整理表

组别	COPD 患者	非 COPD 患者
吸烟人数	72	5474
不吸烟人数	19	6281

2. 具有明确的时点或时期概念

现况研究关注的是在某一特定时点或时期内某人群暴露与疾病的关系，收集资料的时间应尽可能地限制在某一时点或者很短的时期内。如人口普查时点定于某年 7 月 1 日零时。大规模的现况研究可能延续较长时间如数周或数月，但这种情况比较少见。设定较为严格的时点和时期的目的是确保在调查和收集资料期间，所研究的疾病状态或影响因素不发生变化，以获得较为精确的人群患病或暴露状况。因此时点患病率的精确性要高于期间患病率。

3. 分析和评价指标一般为患病率

现况研究所调查的患者为特定时点或时期某特定人群中的新旧病例，在一般情况下，所得到的疾病频率为患病率，而不是发病率。

4. 现况研究可以重复进行

定期重复进行的现况研究也可获得二次调查间隔期间某病的发病率

两次现况研究的患病率之差，除以两次现况研究之间的时间长度，即为这段时期的发病率，这种计算方法避免了需要长期随访监测研究对象来获得发病率资料的不便。但这种计算方法要求该病的病程稳定，两次现况研究之间的时间间隔不宜太长，间隔期内的发病率变化不能太大。

5. 在确定暴露与疾病的因果联系上受到限制

一般情况下，现况研究不能进行因果推论，其所揭示的暴露与疾病之间的统计学联系只能作为病因研究的线索和假设。例如，一项现况研究发现，结直肠癌病人比健康者的血清胆固醇水平要低，且有统计学意义，但仍很难确定是低血清胆固醇水平增加了患结直肠癌的风险，还是结直肠癌降低了血清胆固醇水平。究其原因主要有以下两点：①病程较短（很快死亡或很快治愈）的病例很难全部包含在某一特定时点或很短时期的现况研究中，因此现况研究所调查的病例绝大多数存活期较长。存活期的长短受诸多因素影响，现况研究很可能将影响存活的因素作为影响发病的因素加以研究，得出错误结论。②在一次的现况研究中，暴露（因）与疾病（果）同时出现在某一时点或时期，很难回答是因为暴露该因素而导致该病，还是由于该病而出现这种因素，亦即现况研究不能区分暴露与疾病的时序关系。

对不会因患病而发生改变的暴露因素，可以进行因果推论。例如，性别、年龄、种族、血型等因素不会随着疾病的发生或发展而变化，现况研究可以提供较为真实的暴露与疾病的时序关系。

（二）现况研究的应用

1. 提出病因假设

现况研究可以按照描述疾病或健康状况的三间分布，建立病因假设，描述疾病或健康状态在特定时间、地区和人群中的分布规律，揭示疾病在某一特定人群中的患病率；通过比较患病率在不同暴露状态下分布的差异，提出病因假设。

2. 确定高危人群

现况研究可以识别某一特定人群中某病的高危人群，针对病因采取有效干扰措施以防止该病的发生。例如，为了预防与控制冠心病和脑卒中的发生，需要将目标人群中这类疾病的高危人群鉴别出来。现有的知识认为高血压是这类疾病的一个重要危险因素。据此，可应用现况研究找出该目标人群中的全部高血压患者，将其确定为高危人群。

3. 为制定医疗卫生政策提供科学依据

现况研究在描述疾病或健康状况分布的基础上，对一个社区的疾病或卫生事件进行考察与评价，为制定社区防病治病或促进健康的对策与措施提供科学依据。

4. 评价或考核医疗卫生措施的效果

在某项医疗卫生措施实施前后各开展一次现况研究，通过比较两次现况研究患病率的差异来评价该项卫生措施效果的优劣。如某项现况研究的调查结果显示，接受戒烟教育的观察组患者不同时段持续戒断率较未接受戒烟教育的对照组患者有显著差异，复吸率明显低于未接受对照组，说明健康教育可提高患者戒烟效果。

（三）现况研究的类型

根据研究对象的范围，现况研究分为普查和抽样调查。

1. 普查

普查(census)是指在特定时点或时期,对特定范围人群的每一个成员进行的调查或检查。

普查的优点与局限性如下:

(1)优点:①由于调查对象为某一特定人群中的全体成员,确定研究对象较为简便;②可提供疾病分布状况、流行因素和病因线索;③可发现特定人群中的全部病例并给予及时治疗;④可普及医学和卫生知识。

(2)局限性:①工作量大,涉及的工作人员多,组织工作难度大,容易出错或遗漏,调查质量不易控制;②需要较大量的人力、财力和物力,成本高;③不适用于患病率较低、诊断技术复杂的疾病。

2. 抽样调查

抽样调查(sampling survey)是从总体人群中随机抽取具有代表性的样本进行调查,以样本结果来估计总体人群的疾病或健康状况的一种研究方法。

抽样调查应遵循的基本原则:

(1)随机抽样原则:样本的代表性是抽样调查结果是否真实可靠的关键,因此,抽样调查应遵循随机化原则,以保证整个人群中的每一个对象都有同等的概率被选中为调查对象。

(2)样本量足够大原则:是指样本中个体应达到一定数量。样本量太小,抽样误差较大,所抽取样本的代表性差,难以推断总体的情况;样本量太大,则不但造成人力、物力和财力的浪费,而且工作量大,易因调查不够仔细而出现偏倚。

(3)研究对象的变异程度小:研究对象之间的变异程度越小,所抽取样本的代表性就越好。

3. 抽样调查的方法

(1)单纯随机抽样(simple random sampling):也称简单随机抽样,是按照一定的技术程序,以同等概率抽取一定数量个体的方法,保证每个研究对象被抽中的机会是均等的。从总体 N 个对象中,利用抽签或其他随机方法(如随机数字)抽取 n 个,构成一个样本。单纯随机抽样是最基本的抽样方法,也是其他抽样方法的基础。主要优点是不需要专门的工具、简便易行;局限性是抽样前必须有一份完整的研究对象名单并预先编号,大样本的研究工作往往难以操作。

(2)系统抽样(systematic sampling):也称为机械抽样,是按照一定顺序,机械地每隔若干个研究对象抽取一个样本的抽样方法。具体做法:先确定抽样比例以及开始抽样的对象。主要优点为所抽取样本在整个研究人群中分布比较均匀;不需要事先知道总体数量,可以根据预估数确定抽样间隔。主要缺点是若研究对象的差异较大或者呈现某种周期性变化时,抽样的代表性就差。

(3)分层抽样(stratified sampling):这是从分布不均匀的研究人群中抽取有代表性样本的方法,将研究对象按某种特征(如性别、年龄),分成若干层,然后从每层中抽取一定量随机样本,最后将各层抽出的随机样本组成总的研究样本。

(4)整群抽样(cluster sampling):以具有某种特征的群组(如家庭、班级、村等)作为抽样单位,经随机抽样后,对抽到的群组中的所有成员都进行调查的一种方法。此方法要求群内研究对象的差异应与整个研究人群的总体变异相同,各群间的变异越小越好。

整群抽样的优点是抽样和调查易于组织、易于实施、节省经费,常用于大规模调查。局限性是当样本量一定时，其抽样误差大于单纯随机抽样，统计分析效率较低，此时，如果要得到相同的抽样误差，则常常需要更多的样本量。因此，整群抽样的样本量一般在单纯随机抽样样本量估算的基础上再增加50%。

（5）多级抽样（multistage sampling）：也称为多阶段抽样。抽样分成两次或两次以上完成，每个阶段的抽样可以单独或联合应用以上各种抽样方法。优点是可充分发挥这些抽样方法的优点，在确保样本代表性的同时，节省人力、财力和物力。主要缺点是必须事先掌握各级抽样单位的详细资料，实施比较困难。一般来说，全国性调查多采用多级抽样方法。

4. 抽样调查的优点与局限性

（1）优点：与普查相比，抽样调查节约时间、人力和物力；由于调查范围小，工作易做细致，调查质量易于保证，而且获得结果较快。

（2）局限性：抽样调查的设计与实施难度大，技术要求高；重复和遗漏不易发现；不适用变异过大的研究对象和患病率很低的疾病，因为当样本量达到总体的75%时，更适宜采用普查。

5. 确定样本量

任何一项抽样调查都必须考虑样本量的大小，如前所述，样本量太大或太小都不合适。

抽样调查所需样本量主要受以下四方面因素的影响：①调查人群中预期患病率和阳性率的高低，预期患病率和阳性率高，则所需的样本量就小；②容许误差（d），d 值越小，说明调查要求的精确度越高，所需的样本量就越大，一般情况下设置为10%；③控制容许误差的概率 α，α 值越小，所需样本量就越大，一般情况下设为 0.05 或 0.01；④抽样单位的变异程度，如果抽样单位之间的变异较大，所需的样本量就相对较大，反之，则样本量则相对较小。

样本量估计方法主要有两种，即计算法和查表法。前者根据已知条件代入专用公式计算样本含量，这是常用方法；后者根据已知条件查样本例数估计表来确定样本含量，该方法受到列表的限制，相对少用，本章主要针对计算法进行介绍。

（1）数值变量资料样本量的估计：通过抽样调查了解人群中的某些指标（如血压、身高、体重等）的分布情况和变化规律时，单纯随机抽样样本量估计的计算公式如下：

$$n = (\frac{Z_\alpha S}{d})^2$$

公式中，n 为样本量；s 为总体标准差的估计值；d 为容许误差，即样本均数与总体均数的差值，是调查设计者根据实际情况规定的，一般以 10%（0.1）计算。Z_α 为检验水准 α 下的正态临界值。

当 α 取 0.05 时，$Z_\alpha = 1.96 \approx 2$，上述公式可写成：

$$n = \frac{4_{s^2}}{d^2} = 400（人）$$

【案例】

某地疾控中心拟调查了解某地成人白细胞数是否偏低，根据相关研究资料，正常成人白细胞数的标准差约为 1000 个/mm³，规定容许误差为 100 个/mm³，α 取 0.05，应至少需要调查多少人？

$$n = \frac{4_{s^2}}{d^2} = \frac{4 \times 1000^2}{100^2} = 400 (人)$$

答：按单纯随机抽样方法，至少需要调查 400 人。

（2）分类变量资料样本量的估计：对率（符合二项分布）进行单纯随机抽样时，样本含量估计的计算公式如下：

$$n = \frac{Z_\alpha pq}{d^2}$$

公式中，n 为样本含量；p 为总体率的估计值，可根据预调查或依据相近地区人群的情况确定；$q = 1 - p$；Z_α 为显著性检验的统计量（$\alpha = 0.05$ 时，$Z_\alpha = 1.96 \approx 2$；$\alpha = 0.01$ 时，$Z_\alpha = 2.58$）。当 $d = 0.01\,p$，$\alpha = 0.05$ 时，该公式和简化为：

$$n = 400 \times \frac{q}{p}$$

【案例】

某地疾控中心为了制定儿童驱蛔虫计划，需抽样估计当地儿童蛔虫感染率。根据以往经验，儿童蛔虫感染率一般不高于30%，若规定容许误差取3%，则应调查多少人？

$P = 30\%$，$q = 1 - p = 70\%$，$d = 0.1p$，$\alpha = 0.05$

$$n = 400 \times \frac{q}{p} = 400 \times \frac{0.70}{0.30} \approx 933 (人)$$

答：以单纯随机抽样，至少需要调查 933 人。

软件介绍：在线样本量计算工具 Power And Sample Size，该软件可以计算单样本均数，两样本均数比较，k 个样本均数比较，单个率，两个率比较，配对率比较，两样本率比较，k 个样本率比较，时间 – 事件数据（生存数据）比较，OR 值比较等。还可以提供样本量的计算公式和 R 语言代码，使用非常方便。

第二节　队列研究

队列研究（cohort study）属于流行病学分析性研究的基本方法之一，是用于检验和确定病因假设的一种重要的分析流行病学研究方法。队列研究是在某种疾病尚未发生前，对暴露和未暴露于某一特定因素的两组人群经过一定时间随访观察，比较其发病率或病死率，以检验暴露因素与研究疾病之间有无因果关系的研究方法。

一、基本原理

（一）基本概念

队列研究是将某一特定人群按照是否暴露于某可疑因素或按不同暴露水平分为暴露组和非暴露组或者不同暴露亚组，对该人群随访观察一定时期，比较两组或各组某种（或某些）疾病的发生率或病死率的差异，以检验该暴露因素与疾病之间有无因果关联及关联强度大小的一种观察性研究方法。

队列研究的性质为前瞻性，通常采取随访观察收集资料，通过对疾病结局发生率的比较而获得病因推论，队列研究又被称为前瞻性研究（prospective study）、发生率研究（incidence study）、随访研究（follow－up study）以及纵向研究（longitudinal study）等。

暴露（exposure）是指研究对象曾经接触过某种物质或具备某种特征或行为。暴露因素则指曾经接触过的这些物质或具备的特征，也称为变量（variable）或研究因素。在不同的研究中暴露有不同的含意，暴露可以是有害的也可以是有益的因素。

危险因素（risk factor）泛指能引起某特定不良结局发生，或使某病发生概率增加的因素，包括个人行为、生活方式、环境和遗传等多方面的因素，如吸烟等。保护因素（protective factor）是指那些能使人群发病率降低的内外环境因素，如健康饮食、适量锻炼等。

队列（cohort）是指有共同经历或暴露于某因素或具备某特征的一组人群。比如某一出生对列，即为相同年代出生的一组人群；一个吸烟对列即为一群共同具有吸烟经历的人构成的队列。如果一项研究中包括两个队列，一般情况下，一个队列为暴露组，另一个队列为非暴露组；如果一项研究中包括两个以上的队列，则按照暴露的剂量或暴露水平进行分组。

（二）基本原理

队列研究的基本原理是将研究对象按是否暴露于某因素或具备某特征分为暴露组和非暴露组，随访一定时间，观察、记录两组人群疾病的发生情况，并比较其发病率或病死率的差别，从而评价和检验暴露因素与疾病结局之间的关系，如图2－8－1所示。若暴露组的发病率或病死率[a/(a+b)]明显高于非暴露组[c/(c+d)]，则可推测该暴露因素为疾病发生的危险因素。若[a/(a+b)]明显低于[c/(c+d)]，则可推测该暴露因素为疾病发生的保护因素。

在随访开始时，确定的研究对象必须排除那些观察疾病结局已经出现的人群或者处于该种疾病潜伏期的人群；同时要保证暴露组和非暴露组的可比性，即非暴露组应该是除了暴露因素之外，其余各方面都尽可能与暴露组条件相同的一组人群。

二、队列研究的特点

（一）属于观察性研究

暴露与结局事件的发生都是在自然情况下发生的，没有给予任何干预，这是与实验性研究的本质区别。

（二）设立对照组

设立对照组是为了进行比较，这是分析性研究有别于描述性研究设计方案的特点之一。队列研究的对照组即非暴露组，与暴露组可来自同一人群（内对照），也可来自不同人群（外对照）。

（三）有"因"及"果"的研究

在队列研究中，先确定暴露因素即为"因"，后追踪其"果"，研究性质为前瞻性，这一点

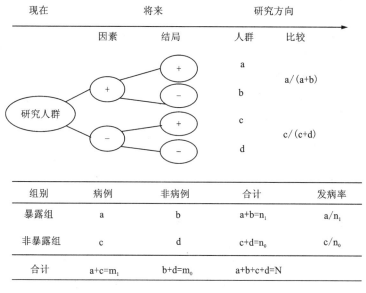

组别	病例	非病例	合计	发病率
暴露组	a	b	$a+b=n_1$	a/n_1
非暴露组	c	d	$c+d=n_0$	c/n_0
合计	$a+c=m_1$	$b+d=m_0$	$a+b+c+d=N$	

图 2 - 8 - 1　推测暴露因素为疾病发生的保护因素

与病例对照研究正好方向相反，而与实验性研究相一致。

（四）对暴露与疾病因果关系的论证强度较高

研究从暴露入手进行随访观察，分析暴露因素对疾病结局的影响，计算疾病发生频率，估计暴露因素的危险度，从而判断两者之间的因果关系。

三、队列研究的应用

（一）检验病因假设

这是队列研究最主要的目的和用途。经过大量临床观察、描述性研究和病例对照研究，可提供某因素为某种疾病可能病因的假设，队列研究可检验这些假设，从而确定存在病因学关系的可能性。一次队列研究一般只检验一种因素与一种疾病或健康状况的关系，但也可以同时探索一种因素与多种结局的关系。

（二）描述疾病的自然史

人类疾病的自然发展过程包括疾病的易感期、潜伏期、临床期及结局这样一个全过程。由于队列研究从暴露开始观察，可以了解到疾病或健康事件从发生、发展到结局的全过程，并对其进行描述，可为预防措施的制定提供更多信息。

（三）评价自发的预防效果

在实施队列研究的过程中，常有部分研究对象由于认识到暴露的危害而自发地转为非暴露，如原来吸烟者自行戒烟、超重者转变为体重正常者。对这些暴露行为转变者进行研究，可评价其预防效果，为病因判断提供可靠依据。

（四）新药的上市后监测

新药上市前虽然经过了三期临床试验，但由于受试者的样本量有限，发生率低的严重药物不良反应难于发现；观察期较短，对那些在长期治疗过程中才能发现或停药后需经长潜伏期才可能出现的药物不良反应无法查明；观测的指标范围狭窄，未列入观察要求的临床指标可能被遗漏；受试对象局限，往往将儿童、老人及孕妇、病情危重或有合并症者排除在外。因此，新药上市后的监测更为重要，是样本量更大、观察时间更长、观察效应更全面的队列研究。

四、队列研究所需的样本量

（一）样本量的影响因素

队列研究所需要样本大小，主要与下列因素有关：

（1）暴露组与对照组结局的发生率之差（d）：d 为暴露人群结局的发生率（p_1）与非暴露人群该结局发生率（p_0）之差（$d = p_1 - p_0$）。d 值越大，所需样本量越小。

（2）暴露因素与疾病结局指标的关联强度：一般用相对危险度（RR）表示。RR 越大，所需要的样本量越小。

（3）显著性水平（α）：α 为第一类错误的概率，也称假阳性率。一般情况下，将 α 定为 0.05 或者 0.01。α 越小，所需要的样本量越大。

（4）把握度（$1-\beta$）：β 为第二类错误的概率，也称假阴性率，$1-\beta$ 为拒绝无效假设的能力和避免假阴性的能力，即把握度。通常将 $1-\beta$ 定为 0.90，一般不应低于 0.80。把握度要求越高，所需样本量越大。

（二）样本大小的估计

在暴露组与对照组样本量相同的情况下，可用下式估算出各组所需的样本量。

$$n = \frac{\left(z_\alpha \sqrt{2\,\overline{pq}} + z_\beta \sqrt{p_0 q_0 + p_1 q_1}\right)^2}{(p_1 - p_0)^2}$$

式中，p_1 和 p_0 分别代表暴露组与非暴露组的发病率，如果只知道 p_0 时，p_1 可用 $RRR \times p_0$ 求得，RR 为相对危险度；$q_1 = 1 - p_1$，$q_0 = 1 - p_0$；$\overline{p}$ 为两组发病率的平均值，即 $\overline{p} = (p_1 + p_0)/2$；$\overline{q} = 1 - \overline{p}$；$z_\alpha$ 和 z_β 分别是 α 和 β 的标准正态差。

软件介绍：统计软件 nQuery Advisor + nTerim 是由爱尔兰 Statistical Solutions 公司开发的商业软件。已获得美国药品与食品监督管理局（FDA）、欧洲药品管理局、日本、韩国等官方认可，多家世界制药企业和生物制药公司都在使用此软件。其内容几乎涵盖样本量计算的所有方面，功能十分强大。

（三）关联强度推断

（1）相对危险度（relative risk，RR）是反映暴露与疾病关联强度大小最重要的指标，是暴露组与非暴露组人群发病率或病死率的比值，表明暴露组发病或死亡的危险性是对照组的多少倍，故又称作危险比（risk ratio）。

$$RR = I_e / I_0$$

式中，I_e 和 I_0 分别表示暴露组和非暴露组的发病率或病死率。

$$I_e = a/a + bI_0 = c/c + d$$

流行病学意义：RR 是相互比较的两组人群某事件发生频率的比值。RR = 1，提示暴露组与非暴露组的发病率或病死率没有差别，暴露与疾病的发生无关；RR < 1，提示暴露组的发病率或病死率低于非暴露组，说明暴露对于疾病的发生起阻止作用，可减少疾病的危险性，该暴露因素为保护因素；RR > 1，提示暴露组的发病率或病死率高于非暴露组，说明暴露可增加疾病发生的危险性，该暴露因素为危险因素。

（2）归因危险度（attributable risk，AR）也叫率差（rate difference，RD）、特异危险度或超额危险度（excess risk），为暴露组的率与非暴露组的率之差，表明两组某事件发生危险相差的绝对值。

流行病学意义：AR 说明在暴露者中，单纯由于暴露引起或降低该事件发生的危险性的大小，换言之，AR 可反映发病的危险性可特异地归因于该暴露因素的程度。

$$AR = I_e - I_0$$

由 $RR = I_e / I_0$ 可推得：

$$AR = RR \times I_0 - I_0 = I_0 (RR - 1)$$

上述公式即可在不明确 I_e 的情况下，通过 RR 和 I_0 算出 AR。

（3）归因危险度百分比（attributable risk percent，AR% 或 ARP）也叫暴露病因分值（etiologic fraction，EFe），是指暴露人群中的发病归因于暴露的成分占全部发病的百分比。

$$AR\% = (I_e - I_0)/I_e \times 100\%$$

当已知 RR 时，可推得：

$$AR\% = (RR - 1)/RR \times 100\%$$

可见，AR% 主要与 RR 有关。

流行病学意义：ARP 反映某因素的暴露者中，单纯由于该因素引起发病的危险占整个发病的比例。

（4）人群归因危险度（population attributable risk，PAR）和人群归因危险度百分比（population attributable risk percent，PAR% 或 PARP）、RR 和 AR 均是反映暴露的生物学效应的指标，人群归因危险度和人群归因危险度百分比则说明了暴露对整个人群的危害程度及其比例。这两个指标综合考虑了 RR 与某因素在人群中的暴露比例，评价该暴露因素对人群发病等生物事件的影响。

PAR 是人群总发病率或病死率与非暴露组发病率或病死率之差。

$$PAR = I_t - I_0$$

式中，I_t 和 I_0 分别表示一般人群和非暴露组的发病率或病死率。

流行病学意义：PAR 可表示在整个人群中，单纯由于某因素引起发病或死亡的危险性的大小。

PARP 又名人群病因分值（population etiologic fraction，EF_p），表示人群中由于某因素引起发病的危险性占整个人群发病的比例。

$$PARP = (I_t - I_0)/I_t \times 100\%$$

当已知非暴露组或一般人群的暴露率（p_0）和 RR 时，也可通过下式获得 PARP：

$$PARP = \frac{P_0(RR - 1)}{p_0(RR - 1) + 1}$$

可见，*PARP* 既与 *RR* 有关，也与人群对某因素的暴露比例有关。

流行病学意义：*PARP* 反映了在一般人群中某因素引起某种疾病或其他生物学效应的危险占全部病因的百分比。

第三节　病例对照研究

一、概述

（一）基本介绍

病例对照研究（case – control study）是流行病学方法中最基本、最重要的研究类型之一。近年来，在经典的病例对照研究基础上又衍生出若干种新的方法，克服了经典方法本身的一些缺陷，大大丰富和发展了病例对照研究的方法和内涵，成为现代流行病学方法学进展的重要部分。

（二）基本原理

病例对照研究的基本原理是以当前已经确诊的患有某特定疾病的一组患者作为病例组，以不患有该病但具有可比性的一组个体作为对照组，通过询问、实验室检查或复查病史，搜集研究对象既往各种可能的危险因素的暴露史，测量并比较病例组与对照组中各因素的暴露比例，经统计学检验，若两组差别有意义，则可认为因素与疾病之间存在着统计学上的关联。病例对照的基本原理可参考图 2 – 8 – 2 所示。

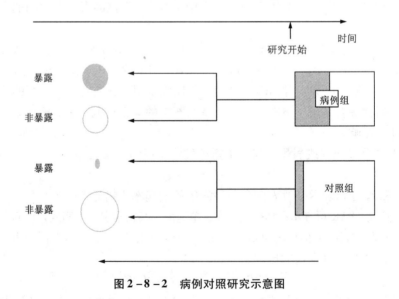

图 2 – 8 – 2　病例对照研究示意图

（三）特点

1. 观察性研究

病例对照研究中的结局不是人为给予的，不是随机分配的，而是在研究之前已客观存在的，不受研究者意志决定的。

2. 设立对照

病例对照研究通常会在研究设计阶段设立对照组以进行比较。对照组应当来自产生病例的人群（病例的源人群），而不是未患病的人群。对照组的样本的暴露率应当能够反映源人群的暴露水平。

3. 由"果"到"因"

在病例对照研究中，在研究开始时就确定了研究对象的结局状况，而后探求疾病可能的暴露因素，即先确定其果，再回顾探索可能的病因。

4. 不能证明因果关系

通过病例对照研究，不能证明暴露与结局的因果关系。

二、病例与对照的选择

在病例对照研究中，仅能确立暴露因素与疾病之间存在着关联，不能证明其因果关系。

（一）病例的选择

1. 病例标准的确定

（1）对疾病的规定：有些疾病的诊断标准很容易确定，很少有争议，如唇裂。有些疾病则需制订具体而明确的诊断标准，尤其是只适用于本次研究的标准，并且应落实为文字形式作为研究计划的附件。制订疾病标准时应注意两点：①尽量采用国际通用或国内统一的诊断标准，如疾病诊断的指南或专家共识，以便于与他人的工作比较；②需要自订标准时，注意均衡诊断标准的假阳性率及假阴性率的高低，宽严适度。

（2）对病例的其他特征的规定：如性别、年龄、民族等。其目的是控制外部因素即非研究因素，以增强两组的可比性。

（3）如何保证病例达到有关规定的标准：尽量寻找客观资料，可要求病例需具备某一级医院或实验室的诊断，或病人必须经过某项检查等。有时需要另行组织专家对病例复查，以保证符合规定的标准。

2. 病例来源

病例一般以社区来源为优，代表性较强，但实施难度较大。使用医院来源的病例，可节省费用，容易获得，合作好，信息较完整、准确，但容易发生选择偏倚。

（二）对照的选择

1. 对照的选择原则

在病例对照研究中，对照的选择比病例的选择更复杂、更困难。对照选择是否恰当是病例对照研究成败的关键之一。对照的选择应满足以下4个原则：①尽量排除选择偏倚；②缩小信息偏倚；③缩小不清楚或不能很好测量的变量引起的残余混杂（准确测量的混杂因素在分析阶段可以控制）；④在满足真实性要求和逻辑限制的前提下使统计把握度达到最大。

2. 对照来源

实际工作中的对照来源主要有：①同一个或多个医疗机构中诊断的其他病例；②病例的邻居或所在同一居委会、住宅内的健康人或非该病病人；③社会团体人群中的非该病病人或健康人；④社区人口中的非该病病人或健康人；⑤病例的配偶、同胞、亲戚、同学或同事等。其中以第④种最接近全人群的无偏样本，而以第①种使用最多。②和⑤用于匹配设计的对照。

三、确定研究因素

研究中需要收集的信息包括所研究的因素、其他可疑的因素，以及可能的混杂因素等。病例与对照的资料来源及收集方法应一致。变量信息的取得主要靠调查表，所以病例组和对照组应使用相同的调查表，询问和回答同样的问题。

1. 变量的选定

确定调查变量的数目和每一个变量的具体项目是首要问题，它完全取决于研究的目的或具体的目标。与目的有关的变量不可缺少，而且应当尽量细致和深入。如饮酒与胃癌关系的研究中，有关调查对象饮酒或不饮酒的信息必不可少，而且还应调查开始饮酒的年龄、饮酒的年限、每日饮酒量、酒的种类、戒酒的时间等，即从多个侧面反映该变量的特点，以获得较多的信息。反之，与目的无关的变量一个也不要。临床研究者在开始研究时，倾向于"变量越多越好，以防将来万一有用"，这是非常错误的想法，是对人力物力的浪费。

2. 变量的定义

每项变量都要有明确的定义，尽可能采取国际或国内统一的标准，以便交流和比较。如WHO规定吸烟者为一生中连续或累积吸烟6个月或以上者，未达到此标准者应视为不吸烟者。

3. 变量的测量

测量是一个广义的概念，如COPD患者生活质量评估问卷(mMRC)：医生向患者询问病史时，对患者的呼吸困难程度进行评定。0级为患者仅在费力运动时出现呼吸困难；1级为患者平地快步行走或步行爬小坡时出现气短；2级为患者由于气短，平地行走时比同龄人慢或者需要停下来休息；3级为患者在平地行走100米左右或数分钟后需要停下来喘气；4级为患者因严重呼吸困难以至于不能离开家，或在穿衣服/脱衣服时出现呼吸困难。

四、确定样本量

(一)样本量计算

1. 影响计算样本量的因素

(1)研究因素在对照组中的暴露率 p_0。

(2)预期的该因素的效应强度，即相对危险度 RR 或暴露的比值比 OR。

(3)希望达到的检验的显著性水平，即假设检验第 I 类错误的概率 α，通常取 0.05。

(4)希望达到的检验功效也即把握度 $(1-\beta)$，β 为统计学假设检验第 II 类错误的概率，β 通常取 0.8。

2. 非匹配设计且病例数与对照数相等时样本计算公式

$$n = 2\overline{pq}(z_\alpha + z_\beta)^2 / (p_1 - p_0)^2$$

其中：
$$p_1 = \frac{p_0 RR}{1 + p_0 (RR - 1)}$$
$$\bar{p} = 0.5 \times (p_1 + p_0)$$
$$\bar{q} = 1 - \bar{p}$$

式中 p_1 为病例组的暴露率，p_0 为对照组的暴露率，z_α 和 z_β 可查表 2 - 8 - 2 得到，也可直接查表 2 - 8 - 3 得到 n。

表 2 - 8 - 2　标准正态分布的分位数表

α 或 β	Z_α（单侧检验） z_β（单侧和双侧）	Z_α（双侧检验）
0.001	3.09	3.29
0.005	2.58	2.81
0.010	2.33	2.58
0.025	1.96	2.24
0.050	1.64	1.96
0.100	1.28	1.64
0.200	0.84	1.28
0.300	0.52	1.04

3. 估计方法

不同匹配方法的样本量计算方法不同，除了利用公式计算外，还可查找现成的表（如表 2 - 8 - 3）。需要注意的是：①所估计的样本量并非绝对精确的数值，因为样本量的估计是有条件的，而这些条件并非一成不变的。②样本量越大，结果的精确度越好，但是样本量过大，常会影响调查工作的质量，增加负担和费用。实际工作中应权衡利弊。③总样本量相同的情况下，病例组和对照组样本量相等时统计学效率最高。

表 2 - 8 - 3　病例对照研究样本量（非匹配、两组人数相等）

RR	P_0						
	0.01	0.10	0.20	0.40	0.60	0.80	0.90
0.1	1420	137	66	31	20	18	23
0.5	6323	658	347	203	176	229	378
2.0	3206	378	229	176	203	347	658
3.0	1074	133	85	71	89	163	319
4.0	599	77	51	46	61	117	232
5.0	406	54	37	35	48	96	194
10.0	150	23	18	20	31	66	137
20.0	66	12	11	14	24	54	115

4. 软件介绍

可通过美国范德堡大学提供的一款完全免费的统计分析工具 PS 对样本量进行计算，PS

可以对包括 t 检验、χ^2 检验、Fisher 确切概率法、McNemar 检验、回归分析及生存分析等多种检验方式进行功效分析。

五、效应指标的计算

病例对照研究中表示疾病与暴露之间关联强度的指标为比值比(odds ratio, OR),所谓比值(odds)是指某事物发生的可能性与不发生的可能性之比。可以根据病例研究资料统计整理(表 2-8-4)获得比值比。

表 2-8-4　病例对照研究资料整理表

暴露或特征	疾病		合计
	病例	对照	
有	a	b	$a+b=n_1$
无	c	d	$c+d=n_0$
合计	$a+c=m_1$	$b+d=m_0$	$a+b+c+d=t$

依据表 2-8-4,病例对照研究中病例组的暴露比值为:$\dfrac{a/(a+c)}{c/(a+c)}=a/c$

对照组的暴露比值为:$\dfrac{b/(b+d)}{d/(b+d)}=b/dS$

因此,比值比(OR)$=\dfrac{病例组的暴露比值(a/c)}{对照组的暴露比值(b/d)}=\dfrac{ad}{bc}$

病例对照研究(某些衍生类型除外)不能计算发病率,所以也不能计算相对危险度,只能用 OR 作为反映关联强度的指标。OR 的含义与相对危险度类似,指暴露者的疾病危险性为非暴露者的多少倍。OR>1 说明疾病的危险度因暴露而增加,暴露与疾病之间为"正"关联;OR<1 说明疾病的危险度因暴露而减少,暴露与疾病之间为"负"关联。

六、病例对照研究的优点与局限性

1.病例对照研究的优点

(1)病例对照研究特别适用于罕见病的研究,有时往往是罕见病病因研究的唯一选择,因为病例对照研究不需要太多的研究对象。

(2)省时省钱省力,较易于组织实施;

(3)不仅应用于病因的探讨,而且广泛应用于许多方面,例如疫苗免疫学效果的考核及传染病的暴发调查等;

(4)可以同时研究多个因素与某种疾病的联系,特别适合于探索性病因研究;

(5)对研究对象多无损害。

2.病例对照研究的局限性

(1)不适于研究人群中暴露比例很低的因素,因为需要很大的样本量。

（2）选择研究对象时，难以避免选择偏倚。

（3）信息的真实性难以保证，暴露与疾病的时间先后常难以判断。因此论证因果关系的能力没有队列研究强。

（4）获取既往信息时，难以避免回忆偏倚。

（5）不能测定暴露组和非暴露组疾病的率。

第四节　临床试验研究

【案例】

在《新英格兰医学杂志》上发表了"吉非替尼或卡铂－紫杉醇治疗肺腺癌"一文，在看到该篇文章的题目后，我们会思考：这是一种什么类型的研究设计？该研究方案有何特点？为什么选择这样的研究方法？

一、临床试验研究的概述

（一）定义和目的

临床试验（clinical trial）属于实验流行病学，是以为研究对象，按照随机的原则分组，主要用于评价药物或治疗方案效果，同时也可用于观察药物的不良反应。临床试验的目的有两个：①对新药进行研究；②对目前临床上应用的药物或治疗方案进行评价，从中找出一种最有效的药物或治疗方案。

（二）临床试验研究的特点

1. 具有实验性研究的特性

（1）具有均衡可比的对照组。研究中的对象均来自同一总体的样本人群，其基本特征、自然暴露因素和预后因素应相似，这点与观察性研究不同。

（2）随机分组。以控制研究中的偏倚和混杂。如果条件受限不能采用随机分组方法，试验组和对照组的基本特征应该均衡可比。

（3）属于前瞻性研究。必须是干预在前，效应在后。

（4）有人为施加的干预措施。这是与观察性研究的一个根本的不同点。由于实验流行病学研究的干预措施是研究者为了实现研究目的而施加于研究对象的，因此实验流行病学研究容易产生医学伦理学问题。

2. 伦理学原则

用于人的治疗性药物或措施必须有充分的依据，并经过药效学，药代动力学和毒理学等基础研究证实安全有效后，才能用于临床研究。此外，在研究之前还必须向受试者提供口头或书面的试验相关信息，如试验目的、预期效果、受试者可能被分配到不同的组别及可能发生的问题。受试者同意并在知情同意书上签字后，方可参加试验，不能强迫受试者。

二、临床试验研究的设计

临床试验，尤其是随机对照试验（randomized controlled trial，RCT），强调将研究人群随机分为试验组与对照组，将研究者所控制的措施施加给试验人群后，随访观察并比较两组人群的结局，以判断干预措施的效果。因此，其结果真实可靠。

（一）研究对象的选择

研究人群是指符合研究对象入选标准的人群，包括试验组和对照组。注意事项：①必须使用统一的入选和排除标准，以确保试验组和对照组的可比性；②入选的研究对象应能从试验中受益，即参加研究，当试验结束时病人的疾病得到了有效的治疗或症状得到缓解；③尽可能选择已确诊的或症状和体征明显的病人作研究对象；④尽可能不用孕妇作为研究对象；⑤尽量选择依从者高者作研究对象。

（二）样本量确定

1. 计算公式

（1）记数资料

$$N = \frac{\left[z\alpha \sqrt{2P(1-P)} + z\beta \sqrt{Pc(1-Pc) + Pe(1-Pe)} \right]^2}{(Pc - Pe)^2}$$

式中，P_c 为对照组结局事件的发生率，P_e 为试验组发生率（估计值），P 等于 $(P_c + P_e)/2$，z_α 为 α 水平相应的标准正态差，z_β 为 β 水平相应的标准正态差，N 为每组所需样本量。标准正态分布界值 z 可在确定 α 和 β 后通过查阅标准正态分布曲线下的面积表找到。

（2）计量资料

$$N = \frac{2(z\alpha + z\beta)^2 \sigma^2}{d^2}$$

式中，σ 为估计的标准差，d 为两个样本均数之差（一般为估计值），z_α 为 α 水平相应的标准正态差，z_β 为 β 水平相应的标准正态差，N 为每组所需样本量。

2. 软件计算

可通过德国杜塞尔多夫大学提供的一款完全免费的统计分析工具 G＊Power 对样本量进行计算，G＊Power 可以对包括 T 检验，F 检验，χ^2 检验，z 检验和其他检验等多种检验方式进行统计功效分析。G＊Power 也可以用来计算效应量和以图形方式展示检定力分析结果。

（三）对照的选择

1. 标准对照

标准对照（standard control）亦称阳性对照，是临床上最常用的一种对照，也称有效对照或积极性对照，即以现行最有效或临床上最常用的药物或治疗方法作为对照，用以判断新药或新疗法是否优于现行的药物或疗法。应用时要注意，不能用对症药物或保健食品作对照，也不能为了提高试验药物或疗法的效果而选用疗效低的药物或疗法作对照。

2.安慰剂对照

安慰剂对照(placebo control)亦称阴性对照,药物常具有特异和非特异效应,为了排除非特异效应的干扰,常用安慰剂作对照。安慰剂是指没有任何药理作用的物质,常用的物质有淀粉、乳糖、生理盐水等。使用安慰剂对照时,要注意两点。第一,要求安慰剂的剂型和外观尽量与试验药物相同,而且对人体无害,以便于进行盲法处理;第二,要掌握安慰剂的使用指征,应限在目前尚无有效药物治疗的疾病研究中,或虽然使用安慰剂,但对病人的病情和预后基本没有不良影响,否则不要应用安慰剂对照。

3.交叉对照

交叉对照(crossover control)按随机方法将研究对象分为甲、乙两组,甲组先用试验药,乙组先用对照药。一个疗程结束后,间隔一段时间以消除治疗药物的滞留影响,然后甲组再用对照药,乙组用试验药,最后分析和比较疗效。这样既能自身前、后对比,又可消除实验顺序带来的偏倚。两次治疗的间隔时间因疾病的症状或药物残留的时间长短而不同。

4.自身对照

自身对照(self control)是在试验中研究对象不分组,在同一研究对象中进行试验和对照,如比较用药前、后体内某些指标的变化情况,以判断药物的疗效;或研究皮肤科用药时使用左、右肢体做试验和对照,分析何种药物疗效更好。

(四)随机分组

1.原则

随机化是为了使对照组与试验组具有可比性,提高研究结果的真实性,减少偏倚。每位研究对象被分配到试验组或对照组的机会相等,而不受研究者或受试者主观愿望或客观因素所影响。

2.方法

参见本章第一节,在此不再进行赘述。

(五)盲法

临床试验中的研究对象一般都是人,为了去除人(包括研究对象、观察者及资料整理和分析者)的主观心理因素对研究结果产生的某些干扰作用,观察结果时最好使用盲法。盲法分单盲法、双盲法和三盲法。

1.单盲法

单盲法(single blind)是指研究对象不知道自己所在分组和所接受的处理,但观察者和资料收集分析者知道。单盲法可以减少来自研究对象的偏倚,但不能防止来自观察者的观察性偏倚,即不能避免观察者主观因素引起的偏倚。

2.双盲法

双盲法(double blind)研究对象和观察者都不知道分组情况,也不知道研究对象接受的处理措施,称为双盲法。双盲法虽然可收集到患者用药后的客观真实反应结果,但是在资料整理和分析时,资料的整理和分析者为了得出某种结果,不按统计学原则处理资料,可人为导致两组资料的差异,而且在管理上缺乏灵活性,因而不适于危重患者的抢救。此外,有特殊副作用的药物容易破盲。

3. 三盲法

三盲法(triple blind)是研究对象、观察者和资料整理分析者均不知道研究对象分组和处理情况时,只有研究者委托的人员或是药物的制造者知道病人分组和用药情况,直到试验结束时才公布分组和处理情况。这种方法在理论上可减少资料分析时产生的偏倚,使研究结果更符合客观情况。该法减弱了对整个科研工作的监督作用,使科研的安全性得不到保证,应用并不普遍。在实际应用中通常用双盲随机对照试验。

三、临床试验研究的资料分析

资料分析指采用统计处理方法,计算有关指标,反应数据等综合特征,阐明事物的内在联系和规律。包括统计描述、统计推断和临床与公共卫生意义的判断。

临床试验主要是评价某种药物或治疗方法的效果,常用的指标如下:

(1)有效率(effective rate)

$$有效率 = \frac{治疗有效例数}{治疗的总例数} \times 100\%$$

(2)治愈率(cure rate)

$$治愈率 = \frac{治愈例数}{治疗总人数} \times 100\%$$

(3)病死率(case fatality rate)

$$病死率 = \frac{因该病死亡人数}{某病受治疗人数} \times 100\%$$

(4)不良事件发生率(adverse event rate)

$$不良事件发生率 = \frac{发生不良事件病例数}{可供评价不良事件的总病例数} \times 100\%$$

(5)生存率(survival rate)

$$N\ 年生存率 = \frac{N\ 年存活的病例数}{随访满\ N\ 年的病例数} \times 100\%$$

(6)相对危险度降低(relative risk reduction, RRR)

$$RRR = \frac{对照组事件发生率 - 试验组事件发生率}{对照组事件发生率}$$

(7)绝对危险度降低(absolute risk reduction, ARR)

$$ARR = 对照组事件发生率 - 试验组事件发生率$$

(8)需治疗人数(number needed to treat, NNT)

$$NNT = \frac{1}{ARR}$$

四、临床试验研究的优缺点和须注意的问题

(一)优缺点

1. 临床试验研究的优点

(1)按照随机化的方法,将研究对象分为试验组和对照组,提高了可比性,能较好的控

制研究中的偏倚和混杂。

（2）为前瞻性研究，研究因素事先设计，结局变量和测量方法事先规定，通过随访将每个对象的干预过程和结局自始至终观察到底，通过和对照组比较，最终的论证强度高。

（3）有助于了解疾病的自然史，并且可以获得一种干预和多个结局的关系。

2. 临床试验研究的缺点

（1）整个试验设计和实施条件要求高、控制严、难度大，在实际工作中有时难以做到。

（2）受干预措施适用范围的约束，所选择的研究对象代表性不够，以致会不同程度地影响试验结果推论到总体。

（3）研究人群数量大，随访时间长，因此依从性不易做得很好，影响试验效应的评价。

（4）由于研究因素是研究者为实现研究目的而施加于研究对象，故容易涉及伦理道德问题。

（二）临床试验研究须注意的问题

（1）伦理道德问题。

（2）可行性问题。

（3）随机化分组和均衡性问题。

（4）有效报告研究结果。

【课后习题】

1. 某地区需要调查 3－5 岁年龄组儿童血红蛋白含量，根据相关研究资料，血红蛋白含量的标准差为 3.0 g/L，要求误差不超过 0.5 g/L，α 取 0.05，问至少需要调查多少该年龄组的儿童？

2. 某地区域调查活产新生儿的乙肝病毒（HBV）宫内感染情况，根据相关研究资料提示 HBsAg 阳性孕妇所生新生儿的 HBV 宫内感染率为 15%，请问需要随机调查多少名 HBsAg 阳性孕妇所生的新生儿？容许误差为 10%。

3. 普查与抽样调查有何不同？各有哪些优缺点？

4. 抽样调查是现况研究最常用的方法，为了保证抽样调查结果能够代表总体的情况，应注意哪些问题？

5. 抽样调查常用的随机抽样方法有哪几种，各有何优缺点？

6. 简述队列研究的基本原理与特点。

7. 试述队列研究中进行关联强度分析的主要指标及其意义。

8. 病例对照研究中病例和对照的选择分别应当注意什么？

9. 临床试验的特点有哪些？

10. 随机对照试验常用的对照方法有哪些？

【答案示例】

1.本题属于数值变量资料样本量的计算,使用公式 $n = \dfrac{4s^2}{d^2}$

$$n = \frac{4s^2}{d^2} = \frac{4 \times 3.0^2}{0.5^2} = 144(名)$$

答:按单纯随机抽样方法,至少需要随机抽取 144 名儿童。

2.本题属于分类变量资料样本量的估计,使用公式 $n = 400 \times \dfrac{q}{p}$

$$P = 15\%, \quad q = 1 - p = 85\%, \quad d = 0.1p, \quad \alpha = 0.05$$

$$n = 400 \times \frac{q}{p} = 400 \times \frac{0.85}{0.15} \approx 2267(名)$$

答:按单纯随机抽样,至少需要调查 2267 名 HBsAg 阳性孕妇所生的新生儿。

第九章

临床科研设计的基本步骤

静脉血栓栓塞症（venous thromboembolism，VTE）主要包括深静脉血栓形成（deep venous thromboembolism，DVT）和肺动脉血栓栓塞症（pulmonary thromboembolism，PTE），是由临床危险因素或遗传性倾向引起血栓形成的一种多因素疾病群，因其发病隐匿、临床症状不典型且发生率、致残率及病死率高，而引起医学界的广泛关注。

为了了解 VTE 发生风险的比例，同时评估依从最新预防指南［美国胸科医师学会（CHEST）《静脉血栓栓塞症防治指南》第 9 版］进行 VTE 预防的情况，王辰、翟振国教授团队开展了一项全国性、多中心、横断面研究。此研究为 VTE 风险评估和预防措施的实施提供了一个全国性的视角，研究表明，虽然相当比例的内科和外科患者有患 VTE 的风险，但 VTE 预防实施率是很低的，特别是患有内科疾病的患者。此外，这些研究结果强调，需要从医生和政府两方面提高认识和行动，以应对日益增长的静脉血栓栓塞的负担。

【提要】

临床科研的高质量和高水平，除了正确选题和立题的科学基础之外，如何抉择与课题性质相适应的科学性强和可行性好的设计方案，是保证成功的最为重要的关键因素。医学科研设计是整个研究工作的一个极其重要的组成部分，一项科研工作的成败，科研设计的质量，是一个重要因素，它与科学研究的整个过程密切相关，它不仅是研究工作开始的先导，也是整个研究过程的依据和结果处理的先决条件。

因此，任何一个科研项目，一切科研活动都应严格遵循科研工作的基本程序有条不紊的进行，都应明确设计的基本要求，按照设计的基本原则作好科研设计，才能保证设计的科学性，获得理想的科研成果。

第一节　临床科研设计的三要素

1. 研究或受试对象

根据研究目的，严格按纳入和排除标准进行相应的选择。

在案例中，本研究是一项多中心、观察性、横断面研究，于2016年3月至9月期间在44个大城市60家床位超过500的大型医院筛查符合入组条件的患者。这些医院来自我国六大区域（东北、华北、华东、西北、西南、华南），可以提供高水平的服务、医学教育和研究。

根据研究目的，研究对象纳入：来自普通内科、心脏科、神经血管科、肿瘤科、呼吸科、风湿免疫科以及普外科和骨科病房；符合条件的病房的成人住院患者（住院时间≥72小时）；接受急症治疗，如传染病、心脏病或呼吸道疾病或癌症；手术；或不需要手术的重大创伤患者。

排除来自以下条件的患者：来自精神科、产科、儿科、耳鼻喉科、烧伤科、皮肤科、眼科、慢病科、康复科和姑息治疗科；单纯接受血液透析、门诊手术，怀孕或慢性病入院；入院后≤24小时进行VTE治疗。

2. 干预措施

干预措施即科研设计中的研究因素，案例中的研究因素为是否采取预防措施。

3. 科研效应

科研效应是指在受试对象中应用科研设计后产生的效果或者反应，具体通过观测指标来反映。观测指标由主观指标和客观指标构成，尽量获取客观评价指标，因为主观指标产生偏移的可能性较大。在案例中，科研效应即由VTE风险率和预防率来体现。

第二节　掌握临床科研设计的五原则

1. 对照原则

对照原则（control principle）是指确定实验中相互比较的实验组和对照组，对各组给予不同的处理，然后观察其效应。

2. 重复原则

在临床科研设计中应掌握好重复原则（repetition principle）重复是保证科研成果可靠性的重要措施之一，由于个体存在的必然性，同一处理措施对不同受试对象所产生的效果不尽相同，只要有足够的重复，试验的真实效应才会稳定的显示出来。重复有几层含义，一是指实验过程是多次重复进行的，要做到这一点与实验的样本大小有关，样本大重复的机会多，样本小重复的机会少；二是设计中提出的方法，别人也能重复进行；通常是指样本量的重复。

3. 随机化原则

随机化原则（randomization principle）是指在选取样本时，确保抽取时每个观察单位都有相等机会被抽取。常用的随机化法有抽签法，抓阄法，扔硬币法，随机数字表等。具体使用哪种方法，应根据实际情况来定。

4. 均衡的原则

均衡原则(balance principle)要求实验对象,除了要观察某种实验因素外,其他一切条件应该尽可能均衡一致。例如,在单因素试验中,设法使对照组与实验组中的非试验因素尽量达到一致;而在多因素试验中,同一个试验因素各水平之间互为对照。

5. 盲法的原则

盲法原则(blind principle)是为了有效地避免研究者或受试者的测量性偏移和主观偏见,保证试验结果可靠的一种方法。主要包括:①非盲法。指研究者和受试对象都知道试验的分组情况,试验进行公开。多用于多因素分析和客观观察指标的试验,缺点是容易出现偏倚。②单盲法。指研究者知道试验分组情况,而受试对象不知道自己在实验组还是对照组的情况。这种方法便于研究者根据实际情况对受试对象进行相应的干预,也可以减少来自受试对象的偏倚,缺点是不能避免研究执行者的主观因素所致的偏倚。③双盲法。指研究者和受试对象均不知道试验分组的情况,也不知道受试对象接受的干预措施类型。通常用于随机对照试验,可以控制研究者和受试对象两方面的主观因素导致的偏倚。缺点是不利于紧急情况下的及时处理。④三盲法。指研究者、受试对象和数据分析人员均不知道试验分组的情况。这种方法可以避免双盲法在资料分析时的测量性偏移,但在执行过程中有一定困难。

第三节　了解临床研究常用的设计类型与应用

1. 随机对照研究

随机对照研究(randomized control trial,RCT)是指在研究对象分组时采用随机的原则,将符合要求的研究对象分别分配到实验组或对照组,接受相应的干预措施,同步地进行研究和观察试验效应。

随机对照试验最主要用于:①临床治疗性或预防性的研究,借以探讨某一新药或其治疗措施与传统的治疗或安慰剂的比较,探寻更佳的临床医疗决策;②在特定的条件下,随机对照试验也可用于病因学因果效应的研究;③还可应用于非临床试验的系统工程,如教育学和农业。

随机对照试验的优点是可最大地减少研究对象分组时选择性偏移的干扰,科学性强、可比性好、结果可靠。缺点是试验花费大,有时存在伦理性相关的问题,操作性较难。

2. 队列研究

队列研究(cohort study)是一种因果研究,指在研究对象分组时,根据被观察对象是否暴露于可能致病因素或危险因素,自然形成暴露组与非暴露组,干预措施不是由研究者随机分配,也不能加以控制。

凡在群体中研究某种可能的致病因素或某项措施对固定人群的影响,均可使用队列研究。这种研究常用于病因研究、治疗性研究、预防性研究或预后研究。

队列研究的优点是能及时控制试验中出现的干扰,但因无法随机,难以保证两组间人数的平衡和基线情况的一致。

3. 病例对照研究

病例对照研究(case - control study)是一种回顾性研究(retrospective study),研究在患有

某种疾病的病例组和不患病的对照组中进行。比较两组的暴露情况，从中探索相关因素在某病之间是否有联系。

这种研究为病因学研究、防治研究和预后研究提供有意义的信息，但其结果受回忆性、测量性等多种偏移因素的影响，无法确切的论证病因学的因果联系。

4. 横断面研究

横断面研究(cross - sectional study)是在某个时间截点或较短的时间段内调查和收集特定人群中疾病和健康状况，及其与一些因素的相关关系。

横断面调查主要用于：①了解疾病的现况和描述疾病的分布；②了解影响疾病分布和健康状况的相关因素；③衡量人群患病程度和健康水平及早发现患者；④了解疾病和人群健康水平的变动趋势和致病因素对人群的危害进行预估；⑤评价疾病防治和有害健康行为干预措施的效果；为卫生决策的制定和卫生资源的合理利用提供依据。

5. 真实世界研究

真实世界研究(real - world study)是利用真实世界数据进行的临床研究，由此得到的证据称为真实世界证据。它起源于实用性的临床试验，特点是在较大的样本量基础上，根据患者的实际病情和意愿选择治疗措施，开展长期评价，并注重有意义的结局治疗。真实世界研究是从传统循证临床科研以外的多个数据集中挖掘出信息，采取非随机、开放性、不使用安慰剂的研究。它的形式主要包括观察性队列、登记和管理型数据库。

真实世界研究与其他证据的本质区别不在于研究方法和试验设计，而在于获取数据的环境。把真实世界研究的证据级别简单划分在金字塔证据分级法中的某个或某几个级别并不合适，也不意味着通过它所产生的证据等级一定低于随机对照研究的证据。

使用真实世界数据快速并经济，对于资源有限的研究者而言，创造性地使用既有数据和样本不失为一种快速有效的方法去开始回答重要的研究问题，积累宝贵经验，并在有限的实践范围内获得可发表的结果。

【课后习题】

1. 科研设计中的三要素、四原则是指什么？
2. 临床研究常用的设计研究类型有哪些？
3. 入排标准主要根据什么来确定？

【答案示例】

1. 三要素是指研究或受试对象、干预措施和研究效应。
五原则是指重复原则、随机化原则、盲法原则、均衡原则、盲法原则。
2. 随机对照研究、队列研究、病例对照研究、横断面研究、真实世界研究。
3. 研究目的。

第十章

撰写标书与项目申报

【提要】

伴随着国家提出全面深化改革的指导思想，党中央、国务院进一步高度重视基础研究，大力推动我国的基础研究发展。当前，新一轮科技革命蓬勃兴起，创新驱动发展已经成为全球共识，大数据、开放、全球化趋势显著，科学前沿迭代加速，新的科学研究范式正在逐步形成，学科间的交流和融合更加紧密。由此，国家及有关部门和单位进一步推行课题招标合同制，故将《科研项目课题基金申请书》，统称为标书(bid sheets，research protocol)。

新时代的科学基金体系，是基于科学问题属性分类的自主导向，进行负责任、讲信誉、记贡献的智能辅助分类评审机制，孕育知识体系逻辑结构、促进支持与应用互通的科学布局，从而达到卓越学科的目的。

在进行标书撰写时，首先应确定重点研究的课题，根据招标部门所规定的范围、内容和要求，结合自己科研工作的优势来选择课题。除国家和地方基金委列出的学科重点自主领域和研究方向外，还有一部分自选课题，是基于研究人员自身工作特长及实力和本单位的需要自行选定。为提高中标的概率，在投标之前，一定要进行充分的准备，才能书写出最能体现科研项目价值和符合投标相关要求的标书。

第一节 基础研究标书的撰写

1. 立题依据

立题依据包括本课题研究背景与重要进展、研究现状与水平、国内外动向与发展趋势，从而找出亟待解决的科学问题，强调项目的必要性和重要性，明确立题的科学依据。

2. 研究目标

研究目标应说明研究课题的具体内容并明确拟解决的科学问题、预期成果和提供形式。

3. 研究方案

研究方案包括研究内容、实验方案和技术路线、可行性分析、创新点、研究工作的时间安排及质量控制。

4. 考核指标和预期研究结果

(1)考核指标：指相应成果的数量指标、技术指标、质量指标、应用指标和产业化指标等，其中，数量指标可以为论文、专利产品等数量；技术指标可以为关键技术、产品的性能参数等；质量指标可以为产品的耐震动、高低温、无故障运行时间等；应用指标可以为成果应用的对象、范围和效果等；产业化指标可以为成果产业化的数量、经济效益等。同时，考核指标也应包括支撑和服务其他重大科研、经济、社会发展、生态环境、科学普及需求等方面的直接和间接效益。如对国家重大工程、社会民生发展等提供了关键技术支撑，成果转让并带动了环境改善、实现了销售收入等。

(2)预期结果：要考虑对基础和实用双重的价值。最常见的研究结果为论文的发表和专利的申请及研究生的培养，同时可突出收录杂志的影响因子。

5. 研究基础

研究基础主要包括课题科学先进性、技术路线的成熟性、工作基础的雄厚的阐述，同时有针对性地展示研究队伍的相关工作经历、论文、成果等。

6. 课题主要研究人员的情况

(1)课题研究主要成员 6~10 名，结构应合理。一般包括高级研究人员 1~2 名，中级研究人员 2~3 人，技术人员及研究生 3~5 人。

(2)课题负责人应该是本专业的学术带头人，其具体的研究项目及学术成就应明确地列出，在论著及论文中，须注明是第几作者。

(3)课题研究成员介绍要紧扣课题的研究内容和技术路线，既注重梯队、比例、技术力量等科研综合实力的展示，又注意与本课题相关。

7. 经费预算

课题经费可分为直接费用和间接费用。

直接费用是指在项目研究过程中发生的与之直接相关的费用，具体包括：

(1)设备费，是指在项目研究过程中购置或试制专用仪器设备，对现有仪器设备进行升级改造，以及租赁外单位仪器设备而发生的费用。

(2)材料费，是指在项目研究过程中消耗的各种原材料、辅助材料、低值易耗品等的采购及运输、装卸、整理等费用。

(3)测试化验加工费，是指在项目研究过程中支付给外单位(包括依托单位内部独立经济核算单位)的检验、测试、化验及加工等费用。

(4)燃料动力费，是指在项目研究过程中相关大型仪器设备、专用科学装置等运行发生的可以单独计量的水、电、气、燃料消耗费用等。

(5)差旅/会议/国际合作与交流费，是指在项目研究过程中开展科学实验(试验)、科学考察、业务调研、学术交流等所发生的外埠差旅费、市内交通费用；为了组织开展学术研讨、咨询以及协调项目研究工作等活动而发生的会议费用；以及项目研究人员出国及赴港澳台、外国专家来华及港澳台专家来内地工作的费用。

(6)出版/文献/信息传播/知识产权事务费,是指在项目研究过程中,需要支付的出版费、资料费、专用软件购买费、文献检索费、专业通信费、专利申请及其他知识产权事务等费用。

(7)劳务费,是指在项目研究过程中支付给参与项目研究的研究生、博士后、访问学者以及项目聘用的研究人员、科研辅助人员等的劳务费用,以及项目聘用人员的社会保险补助费用。

(8)专家咨询费,是指在项目研究过程中支付给临时聘请的咨询专家的费用。

(9)其他支出,是指在项目研究过程中发生的除上述费用之外的其他支出。

间接费用是指依托单位在组织实施项目过程中发生的无法在直接费用中列支的相关费用,主要用于补偿依托单位为了项目研究提供的现有仪器设备及房屋、水、电、气、暖消耗,有关管理费用,以及绩效支出等。绩效支出是指依托单位为了提高科研工作的绩效安排的相关支出。

8. 推荐意见

(1)由申请人所在单位对申请书的真实性、基本工作条件的保证等填写相关意见,并由单位负责人签章。

(2)同行专家评审意见。

(3)主管部门审核意见。

(4)卫生健康部门审批意见。

第二节 临床科研标书的撰写

1. 标题

研究课题确定后,标题(title)的书写应注意以下几点:

(1)应该简洁、清楚、明确。

(2)主要包括研究对象、研究方法、研究内容。

2. 研究问题及目的

研究问题及目的(research question and objectives)应先提出问题,再解释"为什么这个问题重要"以及"谁应该予以重视"。例如:①抽烟对肺癌的影响;②提高筛查率是否能降低血栓相关疾病的病死率?

研究目的可分为主要结果(primary outcome)和次要结果(secondary outcome)。

3. 研究背景

研究背景(background)是在提出研究问题时,应充分阅读相关文献,对研究问题的相关情况和研究动向进行阐述和进一步的分析,包括我们已知的知识有哪些,还有哪些亟待解决问题。从而引出为何研究问题被提出,以及强调研究问题的重要性。

4. 研究设计方案

研究设计方案(design:time frame, study design)的选择应根据研究内容和目的来确定,应注意以下事项:

（1）同一个研究问题可以用不同的设计方案来研究，不存在唯一"正确"的设计方案。

（2）在制定纳排标准时，临床研究资料的可比性至关重要。

（3）设计中应阐明研究周期。

5. 研究对象及纳排标准

研究对象及纳排标准（study participants and the criteria of selection and exclusion）的描述包括：

（1）研究对象的来源。

（2）纳入标准和排除标准。例如地理位置/医院区域、时间段、人口统计学资料（年龄、性别等）、健康状况、既往病史、服药史、个人意愿等。

（3）样本设计。例如样本量（sample size），样本范围（sample range），数据收集（data collection）。

6. 研究方法及质量控制

在研究中采用的研究方法（research methods）是达到研究目的的手段，明确研究人员准备采用什么措施和方法来完成研究计划、达到研究目的，也是标书内容中核心的部分。

所列的调查方法、试验方法、治疗手段步骤要详尽，并说明使用该方法的科学性、技术难点及先进性所在。明确研究需要的指标数据、获取途径、效果判断方法和评价量表的使用方法，叙述内容要确切、层次清楚、论证科学，以达到解决研究问题的目的。

另一方面，质量控制（quality control）是临床研究结果可靠、可推广性的保证。针对不同研究方法，对可能产生的偏倚应提出相应减少偏倚的解决方法和质量保证措施。

7. 统计分析

统计分析（statistical analysis）主要是统计学方法的选择应基于研究问题、目的、研究设计和数据性质来选择。所采用的统计学方法、计算内容、统计学分析软件及版本，在标书中都应加以说明。

8. 预期结果

根据文献阅读及以往经验总结，推测可能出现的预期结果（predicted results），或是提出希望得到的结果。

9. 伦理学问题

阐明研究是否涉及医学伦理学（medicine ethics）审核。我们在临床研究中，应时刻以病人利益第一、尊重患者、公正研究，必要时经所在医院、学校、研究部门的伦理委员会审核通过后方可开展研究。

10. 经费预算

为了明确申报经费是否合理，要对所列项目做适当的经费预算（budget）说明。一般包括：①仪器设备、试剂、实验动物、药品等装备费用；②科研交通费用；③科研业务费：劳务费、印刷费、测试、检测费用；④外单位协作经费；⑤文章版面费用；⑥其他科研相关费用。

最好是各项经费和总经费整理在一个表格中，一目了然。

11. 组织单位

所有参与科研课题的研究人员和组织单位（organization/administration）应列举写明出研究研究人员的单位、职称与职责。

12.进度安排

阐述及列举为了达到研究目的，每个时间段应该完成的工作量大小及时间周期，并按时间顺序进度安排（timeline）总进度或年度计划进度，便于统筹安排相关工作及检查进度。

13.参考文献

对标书中引用的参考文献（references）进行列举。

14.简称

总结标书中出现的缩略词（abbreviation）的全称。

15.利益冲突

表明任何潜在的利益竞争或利益冲突（competing interests），例如，可能是涉及个人、经济、知识、专业、政治或是宗教的利益冲突，如果无法确定自己是否涉及相关利益，应向投稿杂志寻求官方的协助与建议。

16.其他研究者认为应包含在标书中的内容

标书的其他内容：例如相关申明，初步数据等。

第三节　项目的申报

一、科研诚信要求

（1）科学基金项目应当由申请人本人申请，严禁冒名申请，严禁编造虚假的申请人及参与者。

（2）申请人及参与者应当如实填报个人信息并对其真实性负责；同时，申请人还应当对所有参与者个人信息的真实性负责。严禁伪造或提供虚假信息。

（3）申请人应当按照相应指南、申请书填报说明和撰写提纲的要求填写申请书报告正文，如实填写相关研究工作基础和研究内容等，严禁抄袭剽窃或弄虚作假。

（4）申请人及参与者在填写论文、专利和奖励等研究成果时，应当严格按照申请书撰写提纲的要求，规范列出研究成果的所有作者署名，准确标注，不得篡改作者顺序，不得虚假标注第一作者或通讯作者。

（5）申请人及参与者应严格遵循科学界公认的学术道德和行为规范，不得使用存在伪造、篡改、抄袭剽窃、委托"第三方"代写或代投以及同行评议造假等科研不端行为的研究成果作为基础申请科学基金项目。涉及科学伦理问题的研究，应当提供有关机构的伦理证明。

（6）申请人不得将已获资助项目重复申请；不得将内容相同或相近的项目，以不同类型项目申请；受聘于一个以上依托单位的申请人，不得将内容相同或相近的项目，通过不同依托单位提出申请；不得将内容相同或相近的项目，以不同申请人的名义提出申请。

（7）申请人申请科学基金项目的相关研究内容已获得其他渠道或项目资助的，务必在申请书中说明受资助情况以及与所申请科学基金项目的区别和联系，不得将同一研究内容向不同资助机构提出申请。

（8）申请人应当将申请书相关内容及科研诚信要求告知参与者，确保参与者全面了解申请书相关内容并对所涉及内容的真实性、完整性及合规性负责。

（9）依托单位应当对申请人的申请资格负责，并对申请材料的真实性、完整性及合规性进行审核。

（10）申请人与主要参与者、依托单位与合作研究单位在提交项目申请前应当分别按要求作出相应承诺，不从事任何影响科学基金评审公正性的活动。

二、申报途径

申请者应根据自身的课题方向以及研究实力，来确认申报的途径，这些途径主要包括：

（1）国家级科研课题。其中包括：①国家医学科技攻关项目；②国家高科技研究发展计划项目；③国家自然科学基金；④国家攻关课题；⑤国家重点基础研究发展规划项目；⑥教育部重点项目；⑦教育部博士点基金等。

（2）国家各部委、省级科研课题基金。其中包括：①国家、省卫生健康委员会医学科研基金；②青年科学基金；③省科学技术厅自然科学基金等。

（3）市级及单位科研基金。各市级及所在的地区大学、医院等相关单位，根据自身科研重点方向均有提供相应的基金，由于范围较小，竞争性也相对来说要小一些，经验相对不足的申请者，可以考虑从市级及单位科研基金开始申请。

【课后习题】

1. 临床科研的选题途径有哪些？
2. 标书的撰写应主要包含哪些内容？

【答案示例】

1. 临床科研选题途径有投标、接受委托和从自己的临床实践中自选题目。
2. 标书撰写包括立体依据、研究目标、研究方案、考核指标和预期研究结果、研究基础、主要研究人员情况、经费预算和相关部门推荐意见。

第三部分

临床研究中偏倚及其控制

第十一章

真实性与可靠性

【案例】

《新英格兰医学杂志》《吉非替尼或卡铂－紫杉醇治疗肺腺癌》一文，文章中的研究采用临床试验的研究设计。我们不禁会想到，由于难以像细胞/动物实验一样严格控制实验条件，以人类作为研究对象的研究往往会有较大的误差。因此，准确识别研究中的误差来源，从而估计并减小误差十分必要。

【提要】

对于任何一项研究，准确、真实的结果是研究人员所希望获得的结果。然而实际工作过程中，往往由于各种因素(抽样误差、操作不规范、研究方法等)影响了结果的真实性和可靠性。本章主要对真实性和可靠性的概念进行介绍。

1. 真实性

真实性(validity)是指研究结果与研究对象的真实情况符合的程度。真实性包括内部真实性和外部真实性。

(1)内部真实性(internal validity)研究结果能真实反映研究人群实际状况的程度。内部真实性是由研究本身的范围决定的，通常需要界定研究对象类型、研究条件等。

(2)外部真实性(external validity)指研究结果能够被应用到其他人群的程度。也就是研究结果外推的适用性。一项研究首先要具有内部真实性，不具有内部真实性的研究，不可能具有外部真实性，内部真实性是外部真实性的前提。

2. 可靠性

可靠性(reliability)是反应研究质量的另一个方面，是指研究结果可重复的稳定程度，即不同研究者，按相同的研究条件和研究方法，其研究结果可重复性的程度。

一项研究的真实性和可靠性的好坏主要反映在研究者对研究中的误差的认识和处理，也就是对研究中出现的随机误差和系统误差的处理和控制。

【课后习题】

1. 什么是内部真实性？
2. 什么是外部真实性？

第十二章

选择偏倚

【案例】

在《新英格兰医学杂志》上发表的《吉非替尼或卡铂－紫杉醇治疗肺腺癌》一文中，提到了入选研究对象的标准，那么为什么要按照严格的标准来选择患者，这就涉及了我们做研究时常碰到的选择偏倚。什么是选择偏移？选择偏移又分为哪几大类？如何避免选择偏移？发生了选择偏移又会有哪些后果？

【提要】

在研究的过程中，不可能研究所有符合条件的个体，而是常常选择部分研究对象形成一个有代表性的研究样本来进行研究。选择偏倚是由于选入的研究对象和未选入的研究对象在与研究有关的特征上存在差异而引起的误差。这种偏倚常发生在研究的设计阶段。本章主要阐述常见的选择偏倚，并介绍发生选择偏倚后所造成的后果及如何避免发生选择偏倚。

第一节　常见的选择偏倚

一、入院率偏倚

入院率偏倚（admission rate bias）又称伯克森偏倚（Berkson's bias），指在利用医院就诊或者住院患者作为研究对象时，由于入院率不同而导致的系统误差。

【案例】某研究者计划研究胃溃疡同高血压的关系，胃溃疡病例取自医院，同时从医院某病区随机抽取相应的骨折患者作为对照。

在某人群中，发现胃溃疡患者共 6 000 例，骨折患者也是 6 000 例，在胃溃疡患者或者骨折患者中各有 20% 的人同时患有高血压，并假定胃溃疡、骨折、高血压之间无任何关联，三者的入院率是相对独立，见表 3 - 12 - 1 所示。

表 3 - 12 - 1 人群胃溃疡、骨折及高血压的人群分布

病种	有高血压	无高血压	合计
胃溃疡	1200	4800	6000
骨折	1200	4800	6000
合计	2400	9600	12000

胃溃疡和骨折相对于高血压：$\chi^2 = 0$，$P > 0.05$；$OR = 1200 \times 4800 / 1200 \times 4800 = 1$。表明人群中胃溃疡、骨折、高血压三者之间无关系。

但如果以医院为基础收集病例，假设胃溃疡、骨折及高血压的患者入院率分别为 60%、25%、40%，从该医院随机抽取胃溃疡及骨折患者进行同一研究，具体见表 3 - 12 - 2。

表 3 - 12 - 2 来自医院的胃溃疡和骨折患者及高血压的病例分布

病种	有高血压	无高血压	合计
胃溃疡	912	2880	3792
骨折	660	1200	1860
合计	1572	4080	5652

胃溃疡和骨折相对于高血压：$\chi^2 = 81.2$，$P = 0.0001$，$OR = 912 \times 1200 / 660 \times 2880 = 0.58$。表明人群中高血压是胃溃疡的保护因素，而对骨折是一个危险因素。但表 3.2.1 的结果已表明，实际上胃溃疡与高血压不存在任何关系，显然这里产生了虚假的关联。以人群和医院为基础同时进行同一疾病的病因研究时，结论截然不同，其原因主要是两者的入院率不同，从而产生了入院率偏倚。但在实际生活中，由于患病的严重程度、患者的经济状况、就诊的距离以及医患之间的相互选择等条件的限制，很难在医院观察到 100% 的病例。这就使得利用医院为基础进行研究时所选取的病例组和对照组很可能均不是各自研究总体的一个随机样本，代表性不佳。故在利用医院资料进行研究时，要考虑出现这种偏倚的可能，对研究结果进行解释时应该持慎重的态度。

二、现患病例 - 新病例偏倚

在研究中选择现患病例为研究对象时，由于它们与新病例在某些特征或者行为上的差异，而造成研究结果的偏倚，称为现患病例 - 新病例偏倚（prevalence - incidence bias），又称奈曼偏倚（Neyman bias）。

1995 年，Neyman 指出，病例对照研究中所调查的对象通常是现病患者，而无法对那些易患该病而死亡的病例进行调查，由此可产生偏倚。以后进一步发现，对一些病程短，已治愈的患者，轻型不典型的患者也难以调查到。此外有些患者患病后可能会改变其原先的暴露状

况。例如冠心病患者会自觉地改变其饮食结构，肺癌患者会主动戒烟等。而某些慢性病的现患病例对于早期的暴露情况，因为时间较长不能准确、详细的回忆出来。有时常常分不清暴露是发生在症状之前还是症状之后。而新发病例，由于刚刚发生或正在发生，不存在上述的问题。因此，这两种病例所提供的信息可能是不一样的，从而产生了现患病例－新病例偏倚。

三、检出征候偏倚

征候是指疾病和暴露因素之外存在着一个因素，即一种临床症状和体征。该征候不是疾病的危险因素，但人们却因为具有这种征候而去就诊，从而提高了某病早期病例的检出率，使得过高地估计了暴露程度，形成某因素与某疾病的虚假关联，称为检出征候偏倚（detection signal bias）。一个非常著名的例子就是，1975 年 Zie 和 Finkle 在对美国加州洛杉矶妇女口服雌激素与患子宫内膜癌的研究中，发现两者有高度关联认为口服雌激素是子宫内膜癌的危险因素。但在 1978 年学者 Horwitz 等认为口服雌激素与子宫内膜癌直接的关联是一种虚假的关联。因为进一步的研究发现雌激素可以刺激子宫内膜生长使得子宫容易出血。正是如此，服用雌激素者比不服用雌激素者可能由于子宫出血更加频繁去就医，使处于早期的子宫内膜癌患者容易被发现。因此，导致子宫内膜癌患者中口服雌激素的比例被人为地加大从而得出雌激素与子宫内膜癌有关的虚假关联。因此，我们在研究设计中为了避免检出征候偏倚，应该对观察对象进入研究的条件加以限制，使得病例组和对照组主要的非研究因素特征保持一致。

四、无应答偏倚

在研究过程中，某些研究对象不按照研究设计的要求对被调查的内容给予回答或不依据研究设计接受治疗、对治疗效果、治疗反应等情况不予回答，由于这部分人群在身体素质、暴露水平、生活习惯、患病状况等方面可能与应答者不同，由此而产生的偏倚称为无应答偏倚（non－respondent bias）。无应答偏倚可以在各种研究中产生，尤其是在对敏感问题的调查中。

五、志愿者偏倚

研究中的志愿者和非志愿者在例如年龄、种族、经济状况、受教育程度和性别等方面存在差异，而且志愿者可能比那些拒绝参加者更加健康。一般志愿者与非志愿者在依从性上也有差别。若将志愿者作为观察对象，而非志愿者落选，这样的研究成果大多存在选择偏倚，这种偏倚称为志愿者偏倚（volunteer bias）。

六、失访偏倚

在研究过程中，某些最初确定的研究对象，因为种种原因脱离了观察，研究者无法继续追踪随访他们，这种现象被称为失访，由此而产生的对于研究结果的影响称为失访偏倚（withdraw bias）。这种偏倚常见于队列研究中，因为队列研究观察人数较多，观察时间较长，失访是很难避免的。因此，在开展队列研究时，要尽量减少失访现象，还要考虑在设计时增加一定比例的样本量。

七、时间效应偏倚

许多疾病尤其是一些慢性病，如冠心病，糖尿病等，从接触暴露因素到发病往往需要很长一段时间，有的甚至经历几年或者几十年，而在这段时间内实际上这些人是有暴露史的，但是并没有出现临床症状、体征，或者用现有的检查手段无法发现疾病的患者，常常被错误地划入健康组或对照组，由此而产生的系统误差称为时间效应偏倚(time effect bias)。

八、健康工人效应偏倚

健康工人效应偏倚(health worker effect bias)是指职业病研究中观察到工人中病死率较一般人群为低的现象，这是由于有严重疾病或缺陷的人不能从事某些职业所致，如不考虑这一效应，而将工人病死率与一般人群病死率相比是不合适的。它是典型的易感性偏倚。当研究某种职业毒物对机体的危害时，长期接触毒物作业的工人为暴露组，不接触毒物的工人或一般人群为非暴露组。鉴于工作性质的需要，许多接触毒物不适应者已调离此类工种或招工中有类似的限定，使接触毒物工人本来的健康水平就较高，其对毒物的耐受性较强，因此即便所研究的毒物对人体有害，在分析结果中会发现接触毒物工人的病死率或者某些疾病的发病率反而低于不接触毒物的工人，得出该毒物对人体无害甚至有保护作用的结论，此即为健康工人效应偏倚。

【案例】

调查喷漆的职业暴露与患支气管哮喘的关系时，那些对油漆气味过敏或耐受性差的人可能一开始就不选喷漆工的职业，或者虽然选择了这一职业但因不适应而很快调离此岗位。这时病例对照调查结果将会低估暴露油漆后产生支气管哮喘的作用，甚至可能得出暴露油漆与支气管哮喘无关的相反结论。

九、排除偏倚

在研究对象的确定过程中，没有按照对等的原则或标准，而从观察组或对照组排除某些研究对象，这样导致因素与疾病之间联系的错误估计，称为排除偏倚(exclusive bias)。

【案例】

在研究利血平与乳腺癌关系的病例对照研究中，由于高血压患者倾向于服用利血平降压，若病例组和对照组中高血压患者分布不均时，就会产生排除偏倚。

第二节　选择偏倚的控制

研究中一旦发生选择偏倚，研究者几乎很难估计它对真实值的弯曲程度和方向，因此应尽量避免其产生。事实上由于研究者并不能完全控制各种干扰因素，因而要杜绝选择偏倚的发生绝非易事。控制偏倚的方法有多种，但控制选择偏倚的有效方法主要是通过科学严谨的研究设计、严格的实施和合理的分析等手段来实现。

一、设计阶段

在进行研究设计阶段时，研究者应该对整个研究过程可能出现的选择偏倚有一个充分的估计，选择良好且适宜的研究设计方案。例如当病例对照研究选择研究对象时，应该考虑是否存在有入院率偏倚、现患病例—新病例偏倚、检出征候偏倚等各种偏倚存在的可能性，分别采取相应措施防止或减少其发生。

如果要消除和控制入院率偏倚，可以选取社区患者，或者选择两个或两个以上的对照组，一个对照组来自社区，另一个对照着来自医院不同科室的患者，通过对不同对照组的结果进行比较来判断是否存在入院率偏倚。而且病例的选择也不要选同一家医院应尽量做到在不同地区不同等级的医院抽取样本，这样样本的代表性比较好，从而也能减少这种入院率偏倚的产生。

又比如我们要控制现患病例—新病例偏倚，我们最好尽量采用新病例。而为了更好的控制时间效应偏倚，在研究中尽量使用最敏感先进的检查技术或者开展队列研究。

二、实施阶段

我们应该严格按照研究计划的要求进行，实验组和对照组的入选标准和排除标准必须一致，就可以将研究对象限制在某一特定的范围，减少了彼此间的差异，尽可能保证研究结论的可靠性。另外，我们也应该做好说服患者的工作，加强患者的依从性，对于失访的患者应做好标记，查出原因。对于无应答患者，应该积极与患者沟通，争取患者的合作，一项研究应答率应保持在90%以上。

三、分析阶段

在这个阶段中，我们需要对前面两个阶段进行回顾和进一步分析，如一项研究的失访率达到10%以上，我们需要考虑失访带来的对研究结果的影响，第一可以通过比较研究者和对照组的失访率，从而比较他们的差别；第二我们应该分析这些失访人群的特征，如果发现这些失访人群的特征与留在研究中的随访人群的特征两者之间的差别无统计学意义，那么我们可以认为这些失访人群对研究结果影响不大，只是样本量的减少；若两者差异有显著性，说明对结果有影响，在结论中应加以说明并作慎重的分析。第三我们应该采用适当的统计方法，能够更好的对研究结果进行分析，从而降低选择偏倚带来的影响。

【课后习题】

1. 常见的选择偏倚包括哪些？
2. 产生入院率偏倚的原因是什么？
3. Detection signal bias 的定义是什么？
4. 怎样避免选择偏倚的发生？

第十三章

信息偏倚

信息偏倚(information bias)，又称观察性偏倚(observational bias)，常发生于研究实施阶段，是指在研究的实施阶段从研究对象获取研究所需的信息时所产生的系统误差。偏倚可来自被调查者，也可来自调查者本身，也可来自用于测量的仪器、设备、方法等。

第一节　常见的信息偏倚

一、回忆偏倚

回忆偏倚(recall bias)是指研究对象在回忆过去发生的事件或经历时，由于记忆失真或不完整，其准确性、可靠性存在系统误差所产生的偏倚，在病例对照研究及回顾性队列研究中最为常见。产生回忆偏倚的的主要原因有：①调查的事件或因素发生的频率甚低，未给研究对象留下深刻印象而被遗忘；②调查事件是很久以前发生的事情，研究对象记忆不清，或有偏差；③研究对象对调查的内容或事件关心程度不同，因而回忆的认真程度有异；④当被调查者由于高龄、年幼、体弱或者死亡等原因不能直接回答时，由其亲属代为回答，所得资料的准确性与代答者的记忆和其对调查对象的熟悉程度有关，由此可产生回忆偏倚。

二、报告偏倚

报告偏倚(reporting bias)是指由研究对象有意的夸大或缩小某些信息而导致的偏倚。常见于对敏感问题的调查。例如，调查性乱史、中小学生吸烟史等问题时许多调查对象可能隐瞒实情；调查药物的不良反应时，患者可能会夸大某些信息。临床上可采用重复调查或应用量表的方式可减少报告偏倚。

三、测量偏倚

测量偏倚(measurement bias)是指对研究所需指标或数据进行测定或测量时产生的偏差。

例如所用仪器、设备校正不准确，试剂不符合要求，使用方法的标准或程序不统一，分析、测试条件不一致，以及操作人员的技术问题等等均可导致测量结果的不正确，使测量结果偏离真值。例如，在诊断慢性阻塞性肺疾病时，肺通气功能测定是其最重要的诊断依据之一。如果肺通气功能的操作不规范，报告质量不合格，则可能影响到该疾病的诊断。

四、调查者偏倚

由于研究者倾向于发现一些阳性结果，建立或验证某些病因关系，因此在研究中研究者常常尽可能地去发现或诱导研究对象提供所需的信息，由此而产生的误差称为调查者偏倚（interviewer bias）。这种偏倚受主观影响较大，可以是自觉的，也可以是不自觉的。调查者对工作的认真度不高、未采用正确的访问形式和态度等均可能导致不准确的信息，发生系统误差，出现调查者偏倚。在队列研究中，由于研究者事先了解研究对象的暴露情况，主观上倾向于应该出现某种阳性结果，于是在作出诊断或分析时，倾向于自己的判断，由此而造成的偏倚称为诊断怀疑偏倚（diagnostic suspicion bias）。在病例对照研究中，由于研究者事先了解研究对象的病情，容易受主观的影响，对病例组尽量将暴露因素调查得详细而对照组就相对简单，从而错误估计了暴露因素与疾病之间的关系，由此造成的偏倚称为暴露怀疑偏倚（exposure suspicion bias）。诊断怀疑偏倚和暴露怀疑偏倚都属于调查者偏倚的范畴。

五、错分偏倚

在收集研究信息过程中发生的暴露或结局错误分类偏倚称为错分偏倚（misclassification bias）。如判断有病为无病，判断有暴露为无暴露等。错分偏倚按其所致错误分类在观察组与对照组分布的差异，可分为无差异错分类（non‐differential misclassification）和有差异错误分类（differential misclassification）。前者指错误分类同等地发生在用于比较的两组之中；后者指错误分类不等同地发生在用于比较的两组之中。

第二节 信息偏倚的控制

信息偏倚主要是来自于资料搜集过程中，由于研究对象回忆偏差、研究者态度或方法不合理、检验方法不当等原因造成的。因此，控制信息偏倚应针对研究的不同阶段有针对性地控制和消除可能影响信息准确性的各种因素。

一、研究设计阶段

（1）研究者对拟进行的研究要制定明细的资料收集方法和严格的质量控制方法。研究者要设计统一的调查表，对调查内容或测量指标要规定明确、客观的标准，尽量采用客观指标的信息。

（2）研究中使用的仪器、设备、试剂应予标定。同一试验中，尽量保持统一，并由专人负责。

（3）对调查员要进行统一并且严格的培训，使其能够正确理解并表达调查表的含义，充分了解调查项目或内容的含义。要求所有调查员采用统一标准、统一方法、统一调查技巧。

须对所有做法进行质量控制，制定定期检查资料质量的计划。

二、资料搜集阶段

（1）信息偏倚常与研究对象的回忆程度有关，采用一定的调查技巧可减少信息偏倚。由于记忆力的限制，很难避免回忆偏倚，对同一问题以不同形式询问有利于研究对象回忆，从而减少回忆偏倚。在以询问方式收集信息时，某些情况下报告偏倚很难避免，如对敏感问题的调查等，此时可通过调查知情人或相应的调查技术获取正确的信息。为了避免主观诱导作用，尽量采用盲法来消除主观因素对研究结果的影响，以避免诊断怀疑偏倚、暴露怀疑偏倚或报告偏倚等。定期抽取一定比例的样本复查亦可减少信息偏倚。

（2）在资料搜集和测量过程中，对研究对象要做好宣传、组织工作，以取得研究对象的密切合作，使其能如实、客观的提供拟收集的信息。

三、资料分析阶段

根据调查获得的资料，利用在研究设计时设定的一些质量控制指标，对所得结果进行分析校正。当比较两个率时，如果两组对象内部构成存在差别足以影响结论，可用率的标准化加以校正，使可能影响结果的因素受到同等的加权，使两个率可比，称为标准化（standardization）。针对研究过程中可能出现的错误分类，可以使用灵敏度（sensitivity，SEN）和特异度（specificity，SPE）指标来分析错分的类型并估计调整的联系强度。就病例对照研究而言，如果病例组的灵敏度和特异度与对照的灵敏度和特异度分别相等，两组发生的错分程度相同，即为无差异性错分。如果两组的灵敏度和特异度各不相等，两组发生的错分程度不相同，即为差异性错分。根据已知或者估计的 SEN 和 SPE，可计算调整的 OR 值。

【案例】

有学者研究癫痫孕妇妊娠早期服用丙戊酸钠与胎儿畸形之间的关系，选择了某地 251 名孕有畸形胎儿的癫痫孕妇作为病例组，同时选择了同一地区、同年龄组的 251 名孕有正常胎儿的癫痫孕妇作为对照组，进行了病例对照研究。两组对象皆以相同调查表、经过相同培训的调查员、以相同的询问方式调查其妊娠早期服用丙戊酸钠情况，结果见表 3 - 13 - 1：

表 3 - 13 - 1 癫痫孕妇妊娠早期服用丙戊酸钠与胎儿畸形间的关系

丙戊酸钠服用史	病例组	对照组	合计
有	72（a）	58（b）	130（mL）
无	179（c）	193（d）	372（m²）
合计	251（n¹）	251（n²）	502（N）

上述结果分析可得，OR = 1.34，95% 可信区间（confidence interval，CI）：0.88 - 2.04，$P > 0.05$，癫痫孕妇妊娠早期服用丙戊酸钠与胎儿畸形之间不存在统计学意义的关联，这与

现有理论不符。进一步分析发现，得出错误结论的原因可能与研究对象提供信息的准确程度有关。为了解研究对象所提供的过去暴露史的准确性，对其中 75 名研究对象比较了解医院病历记录丙戊酸钠服用史与癫痫孕妇回忆丙戊酸钠服用史情况，结果见表 3-13-2。

表 3-13-2　不同方法获得癫痫孕妇妊娠早期服用丙戊酸钠史的比较

医院记录	癫痫孕妇回忆			合计
	有	无	不清楚	
有	24	10	3	37
无	2	31	5	38
合计	26	41	8	75

从表 3-13-2 可见，回忆结果与医院记录结果一致的有 55 例（24+31），一致率为 73.3%（55/75），即存在回忆偏倚。病例组和对照组两组研究对象都可能存在一定程度的对暴露史的回忆偏倚，从而会导致研究结果偏离真实效应值，得出错误结论。

根据表 3-13-2 数据，假定病例组与对照组孕妇回忆的妊娠早期丙戊酸钠服用史的灵敏度及特异度一样，则 SEN = 24/37 = 0.649，SPE = 0.816。假定 a、b、c 和 d 为调整前病例－对照研究观察到的四格表内相应值，A、B、C 和 D 为调整后四格表内相应值，则：

$$A = (SEN \times n1 - c)/(SPE + SEN - 1) = (0.816 \times 251 - 179)/(0.816 + 0.649 - 1) \approx 56$$
$$B = (SEN \times n2 - d)/(SPE + SEN - 1) = (0.816 \times 251 - 193)/(0.816 + 0.649 - 1) \approx 25$$
$$C = n^1 - A = 251 - 56 = 195$$
$$D = n^2 - B = 251 - 25 = 226$$
$$调整后的 OR = (A \times D)/(B \times C) = (56 \times 226)/(25 \times 195) = 2.60$$

由此可见，未调整前 OR 为 1.34，调整后 OR 为 2.60，（1.34 - 2.60）/2.60 = -0.485，说明如果根据癫痫孕妇回忆情况来分析妊娠早期服用丙戊酸钠与胎儿畸形的关系会比实际情况低估了 48.5%。必须注意的是，本例假定了病例组和对照组的 SEN 和 SPE 是分别相等的，是无差异性错分，但实际情况两组可能不会分别相等，孕有畸形胎儿的癫痫孕妇回忆妊娠早期服用丙戊酸钠史会比怀有正常胎儿的癫痫孕妇回忆得更为准确。

【课后习题】

1. 临床流行病学研究中的常见信息偏倚有哪些？
2. 试述混杂因素的基本特点。
3. 流行病学研究中控制混杂偏倚的常用方法。

第十四章

混杂偏倚

一、基本概念与特点

在流行病学研究中，在评价被研究因素和疾病之间的关联时，由于一个或者多个既与暴露因素有关又与研究疾病有关的非研究因素的存在，使得暴露因素的效应与非研究因素的效应混在一起，致使暴露因素与研究疾病之间关联的真实性被扭曲，关联强度被放大或缩小。这种扭曲联系的真实性的偏倚称为混杂偏倚(confounding)，起到混杂作用的因素称为混杂因素(confounding factor)或混杂因子。

混杂偏倚是一种人为造成的偏倚，是在研究的设计阶段未对混杂因子加以控制或资料分析时未能进行正确校正所致，是完全可以避免和控制的一种系统误差。混杂偏倚产生的根本原因是由于非研究因素(混杂因子)在两组中分布不均衡所致。

混杂因素必须具备三个特征：①必须是所研究疾病的独立危险因素；②必须与所研究的暴露因素存在统计学联系；③必须不是研究因素与研究疾病病因链上的中间变量。

在研究暴露因素与疾病发生的关系时，常采用队列研究和病例对照研究，用相对危险值(RR)或比值比(OR)来描述两者之间联系强度的大小。例如在长期口服避孕药与血栓栓塞的队列研究中，以 RR 值来描述长期服用避孕药的人群与未长期服用避孕药的人群在血栓栓塞的发病率之间的差异。以四格表 3 – 14 – 1 的数据为例计算关联强度指标 RR 值：

表 3 – 14 – 1 长期服用避孕药与血栓发生关系的病例对照研究

口服避孕药	血栓患者	无血栓患者	合计
服用	a	b	$a+b$
未服用	c	d	$c+d$
合计	$a+c$	$b+d$	$a+b+c+d$

$$RR = \frac{a/(a+b)}{c/(c+d)}$$

该 *RR* 值是否真实反映出长期口服避孕药与血栓栓塞的联系强度，完全取决于以下两个因素：①长期服用避孕药与未服药的人群在血栓栓塞易感性方面是否可比；②引起血栓栓塞的其他危险因素在两组中分布是否均衡。在这项研究中，年龄因素是具有成为混杂因子的三个基本特征，因为年龄越大，发生血栓栓塞的风险越高，如果年龄在两组中分布不均衡，那么获得的 RR 值不能真实地反映长期口服避孕药与血栓栓塞的联系强度。

二、混杂偏倚的控制

混杂偏倚可以发生在研究的各个阶段，因此通过科学、严谨的研究设计，周密的分析和合理的解释来控制混杂因素对研究结果的影响。常用的方法有：随机化、限制、匹配、分层分析、多因素分析等。

1. 随机化

研究设计时尽可能遵循随机化(randomization)原则，主要包括随机抽样和随机分组。随机分组不仅能平衡已知因素，也能平衡各种未知因素对疗效的影响，从而提高了组间的可比性。

2. 限制

为了消除某个或者某些混杂因素的影响，可以在设计时制定研究对象纳入的限制条件(restriction codition)。例如，在研究长期口服避孕药与血栓栓塞关系时，考虑到年龄可能是混杂因素，为了消除年龄的影响，研究对象的纳入条件可以限制为某一年龄段(如 35 ~ 45 岁)的妇女。限制可得到同质性较好的研究样本，但有时限制条件太多，而可能得不到足够的样本量，同时研究对象的代表性受限，使得研究结论外推至一般人群受限，因此下结论时应该慎重，不能任意外推。

3. 匹配

为保证比较组间可能的混杂因素分布一致，设计时常采用匹配(matching)的方式，要求对照组在某些因素或者特性上与病例组保持相同，目的是进行两组比较时排除所匹配因素的干扰，是一种限制手段。按照匹配的方式不同，匹配又分为个体匹配和频数匹配两种方式。年龄、性别、职业、经济状况等人口统计学特征最常作为匹配条件，因为这些因素最常作为混杂因素。如以年龄作为匹配因素，在分析比较两组资料时，可以排除由于年龄所导致的发病率变化的影响，可以更加清晰地说明暴露因素与疾病的关系。一般来说，对某因素匹配后，除了可以控制混杂偏倚外，还能提高统计学效率。但值得注意的是，某一因素一旦通过匹配，在该研究中就无法分析该因素的单独作用，也不能分析该因素与其他因素间的交互作用。因此研究因素不能作为匹配条件，否则就不能得到研究因素在比较组间的差异，导致匹配过度(overmatching)。

4. 分层分析

分层分析(stratified analysis)是指将临床研究资料按某些影响因素分成不同的层(亚组)，然后估计某暴露因素与某疾病之间的的关系的一种资料分析方法。分层分析是资料分析阶段控制混杂偏倚的最基本方法。如果按可疑混杂因素分层后分析指标(如 *OR* 值)与分层前有较大差别，说明可能存在混杂偏倚，此时应对各层 *OR* 值进行齐性检验，如果齐性检验有统计学意义，则说明各层所代表的不是同一整体，需单独进行评价分析。如果差异无统计学意义，则可采用 Mantel Haenszel 法进行合并，计算总 *OR* 值。若总 *OR* 值与为分层的 *OR* 值相比差异有统计学意义，则说明确实存在混杂，而此时的总 *OR* 值已消除了混杂的作用。

首先按可疑混杂因素分析，将研究数据整理成表 3 – 14 – 2 格式。

表 3 – 14 – 2　病例 – 对照研究分层资料整理表

暴露史	i 层		合计
	病例	对照	
有	Ai	Bi	N1i
无	Ci	Di	N0i
合计	M1i	M0i	Ti

将各层资料进行单独的分析，计算各层资料的 *OR*，分析暴露与疾病的关联强度。

$$OR = AiDi/BiCi$$

根据各层 *OR*i 的计算结果进行分析：①各层间 *OR* 值接近或一致（各层的 *OR* 是否一致，用同质性检验进行分析），并与未分层 *OR* 相差较大，则应计算总 x^2，总 *OR* 及总 *OR* 的 95% CI，以分析可疑混杂因素是否起混杂作用（具体计算公式参见相关书籍）；②若各层间 *OR* 值接近，并接近于未分层的 *OR*，则一般此种情况混杂作用较弱或无混杂作用；③各层间的 *OR* 相差较大，经同质性检验差异有统计学意义，可能存在效应修饰作用，应进行交互作用分析。

5. 多因素分析

如果欲控制的混杂因素较多，则多级分层后可能会出现层内样本含量过少而影响统计检验效能的情况，此时采用多因素分析（multifactorial analysis）方法处理是一种较为理想的手段。多因素分析既可以分析混杂因素的影响，同时也可以分析交互作用的效应。常用的多因素分析方法包括：Logistic 回归模型、Poisson 模型、Cox 模型、多元协方差分析等。其中，Logistic 回归模型常用于病例 – 对照研究，可以计算 *OR* 值；Poisson 模型、Cox 模型主要适合于队列研究，可以计算 *RR* 值、风险比（hazard ratios，HR）等指标，同时 Cox 模型还能处理时间依赖型协变量（time – dependent covariates），对时间依赖效应（time – dependent effect）进行分析。

总之，要保证研究结果真实、可靠，研究者就要正确认识和估计研究中可能出现的随机误差和系统误差，针对不同的误差采用不同的方法进行识别和控制。在研究的设计、实施、分析阶段都要加强对误差的处理，以保证研究的真实性和可靠性。

【课后习题】

1. 临床流行病学研究中的常见信息偏倚有哪些。
2. 试述混杂因素的基本特点。
3. 流行病学研究中控制混杂偏倚的常用方法。

【答案示例】

1. 临床流行病学研究中的常见信息偏倚有：回忆偏倚、报告偏倚、测量偏倚、调查者偏倚、错分偏倚等。

2. 混杂因素的基本特点：①必须是所研究疾病的独立危险因素；②必须与所研究的暴露因素存在统计学联系；③必须不是研究因素与研究疾病病因链上的中间变量。

3. 控制混杂偏倚的常用方法：随机化、限制、匹配、分层分析、多因素分析等。

第四部分

临床研究中常见的统计学方法与知识

第十五章

统计资料的描述

【案例】

在《新英格兰医学杂志》上发表了"吉非替尼或卡铂－紫杉醇治疗肺腺癌"一文，文章中常常涉及对临床试验数据描述，看到这些描述（如文中表4－15－1采用数量与构成比描述），我们不禁会提出几个问题：作者为何这样描述这些数据？这些数据的不同描述方法有何区别？如何正确地描述科研数据？

【提要】

统计学是一门处理数据中变异性的科学，包括收集、分析、解释和表达数据，目的是求得可靠的结果。目前，生物医学试验、临床试验、流行病学调查和公共卫生管理都需寻求统计学家的合作。医学科研基金的申请要求有统计学家参与合作，计划书必须包含详尽的统计设计与分析；新药开发和报批必须依法执行统计学准则，递交统计学报告；公共卫生项目的确立和验收须基于抽样调查数据和完善的评价体系；医学杂志发布统计学指南，邀请统计学家审稿，严控论文的统计学缺陷。总之，统计学思维和方法学已渗透到医学研究和卫生决策中。

第一节　统计基本概念

一、总体与样本

观察单位（observe unit）是统计学研究中的基本单位，也称为个体（individual）。观察单位可以是一个人、一只动物、一个器官、一个细胞也可以特指一群人。总体（population）为根据研究目的确定的全部观察单位,也可以是同质的所有观察单位或某种观察值的集合。明确规定了时间、空间、人群范围的有限观察单位构成的总体称为有限总体(finite population)。例如2018年全体正常新生儿的出生体重。某些情况下,总体的概念是抽象的,如研究某药物治疗慢性前列腺炎的疗效,此时慢性前列腺炎患者为总体的同质基础,该总体没有时间、空间范围限制,因此成为无限总体(infinite population)。在医学研究中,一般采取从总体中抽取样本(sample),根据样本信息对总体特征进行推断的方法,这种方法为抽样研究(sampling research),这种从总体中抽取部分观察单位的过程成为抽样(sampling)。样本中包含的观察单位数成为该样本的样本量(sample size)。

二、变量与资料

1. 计量资料

计量资料(measurement data)也称定量资料(quantitative data)或数值变量(numerical variable)资料。变量值是定量的,表现为数值的大小,一般具有度量衡单位。如身高、体重、血糖等。

2. 计数资料

计数资料(enumeration data)也称定性资料(qualitative data)或无序分类变量(unordered categorical variable)资料。计数资料变量值是定性的,表现为互不相容的属性或类别,如某家族史的有无、血型的分型等。前者为二分类计数资料,后者为多分类计数资料。

3. 等级资料

等级资料(ranked data)也称半定量资料(semi-quantitative data)或有序分类变量(ordinal categorical variable)资料。为将观察单位按某种属性的不同程度分成等级后分组计数,分类汇总各组观察单位数后得到的资料。如某药物治疗某病患者的疗效,可分为治愈、显效、好转、无效四个等级。

三、误差

误差(error)泛指实测值与真实值之差,可分为随机误差(random error)与非随机误差(nonrandom error),后者可分为系统误差(systematic error)和非系统误差(nonsystematic error)。

1. 随机误差

随机误差为一类不恒定的、随机变化的误差,由多种尚无法控制的因素引起。如对同一对象反复测量,在极力控制系统误差后,每次测量结果仍会出现随机变化,即随机测量误差(random error of measurement),以及在抽样过程中由于抽样的偶然性而出现的抽样误差(sampling error)。

随机误差不可避免,随着科学的发展,有些随机误差可能会被逐渐控制。随机误差呈正态分布,可用统计学方法进行分析。统计分析主要是针对抽样误差而言的。

2. 系统误差

实验过程中产生的误差,它的值或恒定不变,或遵循一定的变化规律,其产生原因往往是可知的或可能掌握的,大小变化有方向性。

3. 非系统误差

非系统误差是研究者偶然失误而造成的误差。

第二节　计量资料的统计描述

一、频数分布

频数分布表(frequency table)：

频数：在一批样本中，相同情形出现的次数称为该情形的频数。

频数表：将所有"互相排斥的情形"的频数毫无遗漏地排列在一起。由频数与组段组成。

极差(range)也称全距，即最大值和最小值之差，记作 R。

二、描述集中趋势的统计量

统计上使用平均数(average)这一指标体系来描述一组变量值的集中位置。平均水平常用的平均数有：算术均数（arithmetic mean）、几何均数(geometric mean)、中位数（median）与百分位数(percentile)。

1. 算术均数：简称均数(mean)

可用于反映一组呈对称分布的变量值在数量上的平均水平或者说是集中位置的特征值。采用 μ 表示总体均数；X 表示样本均数。可采用直接计算法与频数表法计算。

【例1】计算某医院检查的 20 名成年女子红细胞的均数(表 4–15–1)。

表 4–15–1　20 名成年女子红细胞计数(10^{12}/L)频数分布表

3.96	4.23	4.42	3.59	5.12
3.77	4.20	4.36	3.07	4.89
4.63	3.91	4.41	3.52	5.03
4.56	3.79	3.89	4.21	5.46

(1)直接计算法

公式：

$$X = \frac{X_1 + X_2 + \cdots + X_n}{n} = \frac{\sum X}{n}$$

式中 X_1, X_2, $\cdots$, X_n 为所有变量值，n 为样本含量，Σ 为希腊字母读作 $sigma$，为求和的符号。

$$X = \frac{3.96 + 4.23 + 4.42 + \cdots + 5.46}{20} = 4.25(\times 10^{12}/L)$$

(2)频数表法

公式：

$$X = \frac{f_1 X_1 + f_2 X_2 + \cdots + f_k X_k}{f_1 + f_2 + \cdots + f_k} = \frac{\sum fX}{\sum f}$$

式中 k 表示频数表的组段数，X_1，X_2，$\cdots$，X_k 及 f_1，f_2，$\cdots$，f_k 分别表示各组段的频数和组中值

在频数表法中频数 f 起到了"权"（$weight$）的作用，即某个组段频数多，权数就大，其组中值对均数的影响也大；反之，影响则小。

【例2】计算某医院检查的20名成年女子红细胞的均数（表4-15-2）。

表4-15-2 20名成年女子红细胞计数（10^{12}/L）频数分布表

组段	频数
3.07 ~	1
3.27 ~	0
3.47 ~	2
3.67 ~	2
3.87 ~	3
4.07 ~	3
4.27 ~	3
4.47 ~	2
4.67 ~	0
4.87 ~	2
5.07 ~	1
5.27 ~ 5.47	1
合计	20

$$X = \frac{1 \times 3.17 + 0 \times 3.37 + 2 \times 3.57 + \cdots + 1 \times 5.37}{1 + 0 + 2 + 2 + \cdots + 1} = 4.25(\times 10^{12}/\text{L})$$

2.几何均数

几何均数（geometric mean）：可用于反映一组经对数转换后呈对称分布的变量值在数量上的平均水平。适用于成等比级数的资料，特别是对数正态分布资料。可由直接计算法和加权法计算。

（1）直接计算法

公式：

$$G = \sqrt[n]{X_1 X_2 \cdots X_n}$$

或

$$G = lg^{-1}\left(\frac{\sum lgX}{n}\right)$$

lg 表示以 10 为底的对数；lg^{-1} 表示以 10 为底的反对数；$X > 0$，为正数。

【例3】某地 5 例微丝蚴血症患者治疗五年后测得其抗体滴度倒数分别为 10，20，40，80，160，求几何均数

$$G = \sqrt[5]{10 \times 20 \times 40 \times 80 \times 160} = 40$$

（2）加权法

公式：

$$G = lg^{-1}\left(\frac{\sum flgX}{\sum f}\right)$$

【例4】80 例类风湿关节炎（RA）患者血清 lgG 抗体滴度的分布见表 4 – 15 – 3 求其平均抗体滴度。

表 4 – 15 – 3　RA 患者血清 IgG 抗体滴度表

抗体滴度	人数	滴度倒数 X	lgX	flgX
1：10	4	10	1.0000	4.0000
1：20	4	20	1.3010	3.9030
1：40	12	40	1.6021	16.0210
1：80	12	80	1.9031	19.0310
1：160	13	160	2.2041	24.2451
1：320	17	320	2.5051	37.5765
1：640	16	640	2.8062	39.2868
1：1280	2	1280	3.1072	4.0000
合计	80	—	—	150.2778

$$G = lg^{-1}\left(\frac{\sum flgX}{\sum f}\right) = lg^{-1}\left(\frac{150.2778}{80}\right) = lg^{-1}(1.8785) = 75.6$$

3.中位数与百分位数

中位数与百分位数的应用背景：各种分布类型的资料；特别是大样本偏态分布资料和开方资料（一端或两端无确切数值的资料）。

中位数（median）：是将变量值从小到大排列，位置居于中间的那个变量值。当 n 为奇数时取位次居中的变量值，当 n 为偶数时取为此句中的两个变量值的均数。

【例5】现已知几名男性身高为：170，173，173，175，179，182（cm）求其中位数。

公式（n 为奇数）：

$$M = X_{\frac{n+1}{2}}$$

公式（n 为偶数）：$(n + 1)X\% = j + g, M = \frac{1}{2}(X_{(\frac{n}{2})} + X_{(\frac{n}{2}+1)})$

$n = 8$ 为偶数，则

$$M = \frac{1}{2}(X_{(\frac{8}{2})} + X_{(\frac{8}{2}+1)}) = \frac{1}{2}(173 + 175) = 174(cm)$$

百分位数(percentile)是一种位置指标,将一组数据按照从小到大的顺序排列并等分为100 等分,位于第 x 分位的数叫做第 x 百分位数,记做 P_X 一个百分位数 P_X 将全部变量值分为两部分,在不包含 P_X 的全部变量值中有 $X\%$ 的变量值比它小,$(100 - X)\%$ 变量值比它大。

【例6】对某医院99 名患者的住院天数排列如下(表4 – 15 – 4),计算其第 5 位百分数和第99 位百分位数。

表 4 – 15 – 4　99 名患者的住院天数表

患者	住院天数
1	1
2	1
3	2
4	2
5	2
6	2
7	3
⋮	⋮
136	39
137	40
138	40
139	42

(1)直接计算法

设有 n 个原始数据从小到大排列,设 $(n+1)X\% = j + g$,j 为整数部分,g 为小数部分,则当 $g = 0$ 时:$P_X = X_{(j)}$;当 $g \neq 0$ 时:$P_X = (1-g)X_{(j)} + g X_{(j+1)}$。

$$(1 + 139) \times 5\% = 7$$
$$P_5 = X_{(7)} = 3(天)$$
$$(1 + 139) \times 99\% = 138.6$$
$$j = 138, g = 0.6$$
$$P_{99} = (1 - 0.6)X_{(138)} + 0.6 X_{(138+1)} = 41.2(天)$$

(2)频数表法

对于连续变量的频数表资料,百分位数计算公式为:

$$P_X = L_X + \frac{i_X}{j_X}(nX\% - \Sigma f_L)$$

试中 L_X、i_X、f_X 分别为第 X 百分位数所在组段的下线、组距和频数,Σf_L 为小于 L_X 各组段的累计频数,n 为总例数。

【例7】某地139 名链球菌咽喉炎患者的潜伏期频数如下(表4 – 15 – 5),试分别求第25、第75 百分位数

表 4 – 15 – 5 139 名链球菌咽喉炎患者的潜伏期分布表

天数	人数	累计频数	累计频率(%)
12 ~	4	4	3.9
24 ~	20	24	17.3
36 ~	39	63	45.3
48 ~	29	92	66.2
60 ~	23	115	82.7
72 ~	13	128	92.1
84 ~	5	133	95.7
96 ~	4	137	98.6
108 ~	2	139	100.0

$$P_{25} = 36 + \frac{12}{39}(139 \times 25\% - 24) = 39.3(\text{天})$$

$$P_{75} = 60 + \frac{12}{23}(139 \times 75\% - 92) = 66.4(\text{天})$$

4. 小结

平均数为描述一组变量值的集中位置或平均水平的指标体系(表 4 – 15 – 6)。

表 4 – 15 – 6 集中趋势参数与资料类型

集中趋势参数	样本资料类型
(算术)均数	正态或近似正态或观察值相差不大的小样本资料
几何均数	对数正态分布或等比级数资料
中位数或百分位数	一般偏态分布

三、描述离散趋势的统计量

离散趋势(tendency of dispersion):变量值围绕集中位置的分布情况。离"中心"位置越远,频数越小。常用统计指标有:极差(range)(全距)、四分位数间距(quartile range)、方差(variance)、标准差(standard deviation)和变异系数(coefficient of variation)。

【例8】甲、乙、丙三组男生身高(cm),见表 4 – 15 – 7。

表 4 – 15 – 7 甲乙丙三组男生身高

甲组	90	95	100	103	112	$\overline{X}_{甲} = 100$
乙组	96	99	100	102	103	$\overline{X}_{乙} = 100$
丙组	95	99	100	101	105	$\overline{X}_{丙} = 100$

（1）极差，用 R 表示：即一组变量值最大值与最小值之差。

极差的使用优点：计算简便。极差的使用缺点：a 只利用了两个极端值；b 样本量大，R 也会大；c 不稳定。

$$R_甲 = 112 - 90 = 22 \text{ cm}$$
$$R_乙 = 103 - 96 = 7 \text{ cm}$$
$$R_丙 = 105 - 95 = 10 \text{ cm}$$

（2）四分位数间距

$$QR = P_{75} - P_{25}$$

续例 1-7　已知 $P_{25} = 39.3$，$P_{75} = 67.8$，计算 139 名链球菌咽喉炎患者潜伏期的四分位数间距。

$$QR = 67.8 - 39.3 = 28.5（天）$$

（3）方差与标准差

1）方差也称均方差（mean square deviation），反映一组数据的平均离散水平。总体方差以 σ^2 表示，样本方差以 S^2 表示。

公式：

$$\sigma2 = \frac{\sum (X - \mu)^2}{N}$$

2）标准差为方差的正平方根，单位与原变量值单位相同。总体标准差以 σ 表示。

公式：

$$\sigma = \sqrt{\frac{\sum (X - \mu)^2}{N}}$$

样本标准差用 S 表示，值得注意的是，在以样本个数替代 n 替代 N 时，计算的样本方差对 σ^2 的估计偏小，因此采用 $n-1$ 代替 n。

公式：

$$S = \sqrt{\frac{\sum (X - X)^2}{n - 1}}$$

【例9】计算甲组男生身高的标准差

甲组：$n = 5$，$\Sigma X = 90 + 95 + 100 + 103 + 112 = 500$

$$\Sigma X^2 = 90^2 + 95^2 + 100^2 + 103^2 + 112^2 = 50278$$

$$S = ` = 8.34（\text{cm}）$$

（4）变异系数

变异系数（coefficient of variation），记为 CV，多用于观察指标单位不同时，如身高与体重的变异程度的比较；或均数相差较大时，如儿童身高与成人身高变异程度的比较。

公式：

$$CV = \frac{S}{X} \times 100\%$$

【例10】某地 7 岁男孩身高的均数为 122.48 cm，标准差为 4.55；体重均数为 23.08 kg，标准差为 2.19 kg，计算其变异度。

身高：$CV = \dfrac{4.55}{122.48} \times 100\% = 3.74\%$

体重：$CV = \dfrac{2.19}{23.08} \times 100\% = 9.49\%$

（5）小结

平均指标和变异指标分别反映资料的不同特征，常将离散趋势参数与样本资料配套使用（表4－15－8）。

表4－15－8　离散趋势参数与样本资料类型

离散趋势参数	样本资料类型
极差	任何分布类型
标准差与均数	近似正态分布
变异系数	单位不同或均数相差悬殊资料

四、正态分布

正态分布又称为 Gauss 分布（Gaussian distribution）。设想当原始数据的频数分布图的观察人数逐渐增加且组段不断细分时，图4－15－1 中的直条就不断变窄，其顶端则逐渐接近于一条光滑的曲线。这条曲线形态呈钟形，两头低、中间高，左右对称，近似于数学上的正态分布。在处理资料时，我们就把它看成是正态分布。

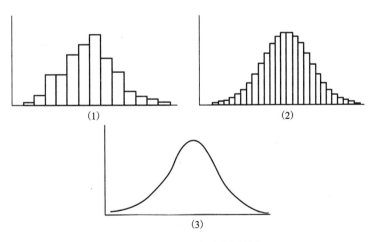

图4－15－1　正态分布的特征

1. 正态分布曲线的数学函数表达式

如果随机变量 X 的分布服从概率密度函数

$$f(X) = \frac{1}{\sqrt{2\pi}} e^{\frac{-(X-\mu)^2}{2^2}}, \quad -\infty < X < +\infty$$

则称 X 服从正态分布，记作 $X \sim N(\mu, \sigma^2)$，μ 为 X 的总体均数，σ^2 为总体方差。

2. 正态分布的特征

（1）正态分布在直角坐标的横轴上方呈钟形曲线，两端与 X 轴永不相交，且以 $X = \mu$ 为对称轴，左右完全对称（图 4 - 15 - 2）。

（2）在 $X = \mu$ 处 $f(X)$ 取最大值，为 $f(\mu) = \dfrac{1}{\sqrt{2\pi}}$；$X$ 越远离 μ，$f(X)$ 值越小。

（3）正态分布有两个参数，位置参数 μ 和形态参数 σ。若 σ 不变，改变值 μ，曲线沿 X 轴平行移动，其形状不变；若 μ 不变，σ 越小，曲线越陡峭；反之，曲线越平坦。

（4）正态曲线下的面积分布有一定的规律。X 轴与正态曲线所夹的面积等于 1 或者 100%。区间 $\mu \pm \sigma$ 的面积为 68.27%；区间 $\mu \pm 1.96\sigma$ 的面积为 95.00%；区间 $\mu \pm 2.58\sigma$ 的面积为 99.00%。

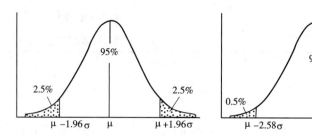

图 4 - 15 - 2　正态分布曲线下面积规律

3. 标准正态分布

正态分布是一个分布族，对应于不同的参数 μ 和 σ 会产生不同位置、不同形状的正态分布。为了应用方便，令：

$$\mu = \frac{X - \mu}{}$$

则

$$\varphi(u) = \frac{1}{2\pi} e^{\frac{-u^2}{2}}, \quad -\infty < u < +\infty$$

即将 $X \sim N(\mu, \sigma^2)$ 的正态分布转化为 $U \sim N(0, 1)$ 的标准正态分布（standard normal distribution），式中的 u 称为标准正态变量。其分布函数和曲线下面积分布规律见表 4 - 15 - 9 和图 4 - 15 - 3。

分布函数为：$\Phi(u) = \dfrac{1}{2\pi} \int_{-\infty}^{u} e^{\frac{-u^2}{2}} du$

表 4 - 15 - 9　曲线下面积分布规律表

标准正态分布	面积或概率
-1 ~ 1	68.27%
-1.96 ~ 1.96	95.00%
-2.58 ~ 2.58	99.00%

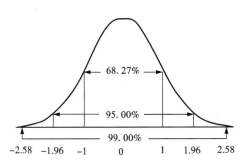

图 4 - 15 - 3　曲线下面积分布规律图

4.正态分布的应用

正态分布十分有用，在医学及卫生统计学中应用广泛，包括估计医学参考值范围、估计频数分布、质量控制。正态分布是许多统计方法的理论基础。下面描述其在医学参考值范围的制定中的应用。

医学参考值(reference value)是指包括绝大多数正常人的人体形态、机能和代谢产物等各种生理及生化指标常数，也称正常值。

由于存在个体差异，生物医学数据并非常数而是在一定范围内波动，故采用医学参考值范围(medical reference range)作为判定正常和异常的参考标准。

医学参考值范围有 90%、95%、99% 等，最常用的为 95%。计算医学参考值范围的常用方法包括正态分布法和百分位数法。另一方面，医学参考值范围涉及采用单侧界值还是双侧界值的问题，这通常依据医学专业知识而定。红细胞数无论过低或过高均属异常，应采用双侧参考值范围制定下侧和上侧界值。血清转氨酶仅过高异常；肺活量仅过低异常。应采用单侧参考值范围制定下侧和上侧界值。

5.评价数据是否为正态分布

评价数据是否为正态分布需做正态性检验。正态性检验在实际工作中判断使用何种统计分析方法十分重要，现通过实例对正态性检验在 SPSS 中的实现进行讲解。

现要验证班级中 20 名男生的身高值是否服从正态分布。

在变量视图界面输入变量信息(以下输入界面的资料和计算机界面图均不编排图号、表号)。

	名称	类型	宽度	小数
1	身高	数值	8	0
2				

在数据视图界面输入变量的各个数据

	身高
1	178
2	170
3	171
4	183
5	194
6	185
7	172
8	173
9	170
10	168
11	181
12	170
13	180
14	181
15	173
16	171
17	170
18	169
19	181
20	175

选择分析 – 统计描述 – 探索

文件(F)	编辑(E)	视图(V)	数据(D)	转换(T)	分析(A)	直销(M)	图形(G)	实用程序(U)	窗口(W)

	身高	变量	变量
1	178		
2	170		
3	171		
4	183		
5	194		
6	185		
7	172		
8	173		
9	170		
10	168		
11	181		
12	170		
13	180		
14	181		
15	173		
16	171		
17	170		
18	169		
19	181		
20	175		
21			

分析菜单：
报告(P)
描述统计(E) → 频率(F)...
表(B) → 描述(D)...
比较平均值(M) → 探索(E)...
一般线性模型(G) → 交叉表格(C)...
广义线性模型(Z) → TURF 分析
混合模型(X) → 比率(R)...
相关(C) → P-P图...
回归(R) → Q-Q图...
对数线性模型(O)
神经网络(W)
分类(F)
降维(D)
度量(A)
非参数检验(N)
预测(T)
生存函数(S)
多重响应(U)
缺失值分析(Y)...
多重插补(T)
复杂抽样(L)
模拟(I)...
质量控制(Q)
ROC 曲线图(V)...

将身高放入因变量列表，选择绘图，勾选带检验的正态图，输出结果。

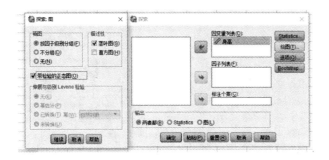

结果解释：

观察值处理摘要

	观察值					
	有效		遗漏		统计	
	N	百分比	N	百分比	N	百分比
身高	20	100.0%	0	0.0%	20	100.0%

此图为本例中 20 个观察单位的处理摘要

描述性统计资料

			统计资料	标准错误
身高	平均数		175.75	1530
	95%平均数的信赖区间	下限	172.55	
		上限	178.95	
	5%修整的平均值		175.17	
	中位数		173.00	
	变异数		46.829	
	标准偏差		6.843	
	最小值		168	
	最大值		194	
	范围		26	
	内四分位距		11	
	偏斜度		1.082	0.512
	峰度		0.909	0.992

此图为本例资料的描述，表内可得可信区间、中位数等。

常态检定

	Kolmogorov-Smirnov[a]			Shapiro-Wilk		
	统计资料	df	显著性	统计资料	df	显著性
身高	0.206	20	0.026	0.877	20	0.016

N > 2000 以 Kolomogorov – Smirnov 为准，n < 2000 则以 Shapiro – Wilk 为准。本例 n = 20，

显著性中 $P = 0.016 < 0.05$，则不服从正态分布。

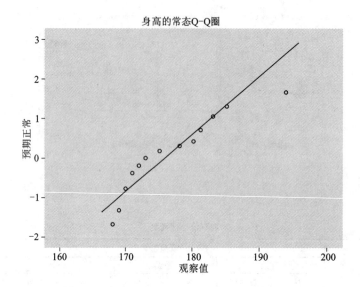

身高的常态Q-Q圈

Q-Q图以反映数据是否对称，若对称则服从正态分布，本例中 Q-Q 图不以回归线而对称，因此不服从正态分布。

第三节　计数资料的统计描述

一、常用相对数

常用的相对数包括率（强度相对数）、比例（结构相对数）、比（相对比）。

1. 强度相对数

强度相对数：说明某现象发生的频率或强度，又称为率（rate）。常以百分率（%）、千分率（‰）、万分率（1/万）、十万分率（1/10 万）等表示，计算公式为：

$$率 = \frac{某时期内发生某现象的观察单位数}{同期可能发生某现象的观察单位总数} \times 比例基数$$

式中比例基数，可以取100%、1000‰、10 万/10 万…等。比例基数的选择主要根据习惯用法和使计算的结果能保留 1～2 位整数，以便阅读。例如患病率通常用百分率、婴儿病死率用千分率、肿瘤病死率以十万分率表示。

2. 结构相对数

结构相对数：表示事物内部某一部分的个体数与该事物各部分个体数的总和之比，用来说明各构成部分在总体中所占的比重或分布，又称构成比（constituent ratio）。通常以100%为比例基数。其计算公式为

$$构成比 = \frac{某一组成部分的观察单位数}{同一事物各组成部分的观察单位总数} \times 100\%$$

构成比有两个特点：a 说明同一事物的 k 个构成比的总和应等于100%，即各个分子的总

和等于分母；b 各构成部分之间是相互影响的，某一部分比重的变化受到两方面因素的影响。其一是这个部分自身数值的变化，其二是受其他部分数值变化的影响。

3. 相对比

相对比(relative ratio)简称比(ratio)，是两个有关指标之比，说明两指标间的比例关系。两个指标可以是性质相同，如不同时期发病数之比；也可以性质不同，如医院的门诊人次与病床数之比。通常以倍数或百分数(%)表示。计算公式为

$$相对比 = \frac{甲指标}{乙指标} \times 100\%$$

式中两指标可以是绝对数、相对数或平均数。

二、应用相对数的注意事项

1. 不能以结构相对数代替强度相对数

构成比是用以说明事物内部某种构成所占比重或分布，并不说明某现象发生的频率或强度，在实际工作中经常会出现将构成比指标按率的概念去解释的错误。

2. 计算相对数应有足够数量即分母不宜太小

如果例数较少会使相对数波动较大。如某种疗法治疗 5 例病人 5 例全部治愈，则计算治愈率为 5/5 × 100% ＝ 100%，若 4 例治愈，则治愈率为 4/5 × 100% ＝ 80%，由 100% 至 80% 波动幅度较大，但实际上只有 1 例的变化。在临床试验或流行病调查中，各种偶然因素都可能导致计算结果的较大变化，因此例数很少的情况下最好用绝对数直接表示。

3. 正确计算合计率

对分组资料计算合计率或称平均率时，不能简单地由各组率相加或平均而得，而应该用合计的有关实际数字进行计算。

【例 11】用某疗法治疗肝炎，甲医院治疗 150 人，治愈 30 人，治愈率为 20%；乙医院治疗 100 人，治愈 35 人，治愈率为 35%。两个医院合计治愈率应该是［(30 ＋ 35)/(150 ＋ 100)］× 100% ＝ 26%

若算为 20% ＋ 35% ＝ 55% 或(20% ＋ 35%)/2 ＝ 22.5%，则为错。

4. 注意资料的可比性

在比较相对数时，除了要对比的因素(如不同的药物)，其余的影响因素应尽可能相同或相近。在临床研究和动物实验时，应遵循随机抽样原则进行分组。

【课后习题】

1. 此数据为何种资料类型？百分率为何种相对数？见表 4 - 15 - 10。

表4-15-10　医务人员基本情况(n, %)

基本特征	总体	三级医院	二级医院	社区卫生服务中心	乡镇卫生院
性别					
男	158(36.6)	44(36.1)	70(43.8)	21(25.3)	23(32.9)
女	277(63.7)	78(63.9)	90(56.3)	62(74.7)	47(67.1)
年龄(岁)					
20岁以下	4(0.9)	0	2(1.3)	0	2(2.9)
20~29	116(26.7)	45(36.9)	29(18.1)	24(28.9)	18(25.7)
30~39	155(35.6)	47(38.5)	58(36.3)	24(28.9)	26(37.1)
40~49	110(25.3)	21(17.2)	45(28.1)	25(30.2)	19(27.1)
50~	50(11.5)	9(7.4)	26(16.3)	10(12.0)	5(7.1)

3.当各观察值呈倍数变化(等比)时,宜采用何种指标表示平均数?

4.宜用何种指标描述偏态分布的集中趋势?

【答案示例】

1.计数资料,百分率为结构相对数中的构成比。

2.宜采用几何均数表示。

3.宜采用中位数、百分位数进行描述。

第十六章

统计方法的介绍与选择

【案例】

在临床科研中，由于巨大的总体数量，对研究者来说往往采取抽取一定的样本来代表总体的方法进行研究。然而值得我们注意的是，通过抽取的样本得到的研究结果与总体结果一致吗？若不一致，这种可能性是多大？同时，该研究为什么使用 Cox 风险回归模型（Cox proportional hazards model）进行统计分析模型？选用这种统计方法的依据是什么？这些问题不禁让我们产生疑问，统计分析方法应该如何选择？

【提要】

想要做好科研设计，在做好数据获取的同时更要选择正确的统计分析方法。本章将对常用的统计方法进行简介，对统计方法的选择进行指导。

第一节　假设检验的基本思想

在总体参数相等这一假设成立的前提下，计算出等于及大于现有样本的可能性（P 值），如果 P 值很小，小于等于事先规定的一个界值（如 5%），结论就是拒绝原来的假设"总体参数相等"，认为总体参数之间存在差异。如果 P 值大于事先规定的界值，就不能拒绝这个假设，尚不能认为总体参数之间存在差异。

1. 建立检验假设，确定检验水准（选用单侧或双侧检验）

（1）无效假设又称零假设，记为 H_0；

（2）备择假设又称对立假设，记为 H_1。

注意事项：

a. 检验假设是针对总体而言，而不是针对样本；

b. H_0 和 H_1 是相互联系，对立的假设，后面的结论是根据 H_0 和 H_1 作出的，因此两者不是可有可无，而是缺一不可。

c. 单双侧检验的确定，首先根据专业知识，其次根据所要解决的问题来确定。若从专业上看一种方法结果不可能低于或高于另一种方法结果，此时应该用单侧检验。一般认为双侧检验较保守和稳妥。

（3）检验水准，是预先规定的概率值，它确定了小概率事件的标准。在实际工作中常取 $\alpha = 0.05$。可根据不同研究目的给予不同设置。

2. 计算检验统计量

根据变量和资料类型、设计方案、统计推断的目的、是否满足特定条件等（如数据的分布类型）选择相应的检验统计量。

3. 确定 P 值

P 的含义是指从 H_0 规定的总体随机抽样，抽得等于及大于现有样本获得的检验统计量（如 t、u 等）值的概率。

若 $P \leqslant \alpha$ 按所取检验水准 α，拒绝 H_0 接受 H_1，下"有差别"的结论。其统计学依据是，在 H_0 成立的条件下，得到现有检验结果的概率小于 α，因为小概率事件不可能在一次试验中发生，所以拒绝 H_0。

第二节　t 检验

一、t 分布简介

t 分布最早由英国统计学家 W. S. Gosset 于 1908 年以笔名"Student"发表，因此也称为 Student t 分布。将 $N(\mu, \sigma^2)$ 的正态分布进行一系列数学转换，则有

$$t = \frac{\overline{X} - \mu}{X}$$

在实际工作中，X 常未知，以 S_X 代替，则

$$t = \frac{\overline{X} - \mu}{S_{\overline{X}}} = \frac{X - \mu}{\dfrac{S}{\sqrt{n}}}, \ v = n - 1$$

式中 v 为自由度（degree of freedom, df）表示自由取值的变量个数。

当 $v \to +\infty$ 时，t 分布趋近与标准正态分布。不同自由度下的 t 分布，可参考图 4 – 16 – 1。

二、t 检验

t 检验为计量资料中最简单、常用的方法。当总体标准差未知且样本含量较小时（＜60），理论上要求 t 检验的样本随机地取自正态分布的总体，两小样本均数比较还要求两样本所对应的总体方差相等即具有方差齐性。在实际应用中，如与上述条件略有偏差，对结果影响不

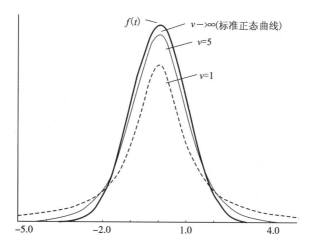

图 4 – 16 – 1　不同自由度下的 t 分布图

大。当样本含量较大时，t 值近似于 u 值，也可称为 u 检验（$u-test$）或 z 检验（$z-test$）。

1. 单样本 t 检验

单样本 t 检验（one sample/group $t-test$）为已知样本均数与已知总体均数的比较。

2. 配对样本 t 检验

简称配对 t 检验，也可称成对 t 检验（paired/matched $t-test$），配对 t 检验适用于配对设计的计量资料。配对设计为将研究对象按照某些特征（如性别）配成对子，再将每对中的两个研究对象随机分配到两处理组中。

3. 两独立样本 t 检验

两独立样本 t 检验即为"两样本 t 检验"。

【例 12】洪灾致创伤后应激障碍（PTSD）康复组与症状阳性组艾森克人格得分比较。结果如表 4 – 16 –1 所示。此种设计类型是单样本 t 检验吗？两个样本均数的比较应采用何种分析方法？

表 4 – 16 – 1　洪灾致创伤后 PTSD 康复组与症状阳性组艾森克人格得分比较（$x \pm s$）

艾森克人格	康复组	阳性组	t 值	P 值
精神质	51.6 ± 8.8	52.1 ± 8.8	− 0.23	0.821
外向	51.8 ± 10.7	45.1 ± 13.2	2.26	0.033
神经质	46.5 ± 10.1	58.3 ± 12.2	− 4.31	< 0.001

两样本 t 检验也称为成组 t 检验（two – sample/group $t-test$）适用于完全随机设计的两样本均数的比较。两组完全随机设计是将研究对象完全随机分配到两个不同处理组中。

【解析】

前文讲述了单样本 t 检验及配对样本 t 检验的设计类型。此案例旨在将洪灾致后创伤后PTSD 康复组与症状阳性组艾森克人格得分比较，属于比较两样本均值的而不同，为两样本 t

检验设计。

附：两样本 t 检验在 SPSS 中的实现

某公司欲了解某一新型降血压药物的效果，将 28 名高血压患者随机等分到试验组和对照组，试验组采用新型降压药，对照组则用标准药物，测得治疗前后舒张压（mmHg）的差值（前 - 后）如表 4 - 16 - 2。问新型药和标准药的疗效是否不同？

表 4 - 16 - 2　降血压新型药与标准药治疗前后舒张压的差值

新型药	12	10	7	8	4	5	16	32	11	13	4	8	14	14
标准药	-2	9	10	5	0	-2	10	-8	4	1	2	-3	4	5

（1）在变量视图界面输入组别和变量的信息（以下计算机界面不编表号、图号）

	名称	类型	宽度	小数位数	标签
1	group	数字	8	0	组别
2	x	数字	8	0	舒张压的差值

（2）在数据视图界面输入变量的各个数据（此处只有本例中的部分数据）。

8	1	32
9	1	11
10	1	13
11	1	4
12	1	8
13	1	14
14	1	14
15	2	-2
16	2	9
17	2	10
18	2	5
19	2	0
20	2	-2
21	2	10
22	2	-8

（3）输入数据后选择两独立样本 t 检验。

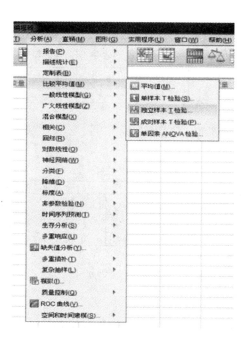

将数据分组，将 x 选入检验变量(T)，将 group 选入分组变量(G)；选中 group 变量，单击定义组。

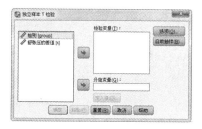

在组 1、组 2 处分别赋值 1、2，按继续即可

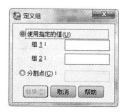

其余值均按默认值即可，单击确定运行成组 t 检验。
结果解释：

组统计

组别		个案数	平均值	标准差	标准误差平均值
舒张压的差值	1	14	11.29	7.108	1.900
	2	14	2.50	5.273	1.409

可从成组样本统计量中粗略查明数据有无错误

独立样本检验

		莱文方差等同性检验		平均值等同性t检验						
		F	显著性	t	自由度	显著性(双尾)	平均值差值	标准误差差值	差值95%置信区间	
									下限	上限
舒张压的差值	假定等方差	0.117	0.735	3.714	26	0.001	8.786	2.365	3.923	13.648
	不假定等方差			3.714	23.983	0.001	8.786	2.365	3.903	13.668

（1）Levene 方差齐性检验，用于判断两总体方差是否具有齐性。在此次检验中，$P=0.735>0.05$，两总体方差具有齐性。

（2）成组 t 检验：此处给出了两组结果，分别是假定方差齐和不假定方差齐两种情况下的 t 检验结果，由于 levene 方差齐性检验结果为方差齐，在此处读取第一行的结果。

（3）默认的显著性水平 $\alpha=0.05$，P 值（sig 双侧）$=0.001<0.05$，差异有统计学意义。

第三节　方差分析

一、方差分析基本思想

t 检验为两个样本均数比较的检验方法，多个样本均数比较采用方差分析法。

方差分析是将全部观察值间的变异按照设计和需要分解成两个或多个组成部分，再将各影响因素产生的变异与随机误差进行比较，从而判断各部分的变异与随机误差相比是否具有统计学意义。表 4 - 16 - 3 为方差分析数据格式举例。

表 4 - 16 - 3　数据格式举例

分组	1	2	3	…	n
组 1	X_1	X_2	X_3	…	X_n
组 2	Y_1	Y_2	Y_3	…	Y_n
组 3	Z_1	Z_2	Z_3	…	Z_n

二、应用条件

多个样本均数比较的方差分析的应用条件为：①个样本是相互独立的随机样本，均来自正态分布的总体；②相互比较的个样本的总体方差相等，即具有方差齐性。

三、完全随机设计的方差分析

完全随机设计（completely randomized design）是将同质的研究对象随机分配到各处理组中，在观察其实验效应，是最常见的研究单因素两水平或多水平的实验设计方法，各组的样本含量可以相等也可以不等。

四、随机区组设计的方差分析

随机区组设计（randomized block design）也成为配伍组设计。基本思想是按照影响实验结果的非处理因素（如性别、年龄、体重等）将实验对象配成区组（block），再将各区组内的实验对象随机分配进个处理组或对照组中。

在统计分析时，随机区组设计将区组变异离均差平方和从完全随机设计的组内离均差平方和中分离出来，从而减小组内离均差平方和，提高检验效率。

附：随机区组设计方差分析在 SPSS 中实现

【例 13】为研究注射不同剂量雌激素对大白鼠子宫重量的影响，将 12 只雌性大白鼠按重量大小分配成 4 个区组，每个区组内 3 只大白鼠随机接受三种不同的雌激素的剂量，以大白鼠子宫重量为指标，结果如表 4 – 16 – 4 所示，问三种不同剂量雌激素对大白鼠子宫重量是否有影响？

表 4 – 16 – 4　4 个组区雌性大白鼠随机接受雌激素注射的重量变化

区组	雌激素剂量（$\mu g/100g$）		
	0.25	0.50	0.75
1	108	112	142
2	46	64	116
3	70	96	134
4	43	65	98

在变量视图界面输入区组、处理组和检验变量的信息（以下计算机界面图、表不编图号、表号）。

	名称	类型	宽度	小数位数	标签	值
1	b	字符串	8	0	区组	无
2	k	数字	8	0	处理	无
3	x	数字	8	0	子宫重量	无

在数据视图界面输入变量的各个数据，注意每一个数据有不同的区组和处理组（此处只有本例中的部分数据）。

	b	k	x
1	1	1	108
2	1	2	112
3	1	3	142
4	2	1	46
5	2	2	64
6	2	3	116
7	3	1	70
8	3	2	96
9	3	3	134
10	4	1	43
11	4	2	65
12	4	3	98

选择一般线性模型(G)，选择单变量(U)

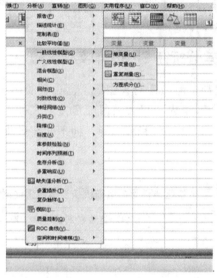

将 x 选入因变量(D)，将 k 选入固定因子(F)，将 b 选入随机因子(A)。

因变量(D)通常指研究所关心的测量变量，如本例中的白蛋白减少量 x。

固定因子(F)和随机因子(A)通常指自变量。固定因子指该因子在样本中所有可能的水平都出现了，无需进行外推；而随机因子指该因子的所有可能的水平在样本中没有都出现，需要进行外推。

固定因子和随机因子是由试验设计决定的，可根据试验设计的不同，将同一个因素视为固定因子或随机因子均可。

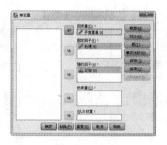

分别点开模型、事后比较、选项进行设定，其余按默认即可。

方差分析模型设定部分，又可以分为全模型和设定模型，全模型包括所有自变量的主效应和交互作用，而定制模型则自由设定。

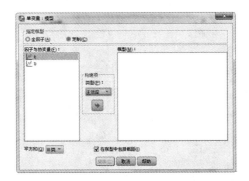

在随机区组设计中需要自己设定模型，模型当中只包括了主效应，即不考虑区组因素和处理因素的交互作用。

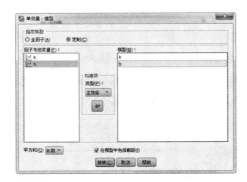

在本例中关心的是处理因素之间的是否存在差异，因此在两两比较中选入 k，选用 SNK 法作为统计方法。

在本例中需要获得各种处理的均数和标准差,因此选择描述统计(D),其余按默认值即可。在设定完选项之后即可运行程序。

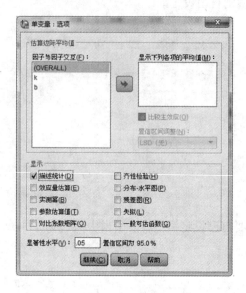

结果解释:

该表给出了处理因素和区组因素的水平和例数,如处理组的水平为1(雌激素剂量0.25 μg/100 g)、2(雌激素剂量0.50 μg/100g)、3(雌激素剂量0.75 μg/100 g),各水平的例数均为4;而区组的水平从1到4,各水平的例数均为3。

主体间因子

		个案数
处理	1	4
	2	4
	3	4
区组	1	3
	2	3
	3	3
	4	3

雌激素剂量0.25 μg/100 g 组(k=1)均数±标准差=66.75±30.037

雌激素剂量0.50 μg/100 g 组(k=2)均数±标准差=84.25±23.726

雌激素剂量0.75 μg/100 g 组(k=3)均数±标准差=122.50±19.621

因变量：子宫重量

处理	区组	平均值	标准偏差	个案数
1	1	108.00		1
	2	46.00		1
	3	70.00		1
	4	43.00		1
	总计	66.75	30.037	4
2	1	112.00		1
	2	64.00		1
	3	96.00		1
	4	65.00		1
	总计	84.25	23.726	4
3	1	142.00		1
	2	116.00		1
	3	134.00		1
	4	98.00		1
	总计	122.50	19.621	4
总计	1	120.67	18.583	3
	2	75.33	36.350	3
	3	100.00	32.187	3
	4	68.67	27.683	3
	总计	91.17	33.103	12

处理因素（k）方差分析结果 F = 44.867，P < 0.01，可认为三种不同的处理效果不同，即三个总体均数中至少有两个不同。可进一步做两两比较。区组因素（b）中 F = 23.529，P = 0.001 < 0.05，即 4 个区组之间至少有两个不同。

主体间效应检验

因变量：子宫重量

源		III类平方和	自由度	均方	F	显著性
载距	假设	99736.333	1	99736.333	58.489	0.005
	误差	5115.667	3	1705.222[a]		
k	假设	6503.167	2	3251.583	44.867	0.000
	误差	434.833	6	72.472[b]		
b	假设	5115.667	3	1705.222	23.529	0.001
	误差	434.833	6	72.472[b]		

a. MS（b）

b. MS（误差）

在本例中，亚组 1 包括雌激素剂量 0.25 μg/100 g 组（k = 1），亚组 2 包括雌激素剂量 0.50 μg/100 g 组（k = 2），亚组 3 包括雌激素剂量 0.75 μg/100 g 组（k = 3）。因此：

雌激素剂量 0.25 μg/100 g 组（k = 1）和雌激素剂量 0.50 μg/100 g 组（k = 2）比较，P 值 < 0.05；

雌激素剂量 0.25 μg/100 g 组（k = 1）和雌激素剂量 0.75 μg/100 g 组（k = 3）比较，P 值 < 0.05；

雌激素剂量 0.50 μg/100 g 组（k = 2）和雌激素剂量 0.75 μg/100 g 组（k = 3）比较，P 值 < 0.05。

子宫重量

S-N-K[a,b]

处理	个案数	子集		
		1	2	3
1	4	66.75		
2	4		84.25	
3	4			122.50
显著性		1.000	1.000	1.000

将显示齐性子集中各个组的平均值。

基于实测平均值。

误差项是均方(误差)=72.472。

a. 使用调和平均值样本大小=4.000。

b. Alpha=0.05

第四节 χ^2 检验

【案例】

案例文献中对吉非替尼组及卡铂 - 紫杉醇组的受试对象进行 FACT - L 问卷评分、TOI 得分及 LCS 评分三项评分工作。

【解析】

案例文献分别对两组受试对象进行评分调查,从而得到临床症状持续改善的患者(表 4 - 16 - 5)。为了比较两组的临床症状改善的患者例数的差异,应采用何种统计学方法?

表 4 - 16 - 5 临床症状持续改善的情况

组别	临床症状持续改善的患者(%)		
	FACT - L	TOI	LCS
吉非替尼组	48.0	46.4	51.5
卡铂 - 紫杉醇组	40.8	32.8	48.5
OR 值(95% CI)	1.34(1.06 - 1.69)	1.78(1.40 - 2.26)	1.13(0.90 - 1.42)
P 值	0.01	<0.001	0.30

一、χ^2检验基本思想

1.χ^2分布

χ^2分布(chi - square distribution)是一种连续型分布：按分布的密度函数可给出自由度 = 1，2，3，……的一簇分布曲线。

2.χ^2分布的基本性质

χ^2分布的一个基本性质是可加性，如果两个独立的随机变量 X_1 和 X_2 分别服从自由度 $v1$ 和 $v2$ 的分布，即 $X1 \sim \chi^2_{v_1}$，$X2 \sim \chi^2_{v_2}$，那么它们的和$(X_1 + X_2)$服从自由度$(v_1 + v_2)$的 χ^2 分布，即$(X_1 + X_2 \sim \chi^2_{v_1+v_2})$。不同自由度 χ^2 分布曲线见图 4 – 16 – 2。

3.χ^2 界值

当 ν 确定后，χ^2 分布曲线下右侧尾部的面积为 α 时，横轴上相应的 χ^2 值，记作$\chi^2_{\alpha,v}$。χ^2 值愈大，P 值愈小；反之，χ^2 值愈小，P 值愈大。

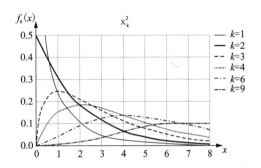

图 4 – 16 – 2　不同自由度下 χ^2 分布曲线图

二、基本公式及四格表 χ^2 的公式

1.χ^2 基本公式

χ^2 基本公式：

$$\chi^2_c = \sum \frac{(A - T)^2}{T}$$

式中 A 为实际频数，T 为理论频数

$$T_{RC} = \frac{n_R \, n_C}{n}$$

式中T_{RC}为第 R 行第 C 列的理论频数，n_R 为相应行的合计，n_C 为相应列的合计，n 为总例数

2.四格表 χ^2 的专用公式

四格表 χ^2 的专用格式展示见表 4 – 16 – 6。

表 4 – 14 – 6　四格表 χ^2 格式展示表

组别	有效	无效	合计
实验组	a	b	$a+b$
对照组	c	d	$c+d$
合计	$a+c$	$b+d$	n

四格表 χ^2 的公式：

$$\chi^2 = \frac{(ad-bc)^2 n}{(a+b)(c+d)(a+c)(b+d)}$$

式中 a、b、c、d 为四格表的实际频数；$(a+b)$、$(c+d)$、$(a+c)$、$(b+d)$ 为周边合计数；n 为总例数，$n = a+b+c+d$。

【例14】探讨单纯全麻与全麻复合硬膜外麻醉术后子宫松弛程度差异，其两组的地比差异见表 4 – 16 – 7。

表 4 – 16 – 7　两组麻醉术后子宫松弛程度对比

组别	松弛度优良	松弛度差	合计	松弛优良率
实验组	97(a)	7(b)	104($a+b$)	93.27%
对照组	74(c)	22(d)	96($c+d$)	77.08%
合计	171($a+c$)	29($b+d$)	200(n)	–

从表 4 – 16 – 7 中通过四格表 χ^2 的公式计算：

$$\chi^2 = \frac{(97 \times 22 - 7 \times 74)^2 200}{104 \times 96 \times 171 \times 29} = 10.549$$

用社会科学统计软件包（*statistics package for social science*，*SPSS*）所输出的结果预览见表 4 – 16 – 8。

表 4 – 16 – 8　SPSS 输出结果预览

卡方測試					
–	數值	df	漸近顯著性（2 端）	精確顯著性（2 端）	精確顯著性（1 端）
皮爾森（Pearson）卡方	10.549[a]	1	.001		–
持續更正[b]	9.284	1	.002		
概似比	10.931	1	.001		–
費雪（Fisher）確切檢定		–	–	.001	.001
線性對線性關聯	10.496	1	.001		
有效觀察值個數	200		–	–	–

3. 四格表 χ^2 检验校正公式

四格表 χ^2 检验校正公式:

$$\chi_c^2 = \sum \frac{(|A - T| - 0.5)^2}{T}$$

式中 A 为实际频数,T 为理论频数

$$\chi_c^2 = \frac{\left(|ad - bc| - \frac{n}{2}\right)^2 n}{(a+d)(c+d)(a+c)(b+d)}$$

式中 a、b、c、d 为四格表的实际频数;$(a+b)$、$(c+d)$、$(a+c)$、$(b+d)$ 为周边合计数;n 为总例数,$n = a + b + c + d$。

在实际工作中,对于四格表资料通常遵循以下规定:

(1)当 $n \geq 40$ 且 $T \geq 5$ 时,采用基本公式或四格表资料 χ^2 专用公式

(2)当 $n \geq 40$ 但 $1 \leq T < 5$ 时,采用四格表 χ^2 检验校正公式;或四格表资料的 Fisher 确切概率法。

(3)当 $n < 40$,或 $T < 1$ 时,采用四格表资料 Fisher 确切概率法。

三、χ^2 线性趋势检验

对双向有序属性不同的资料,在推断两个分类变量是否存在相关关系以外,还可推算其是否为线性相关。基本思想为将总 χ^2 分解为线性回归分量与偏线性回归分量。若两分量均具有统计学意义,则两个分类变量存在相关关系,但不为简单直线关系;若线性回归分量具有统计学意义,偏线性回归分量不具有统计学意义,则两分类变量存在相关关系,且为直线关系。

附:χ^2 检验在 SPSS 中的实现

【例15】某院皮肤科欲比较紫外线与抗病毒药物治疗带状疱疹的疗效,按随机化原则将带状疱疹患者随机分为两组,临床观察结果见表4 - 16 - 9。问两组的总体有效率有无差别?

表4 - 16 - 9 带状疱疹紫外线与抗病毒药物治疗临床观察结果

组别	有效	无效	合计	有效率(%)
紫外线组	55	9	64	85.94
抗病毒药物组	31	25	56	56.36
合计	86	34	120	71.67

在变量视图界面输入变量的信息,注意值赋标签(以下计算机界面图不编图号、表号)。

	名称	类型	宽度	小数位数	标签	值	缺失
1	treat	数字	8	0	处理	{1, 紫外线组...	无
2	result	数字	8	0	疗效	{1, 有效}...	无
3	weight	数字	8	0	权重	无	无

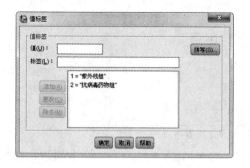 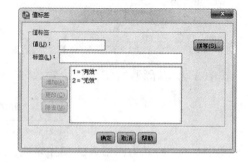

在数据视图界面输入变量的各个数据。

	treat	result	weight
1	1	1	55
2	1	2	9
3	2	1	31
4	2	2	25

选择工具栏中数据(D)，选择个案加权(W)。

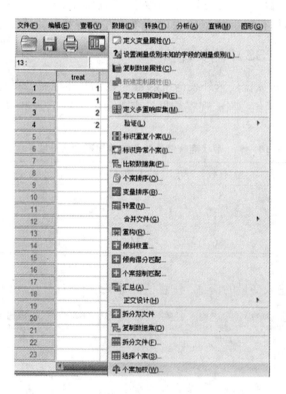

选择个案加权系数(W)，将权重选入频率变量(F)。

这是对数据的预定义，在数据（D）下拉菜单框完成，即设置权重变量，该操作是对四格表运算的基本操作。

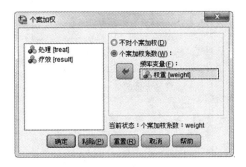

选择分析（A），选择描述统计（E）中的交叉表（C）。

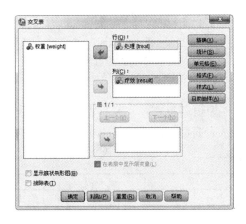

将处理选入行（O）；将疗效选入列（C）后点开统计（S）和单元格（E）。

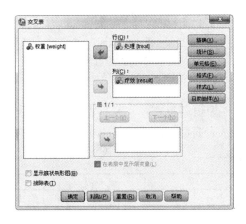

选择卡方（H），按继续即可。

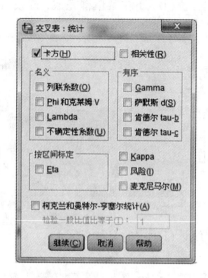

选择计数中的实测（O），百分比中的行（R）、列（C）、总计（T），按继续，其余均按默认值，运行程序。

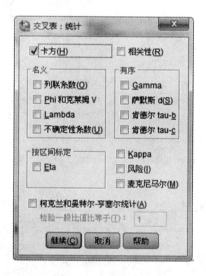

以下表格是处理记录缺失值情况报告，可见 120 例均为有效值。

个案处理摘要

	个案					
	有效		缺失		总计	
	N	百分比	N	百分比	N	百分比
处理*疗效	120	100.0%	0	0.0%	120	100.0%

该表标明了各百分比结果，百分数的含义关键是确定分子和分母，分子易于确定，分母需要确定所对应的 100% 项。在本例中，最重要的百分数为处理中的百分比，当然根据需要也可以挑选不同的百分比值作为统计描述值。

处理'疗效交叉表

			疗效		总计
			有效	无效	
处理	紫外线组	计数	55	9	64
		占处理的百分比	85.9%	14.1%	100.0%
		占疗效的百分比	64.0%	26.5%	53.3%
		占总计的百分比	45.8%	7.5%	53.3%
	抗病毒药物组	计数	31	25	56
		占处理的百分比	55.4%	44.6%	100.0%
		占疗效的百分比	36.0%	73.5%	46.7%
		占总计的百分比	25.8%	20.8%	46.7%
总计		计数	86	34	120
		占处理的百分比	71.7%	28.3%	10.0%
		占疗效的百分比	100.0%	100.0%	100.0%
		占总计的百分比	71.7%	28.3%	100.0%

以上表格给出了多项检验结果，根据以上内容可知：

a. 当 $n \geqslant 40$ 且左右 $T \geqslant 5$ 时，采用基本公式或四格表资料 χ^2 专用公式。

b. 当 $n \geqslant 40$ 但有 $1 \leqslant T < 5$ 时，采用四格表 χ^2 检验校正公式；或四格表资料的 Fisher 确切概率法。

c. 当 $n < 40$，或 $T < 1$ 时，采用四格表资料 Fisher 确切概率法。

卡方检验

	值	自由度	渐进显著性（双侧）	精确显著性（双侧）	精确显著性（单侧）
皮尔逊卡方	13.755[a]	1	0.000		
连续性修正[b]	12.290	1	0.000		
似然比	14.089	1	0.000		
费希尔精确检验				0.000	0.000
线性关联	13.640	1	0.000		
有效个案数	120				

a. 0 个单元格(0.0%)的期望计数小于5。最小期望计数为15.87。

b. 仅针对2×2表进行计算

在本例中，$n = 120 > 40$，且表下 a 注释中说明 0 个单元格的期望计数(T) 小于 5，因此采用皮尔逊卡方检验值，卡方值 = 13.755，$P < 0.01$，说明两样本频率的差异具有统计学意义。综合前表中的百分数，可知紫外线组的有效率为 85.9%，抗病毒药物组的有效率为 55.4%，可认为紫外线组的有效率比抗病毒组的有效率高。

第五节　秩转换的非参数检验

在总体的分布类型已知的条件下，对总体的参数进行检验，称为参数检验(parametric test)。如：t 检验和 F 检验。

在总体的分布类型未知或者不考虑总体的分布的条件下，直接对总体的分布进行检验，称为非参数检验(nonparametric test),又称任意分布检验(distribution – free test)。

适用范围:

(1)数据分布未知、偏态分布、组间的方差不齐、资料中含有不确定值的计量资料组间的比较。

(2)当比较的数据只能用严重程度、优劣等级的半定量(等级)资料组间的比较。

上述数据组间比较的统计检验方法——秩转换(rank transformation)非参数检验,又称秩和检验(signed – rank test)。

一、秩次与秩和

秩次(rank):全部观察值按某种顺序排列的位序;在一定程度上反映了等级的高低。

秩和(rank sum):同组秩次之和;在一定程度上反映了等级的分布位置。

二、秩和检验主要思想

秩和检验就是推断一个总体表达分布位置的中位数 M(非参数)和已知 M_0、两个或多个总体的分布是否有差别。通过秩次的排列求出秩和,进行假设检验。通过将数值变量从小到大,或等级从弱到强转换成秩后,计算检验统计量。

三、注意事项

(1)对于符合参数统计分析条件者,采用非参数统计分析,其检验效能较低

(2)对于等级资料,若选行 × 列表资料的 χ^2 检验,只能推断构成比差别,而选秩转换的非参数检验,可推断等级强度差别。

四、秩和检验种类简介

(1)单样本秩和检验

目的是推断样本所来自的总体中位数和某个已知的总体中位数是否有差别。用样本各变量值和总体中位数的差值,即推断差值的总体中位数和 0 是否有差别。

(2)配对样本比较的 Wilcoxon 符号秩检验

Wilcoxon 符号秩检验,亦称符号秩和检验(Wilcoxon signed – rank test),用于配对样本差值的中位数和 0 比较;还可用于单个样本中位数和总体中位数比较。配对等级资料采用符号秩检验最好选用大样本。

(3)两个独立样本比较的 Wilcoxon 秩和检验

Wilcoxon 秩和检验,用于推断两个独立样本所来自的两个总体分布是否有差别。两独立样本秩和检验应用也比较广泛,两样本的实际举例操作分析将于下面附上的实例展示。

(4)完全随机设计多个样本比较的 Kruskal – Wallis H 检验

Kruskal – Wallis 检验,用于推断计量资料或等级资料的多个独立样本所来自的多个总体分布是否有差别。

数据类型示例

(5)多个独立样本两两比较的 Nemenyi 法检验

与方差分析步骤相似,当经过多个独立样本比较的 Kruskal – Wallis H 检验后,认为多个

总体分布位置不全相同时,若要进一步推断是哪两两总体分布位置不同,用 Nemenyi 法检验(Nemenyi test)。

附:两独立样本秩和检验在 SPSS 中的实现

【例16】某实验室观察某药物治疗大鼠某疾病的疗效,以生存日数作为观察指标,实验结果如表 4 – 16 – 10 所示。问该药物治疗该疾病是否可以延长大鼠生存日数。

表 4 – 16 – 10　某药物治疗大鼠某疾病疗效的实验结果

实验组	10	12	15	15	16	17	18	20	23	40	–	–
对照组	2	3	4	5	6	7	8	9	10	11	12	13

在变量视图界面输入变量的信息,注意在这里生存天数是标度变量(以下计算机界面不编图号、表号)。

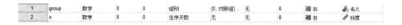

在数据视图界面输入变量的各个数据

group	x
对照组	2
对照组	3
对照组	4
对照组	5
对照组	6
对照组	7
对照组	8
对照组	9
对照组	10
对照组	11
对照组	12
对照组	13
实验组	10
实验组	12

单击分析(A),选中非参数检验(N),选中独立样本。

137

选择扫描数据。

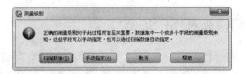

设定目标：在各个组之间自动比较分布（U）。

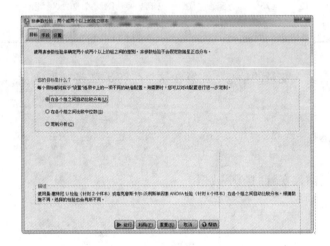

设定字段：使用自定义字段分配（C）。

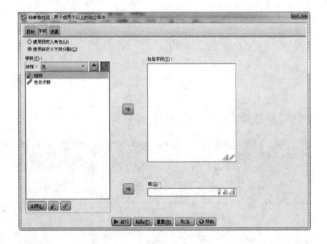

将生存天数选入检验字段（T），将组别选入组（G）。

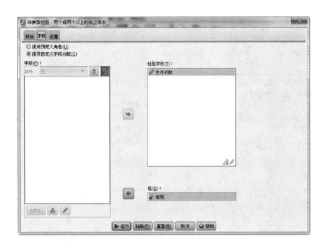

设定设置：使用定制检验（C），选中曼 – 惠特尼 U（两个样本）（H），单机运行。

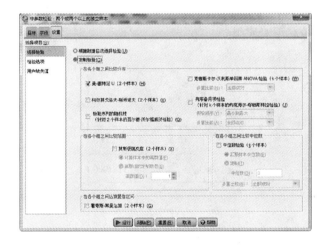

$P < 0.01$，拒绝原假设，可认为实验组和对照组之间的差异具有统计学意义。

假设检验摘要

	原假设	检验	显著性	决策
1	在组别的类别中，生存天数的分布相同。	独立样本曼–会特尼U检验	0.000[1]	拒绝原假设。

显示了渐进显著性。显著性水平为0.05。

[1]对于此检验，显示了精确显著性。

　　该图为条图，显示了两组的生存天数的频率分布情况，对照组的生存天数最为集中在 8 天，实验组最为集中在 20 天，两者差异在图上较为明显，但是具体统计结果如何，还需要进一步的统计分析。

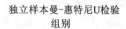

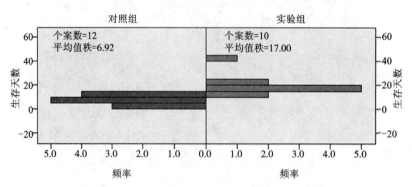

该表为两组秩和检验结果,给出了曼 - 惠特尼 U(Mann - Whitney U)统计量,威尔科克森 W(Wilcoxon W)统计量近似法计算出的 P 值(渐进显著性)和确切概率法计算的 P 值(精确显著性),可见 $P < 0.01$,说明两组生存日数的分布差别具有显著性,结合实际数据,可以推断实验组的生存日数高于对照组。

总数	22
曼-惠特尼U	115.00
威尔科克森W	170.000
检验统计	115.000
标准误差	15.153
标准化检验统计	3.630
渐进显著性(双侧检验)	0.000
精确显著性(双侧检验)	0.000

第六节　双变量回归与相关

一、直线回归

(1)直线回归(linear regression)的目的:研究应变量 Y 对自变量 X 的数量依存关系。

(2)直线回归特点:统计关系。X 和 Y 的均数的关系,不同于一般数学上的 X 和 Y 的函数关系。

(3)回归系数以字母 b 表示,即直线的斜率。b 的统计学意义是:X 每增加(减)一个单位，Y 平均改变 b 个单位。a 为回归直线在 Y 轴上的截距，为各 X 处 Y 的总体均数的估计。

（4）回归方程：回归方程公式：$\hat{Y} = a + bX$

$\hat{Y}$ 为各 X 处 Y 的总体均数的估计。

若能从样本数据中得到 a 和 b 的数值，回归方程即可确定。残差（residual）或剩余值，即实测值 Y 与假定回归线上的估计值 $\hat{Y}$ 的纵向距离 $Y - \hat{Y}$。因此很容易想到构建回归方程需要使残差尽量小，由于各点的残差有正有负，因此通常采用各点残差平方和最小的直线作为回归方程的直线，这就是最小二乘法（least sum of squares），见残差示意图 4 - 16 - 3。

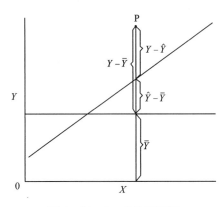

图 4 - 16 - 3　残差示意图

二、直线相关

直线相关（linear correlation）又称简单相关（simple correlation），用于双变量正态分布（bivariate normal distribution）资料。

（1）直线相关的目的：研究两个变量 X，Y 数量上的相关关系。

（2）直线相关的特点：统计关系。

（3）直线相关系数（correlation coefficient）又称 pearson 积差相关系数，用来说明具有直线关系的两变量间相关的密切程度与相关方向。相关系数没有单位，其值为 $-1 < r < 1$。r 值为正表示正相关，r 值为负表示负相关，r 的绝对值等于 1 为完全相关，$r = 0$ 为零相关。通常情况下通过以下取值范围判断变量的相关强度：0.8 - 1.0 极强相关，0.6 - 0.8 强相关，0.4 - 0.6 中等程度相关，0.2 - 0.4 弱相关，0.0 - 0.2 极弱相关或无相关。

三、直线回归与直线相关应用的注意事项

直线相关用于说明两变量之间直线关系的方向和密切程度，X 与 Y 没有主次之分；直线回归则进一步地用于定量刻画应变量 Y 对自变量 X 在数值上的依存关系，其中应变量的定夺主要依专业要求而定，可以考虑把易于精确测量的变量作为 X，另一个随机变量作 Y，例如用身高估计体表面积。两个变量的选择一定要结合专业背景，不能把毫无关联的两种现象勉强作回归或相关分析。

四、资料的要求

直线相关分析要求 X 与 Y 服从双变量正态分布。

直线回归要求至少对于每个 X 相应的 Y 要服从正态分布，X 可以是服从正态分布的随机变量也可以是能精确测量和严格控制的非随机变量。

附：线性相关在 SPSS 中的实现

【例17】某医师测得 10 名正常成年男性的血浆清蛋白含量(g/L)及其血红蛋白含量(g/L)数据如表 4 - 16 - 11 所示。请试分析这两项指标间有无关联。

表 4 - 16 - 11　10 名正常男性血浆清蛋白含量数据

编号	1	2	3	4	5	6	7	8	9	10
血浆清蛋白含量	35.5	36.5	38.5	37.5	36.5	35.4	34.5	34.2	34.6	33.5
血红蛋白含量	119.5	120.5	127.5	126.5	120.5	118.5	110.5	109.2	108.5	105.3

10 名正常男性的血浆清蛋白含量(g/L)及其血红蛋白含量(g/L)。

在变量视图界面输入变量的信息(以下计算机界面图表不编入图号、表号)。

	名称	类型	宽度	小数位数	标签	值
1	x1	数字	8	1	血浆清蛋白含量	无
2	x2	数字	8	1	血红蛋白含量	无

在数据视图界面输入变量的各个数据。

	x1	x2
1	35.5	119.5
2	36.5	120.5
3	38.5	127.5
4	37.5	126.5
5	36.5	120.5
6	35.4	118.5
7	34.5	110.5
8	34.2	109.2
9	34.6	108.5
10	33.5	105.3

单击图形(G)，选择图形画板模块选择器(G)。

在基本界面进行操作。

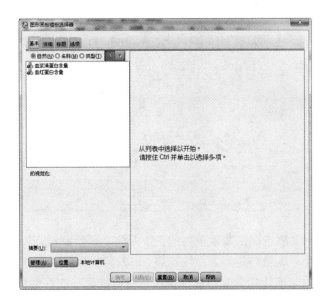

按住 CTRL 键选择血浆清蛋白含量和血红蛋白含量两个变量，在右边选中散点图。

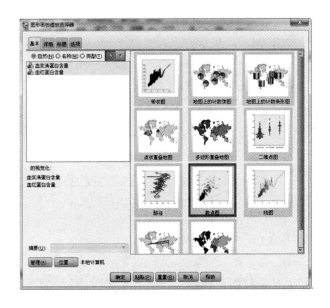

在详细界面设定 X 轴和 Y 轴的变量，在此处将 X 轴设为血浆清蛋白含量，将 Y 轴设为血红蛋白。

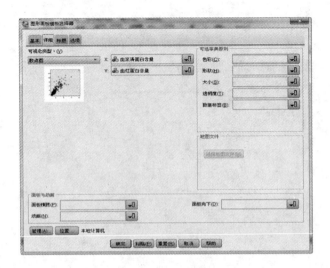

在进行相关分析时，散点图是非常重要的，分析前必须绘制散点图来初步判断两个变量之间是否存在相关趋势、该趋势是否为直线趋势，以及数据中是否存在异常点。

从图上可以看出血浆清蛋白含量与血红蛋白含量可能存在线性趋势的联系，且变化方向相同。

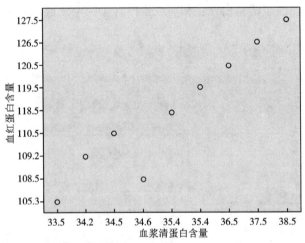

选择分析(A)，选择相关(C)中的双变量(B)。

将 x1、x2 选入变量（V）。

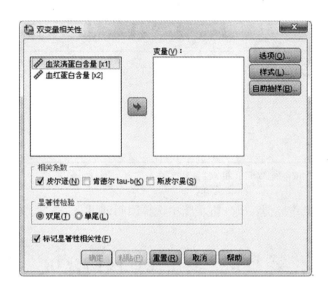

选择皮尔逊：又称线性相关系数，是定量表述两个连续变量间线性关系密切程度和相关方向的统计指标，kendall 与 spearman 为等级相关系数，本例中不选取。

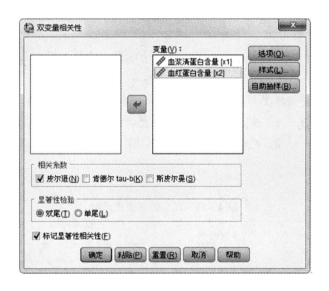

皮尔逊 pearson 相关系数大小为 0.960，说明血浆清蛋白和血红蛋白的相关性大小为 0.960，且为正相关。即血浆清蛋白含量越大，血红蛋白含量越大。$P < 0.01$，说明该相关系数有统计学意义。

相关性

		血浆清蛋白含量	血红蛋白含量
血浆清蛋白含量	皮尔逊相关性	1	0.960**
	显著性(双尾)		0.000
	个案数	10	10
血红蛋白含量	皮尔逊相关性	0.960**	1
	显著性(双尾)	0.000	
	个案数	10	10

**. 在0.01级别(双尾),相关性显著。

线性回归与相关操作类似,于分析步骤中选择回归即可。

第七节　多元线性回归分析

多元线性回归(multiple linear regression)为研究一个连续型变量和其他多个变量间线性关系的统计学分析方法。

一、多元线性回归模型

变量:应变量 1 个,自变量 m 个,共 $m+1$ 个变量,样本含量为 n;回归模型一般形式:
$$Y = \beta_0 + \beta_1 X_1 + \beta_2 X_2 + \cdots + \beta_m X_m + e$$
上式表示数据中应变量 Y 可以近似地表示为自变量 X 的线性函数。

β_0 为常数项,β_1,β_2,$\cdots$,β_m 为偏回归系数,表示在其他自变量保持不变时,增加或减少一个单位时 Y 的平均变化量,e 是去除 m 个自变量对 Y 影响后的随机误差。表 4 – 16 – 12 为数据格式示例。

表 4 – 16 – 12　数据格式示例

例号	X_1	X_2	$\cdots$	X_m	Y
1	X_{11}	X_{12}	$\cdots$	X_{1m}	Y_1
2	X_{21}	X_{22}	$\cdots$	X_{2m}	Y_2
$\vdots$	$\vdots$	$\vdots$	$\cdots$	$\vdots$	$\vdots$
n	X_{n1}	X_{n2}	$\cdots$	X_{nm}	Y_n

二、自变量选择方法

1. 全局择优法

全局择优法的目的:预报效果好。

全局择优法的意义：对自变量各种不同的组合所建立的回归方程进行比较→择优。

2.逐步选择法

(1)前进法，回归方程中的自变量从无到有、从少到多逐个引入回归方程。此法已基本淘汰。

(2)后退法，先将全部自变量选入方程，然后逐步剔除无统计学意义的自变量。

剔除自变量的方法是在方程中选一个偏回归平方和最小的变量，作 F 检验决定它是否剔除，若无统计学意义则将其剔除，然后对剩余的自变量建立新的回归方程。重复这一过程，直至方程中所有的自变量都不能剔除为止。理论上最好，建议使用采用此法。

(3)逐步回归法，逐步回归法是在前述两种方法的基础上，进行双向筛选的一种方法。该方法本质上是前进法。

三、多元线性回归的应用

1.影响因素分析

在临床试验中，则可能由于种种原因难以保证各组的指标基线相同，如在年龄、病情等指标不一致出现混杂的情况下，如何对不同的治疗方法进行比较等。这些问题都可以利用回归分析来处理。控制混杂因素(confounding factor)的一个简单办法就是将其引入回归方程中，与其他主要变量一起进行分析。

2.估计与预测

建立回归方程也可用来估计与预测，这种情况下，即为由已知的一组自变量对应回归方程所得到的应变量的估计值。如由儿童的心脏横径、心脏纵径和心脏宽径估计心脏的表面积；由胎儿的孕龄、头颈、胸径和腹径预测出生儿体重等。

3.统计控制

统计控制即领回归方程的已知应变量进行逆估计，例如采用射频治疗仪治疗脑肿瘤，脑皮质的毁损半径与射频温度及照射时间有线性回归关系，建立回归方程后可以按预先给定的脑皮质毁损半径，确定最佳控制射频温度和照射时间。

附：多元线性回归在 SPSS 中的实现

【例18】某研究测量了 30 名被怀疑患有动脉硬化的就诊患者的血清载脂蛋白A1(ApoA1)、载脂蛋白 B(ApoB)、载脂蛋白 E(ApoE)、载脂蛋白 C(ApoC)、低密度脂蛋白中的胆固醇含量，有学说认为血清中低密度脂蛋白胆固醇(LOD－C)增高和高密度脂蛋白胆固醇(HDL－C)降低是引起动脉硬化的一个重要原因，试建立高密度脂蛋白胆固醇关于各载脂蛋白的线性回归方程(表 4－16－13)。

表4-16-13　30例疑诊动脉硬化患者的高密度脂蛋白胆固醇(HDL-C)和各种载脂蛋白(Apo)检测数据

序号 i	Apo A1	Apo B	Apo E	Apo C	HDL-C
1	173	106	7.0	14.7	62
2	139	132	6.4	17.8	43
3	198	112	6.9	16.7	81
4	118	138	7.1	15.7	39
5	139	94	8.6	13.6	51
6	175	160	12.1	20.3	65
7	131	154	11.2	21.5	40
8	158	141	9.7	29.6	42
9	158	137	7.4	18.2	56
10	132	151	7.5	17.2	37
11	162	110	6.0	15.9	70
12	144	113	10.1	42.8	41
13	162	137	7.2	20.7	56
14	169	129	8.5	16.7	58
15	129	138	6.3	10.1	47
16	166	148	11.5	33.4	49
17	185	118	6.0	17.5	69
18	155	121	6.1	20.4	57
19	175	111	4.1	27.2	74
20	136	110	9.4	26.0	39
21	153	133	8.5	16.9	65
22	110	149	9.5	24.7	40
23	160	86	5.3	10.8	57
24	112	123	8.0	16.6	34
25	147	110	8.5	18.4	54
26	204	122	6.1	21.0	72
27	131	102	6.6	13.4	51
28	170	127	8.4	24.7	62
29	173	123	8.7	19.0	85
30	132	131	13.8	29.2	38

在变量视图界面输入变量的信息(以下计算机界面图不编入图号、表号)。

	名称	类型	宽度	小数位数	标签	值	
1	x1	数字	8	0	载脂蛋白A1	无	无
2	x2	数字	8	0	载脂蛋白B	无	无
3	x3	数字	8	1	载脂蛋白E	无	无
4	x4	数字	8	1	载脂蛋白C	无	无
5	Y	数字	8	0	高密度脂蛋白	无	无

在数据视图界面输入变量的各个数据(此处只有本例中的部分数据)。

	x1	x2	x3	x4	Y
1	173	106	7.0	14.7	62
2	139	132	6.4	17.8	43
3	198	112	6.9	16.7	81
4	118	138	7.1	15.7	39
5	139	94	8.6	13.6	51
6	175	160	12.1	20.3	65
7	131	154	11.2	21.5	40
8	158	141	9.7	29.6	42
9	158	137	7.4	18.2	56
10	132	151	7.5	17.2	37
11	162	110	6.0	15.9	70
12	144	113	10.1	42.8	41
13	162	137	7.2	20.7	56
14	169	129	8.5	16.7	58
15	129	138	6.3	10.1	47
16	166	148	11.5	33.4	49
17	185	118	6.0	17.5	69
18	155	121	6.1	20.4	57

单击分析(A)，选中下拉菜单中的回归(R)，选择线性(L)。

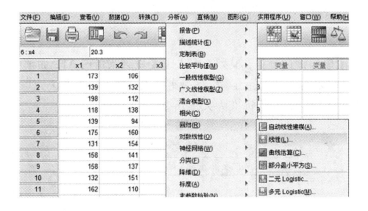

将高密度脂蛋白(Y)选入因变量；将 X1、X2、X3、X4 选入自变量；方法选择"步进"，也称"逐步"。

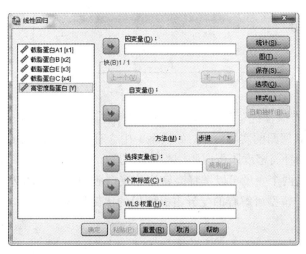

单击图(T)进行选择；在图界面，勾选直方图(H)和正态概率图(R)按继续即可，其余均按默认值，运行程序。

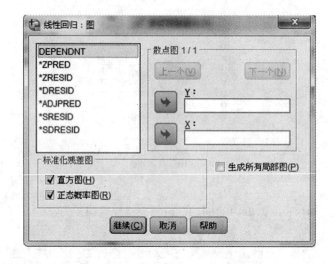

结果解释：

该表依次列出了模型筛选过程，模型1引入了变量载脂蛋白A1，而模型2引入了载脂蛋白C，另外两个变量均未达到进入标准，最终没有纳入，右侧注明方法为步进法，即逐步回归法，其纳入标准为小于0.05，排除标准为大于0.100。

输入/除去的变量[a]

模型	输入的变量	除去的变量	方法
1			步进(条件：要输入的F的概率 <=0.050，要除去的F的概率 >=0.100)。
	载脂蛋白A1		
2			步进（条件：要输入的F的概率 <=0.050，要除去的F概率 >=0.100)。
	载脂蛋白C		

a. 因变量：高密度脂蛋白

该表为拟合模型的拟合优度情况简报，重要指标为 R 方，称为决定系数。在实际应用中，通过决定系数反映回归的实际效果，如模型1中含有变量载脂蛋白A1，R 方 =0.713，说明载脂蛋白A1可以解释高密度脂蛋白胆固醇信息的71.3%，而模型2含有变量载脂蛋白A1和载脂蛋白C，说明这两个变量可以解释高密度脂蛋白胆固醇信息的77.5%。可见，从上至下随着新变量的引入，模型可解释的变异占总变异的比例越来越大。

模型摘要[c]

模型	R	R方	调整后R方	标准估算的误差
1	0.844[a]	0.713	0.703	7.584
2	0.880[b]	0.775	0.758	6.841

a. 预测变量：（常量），载脂蛋白A1

b. 预测变量：（常量），载脂蛋白A1，载脂蛋白C

c. 因变量：高密度脂蛋白胆固醇

该表继续对各拟合模型进行检验，即两个模型是否有统计学意义。模型1中$F = 69.598$，$P < 0.01$，模型2中$F = 46.478$，$P < 0.01$，可见两个模型均有统计学意义。

ANOVA[a]

模型		平方和	自由度	均方	F	显著性
1	回归	4003.008	1	4003.008	69.598	0.000[b]
	残差	1610.459	28	57.516		
	总计	5613.467	29			
2	回归	4349.978	2	2174.985	46.478	0.000[c]
	残差	1263.496	27	46.796		
	总计	5613.467	29			

a. 因变量：高密度脂蛋白

b. 预测变量：（常量），载脂蛋白A1

c. 预测变量：（常量），载脂蛋白A1，载脂蛋白C

这是线性回归分析中最重要的一个表格，给出了模型1和模型2的常数项和各变量的系数（包括非标准化系数和标准系数），并对其是否具有统计学意义进行检验。模型2为最终拟合结果，变量载脂蛋白A1的$t = 9.320$，$P < 0.01$，变量载脂蛋白C的$t = -2.723$，$P < 0.05$，说明变量各项的偏回归系数均有统计学意义，最后的回归方程为$Y = -11.781 + 0.498X_1 - 0.497X_4$

系数[a]

模型		未标准化系数		标准化系数	t	显著性
		B	标准误差	Beta		
1	（常量）	-21.280	9.185		-2.317	0.028
	载脂蛋白A1	0.494	0.059	0.844	8.343	0.000
2	（常量）	-11.781	8.989		-1.311	0.201
	载脂蛋白A1	0.498	0.053	0.851	9.320	0.000
	载脂蛋白C	-0.497	0.182	-0.249	-2.723	0.011

a. 因变量：高密度脂蛋白

该表反映了没有进入模型的各个变量的检验结果。模型1中未引入模型的载脂蛋白C具有统计学意义，说明模型需要继续拟合；模型2中未引入模型的各变量均无统计学意义，因此模型不需要继续进行拟合，模型2为最终模型。

排除的变量[a]

模型		输入Beta	t	显著性	偏相关	共线性统计 容差
1	载脂蛋白B	−0.141[b]	−1.393	0.175	−0.259	0.962
	载脂蛋白E	−0.196[b]	−1.971	0.059	−0.355	0.938
	载脂蛋白C	−0.249[b]	−2.723	0.011	−0.464	0.999
2	载脂蛋白B	−0.084[c]	−0.876	0.389	−0.169	0.905
	载脂蛋白E	−0.078[c]	−0.688	0.497	−0.134	0.653

a. 因变量：高密度脂蛋白

b. 模型中的预测变量：(常量)，载脂蛋白A1

c. 模型中的预测变量：(常量)，载脂蛋白A1，载脂蛋白C

该图为残差分析的直方图，图中的曲线为正态参考曲线，可见残差基本呈正态分布，说明该数据比较符合现线性回归模型的适用条件，如独立性、正态性和方差齐性。

直方图
因变量：高密度脂蛋白

平均值=−7.03E-16
标准差=0.965
个案数=30

该图为因变量实测累积概率和预期累积概率间的正态 P – P 图，也是用于观察残差分布是否呈正态，可见散点基本围绕参考直线均匀分布，说明该数据比较符合线性回归模型的适用条件，如独立性、正态性和方差齐性。

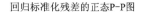

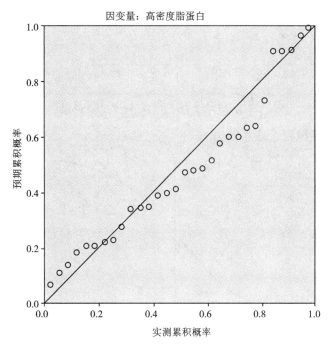

第八节 Logistic 回归分析

一、Logistic 回归分析

目的：作出以多个自变量（危险因素）估计应变量（结果因素）的 Logistic 回归方程。属于概率型非线性回归。

资料：①应变量为反映某现象发生与不发生的二值变量；②自变量宜全部或大部分为分类变量，可有少数数值变量。分类变量要数量化。

用途：研究某种疾病或现象发生和多个危险因素（或保护因子）的数量关系。克服用 χ^2 检验（或 u 检验）的局限性：①只能研究 1 个危险因素；②只能得出定性结论。

Logistic 回归方程

设 Y 为二值应变量：1 阳性结果（死亡、有效、发病）；0 阴性结果（存活、无效、未发病）；X 为自变量：X_1，X_2，$\cdots$，X_m

按多重线性回归建模：

$$Y = \beta_0 + \beta_1 X_1 + \beta_2 X_2 + \cdots + \beta_m X_m$$

β_0 为常数项，β_1，β_2，$\cdots$，β_m 为偏回归系数

Logit 变换：也称对数单位转换。

$$Logit\ P = ln(\frac{P}{1-P})$$

取值范围　　　P :　　　$0 \to 1$

$P/(1-P)$:　　$0 \to +\infty$

$Logit\ P$:　$-\infty \to +\infty$

得到：

$$ln(\frac{P}{1-P}) = \beta_0 + \beta_1 X_1 + \beta_2 X_2 + \cdots + \beta_m X_m$$

经 P 的 Logit 变换得到，记为 logitP。

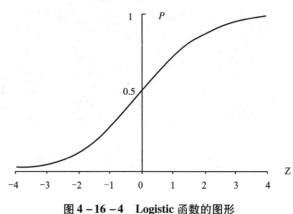

图 4 - 16 - 4　Logistic 函数的图形

二、Logistic 回归分析的应用

1. 流行病学危险因素分析

Logistic 回归分析的特点之一是参数意义清楚，即得到某一因素的回归系数后，可以很快估计出这一因素在不同水平下的优势比或近似相对危险度，因此非常适合于流行病学研究。

Logistic 回归既适合于队列研究（cohort study），也适合于病例 - 对照研究（case - control study），同样还可以用于断面研究（cross - sectional study）。

2. 临床试验数据分析

当评价指标为二值变量时（如有效和无效），可以利用 Logistic 回归分析得到调整后的药物评价结果。对于按分层设计的临床试验可以用相同的方法对分层因素进行调整和分析。

3. 分析药物或毒物的剂量反应

在一些药物或毒物效价的剂量 - 反应实验研究中，每一只动物药物耐受量可能有很大的不同，不同剂量使动物发生"阳性反应"的概率分布常呈正偏态，将剂量取对数后则概率分布接近正态分布。由于正态分布函数与 Logistic 分布函数十分接近，如果用 P 表示在剂量为 X 时的阳性率，可用下述模型表示它们之间的关系：

$$P = \frac{1}{1 + exp[-(\beta_0 + \beta lnX)]}$$

传统的一些方法往往对实验设计有严格的要求，如剂量按等比级数排列，各剂量组的例数必须相同等，采用 Logistic 回归的方法则没有这些限制。

Logistic 回归分析在 SPSS 操作中与多元线性回归分析类似，在分析步骤中选择 Logistic
回归即可。

第九节　生存分析

　　一些医学事件不仅观察其"是否发生"，还要考虑发生该事件的"时间"，如肿瘤患者术后
生存情况及其生存时间；幼儿乳牙萌出及其萌出时间；白血病患者化疗后缓解及持续的时
间；不同疗法治疗某病的疗效及其产生疗效的时间。

一、生存分析中的基本概念

　　生存分析(survival analysis)是将事件的结果(终点事件)和出现这一结果所经历的时间结
合起来分析的一种统计分析方法。能分析完全数据的资料，同时也可以分析包含不完全数据
的资料。生存分析不同于其他多因素分析的主要区别点就是生存分析考虑了每个观测出现某
一结局的时间长短。

　　1. 生存时间

　　生存时间(survival time)：是任何两个有联系事件之间的时间间隔，终点(失效)事件与起
始事件之间的时间间隔，常用符号 t 表示。生存分析中最基本的问题就是计算生存时间，要
明确规定事件的起点、终点及时间的测度单位(如小时、日、月、年等)。

　　狭义的生存时间常指患某种疾病的患者从发病到死亡所经历的时间跨度。广义的生存时
间定义为从某种起始事件到终点事件所经历的时间跨度。

　　2. 删失

　　失效事件(failure event)指反映治疗效果特征的事件，又称为死亡事件、终点事件。终点
事件举例见表 4 - 16 - 14 所示。

　　据研究目的而定，设计时事先明确规定，研究中严格遵守。如肾移植患者因肾功能丧失
引起的死亡，急性白血病患者的复发，癌症患者的死亡等。

　　起始事件(initial event)是反映生存时间起始特征的事件，如疾病确诊、某种疾病治疗开
始、接触毒物等，设计时也需要明确规定。

表 4 - 16 - 14　终点事件举例

起始事件	终点(失效)事件
服药	痊愈
手术切除	死亡
染毒	死亡
化疗	缓解
缓解	复发

　　完全数据与不完全数据

一部分研究对象可观察到死亡，从而得到准确的生存时间，所提供的信息是完全的，称为完全数据（complete data）

一部分患者，或中途失访，或到观察结束时仍存活，对这部分患者无法知道准确的生存时间，只知道其生存时间比观察到的时间要长，它提供不完全的信息，称为不完全数据（incomplete data），亦称截尾数据（censored data），截尾数据在其右上角标记"＋"。

删失（censor）：在规定的观察期内，对某些观察对象由于某种原因未能观察到终点事件的发生，并且不知道确切的生存时间，称为生存时间的删失数据（censor data）。截尾原因通常为：失访、死于其他疾病、观察结束时患者尚存活等。

生存资料的主要特点：a 含有截尾数据；b 截尾数据的真实的生存时间未知，只知道比观察到的截尾生存时间要长；c 生存时间的分布一般不呈正态分布。

3. 生存率

生存率（survival rate，survival function）指观察对象经历 t 个单位时段后仍存活的可能性。

$$3 \text{ 年生存率} = \frac{\text{活满 3 年例数}}{\text{期初观察例数}}$$

$$5 \text{ 年生存率} = \frac{\text{活满 5 年例数}}{\text{期初观察例数}}$$

条件生存概率（conditional probability of survival）：表示某单位时段开始时存活的个体，到该时段结束时仍存活的可能性。年条件生存概率表示年初尚存人口存活满 1 年的可能性。

$$p = \frac{\text{活满一年例数}}{\text{年初观察例数}}$$

生存率与条件生存概率的差异：a 条件生存概率是单个时段的结果；b 生存率实质上是累积条件生存概率（cumulative probability of survival），是多个时段的累积结果。

例如，3 年生存率是第 1 年存活，第 2 年也存活，第 3 年还存活的可能性。

二、生存曲线与生存率的估计

1. 小样本资料生存率及其标准误的计算

生存曲线（survival curve）是以观察（随访）时间为横轴，以生存率为纵轴，将各个时间点所对应的生存率连接在一起的曲线图（图 4 - 16 - 5）。生存曲线是一条下降的曲线，分析时应注意曲线的高度和下降的坡度。

平缓的生存曲线表示高生存率或较长生存期；陡峭的生存曲线表示低生存率或较短生存期。

中位生存期（median survival time）又称半数生存期，表示恰好有 50% 的个体尚存活的时间。中位生存期越长，表示疾病的预后越好；中位生存期越短，预后越差。估计中位生存期常用图解法或线性内插法。

生存率的计算：当随访的病例数较少时，不需要对患者的随访时间进行分组，而是直接计算其生存率。

生存率的计算常采用乘积极限法（product - limited method），该法由 Kaplan - Meier 于 1958 年提出，故又称为 Kaplan - Meier 法。它利用条件概率及概率乘法的原理来计算生存率。

2. 大样本资料的生存分析

在样本较大时，随访病例的生存时间常可按年、月或日进行分组，得到具有若干时间段

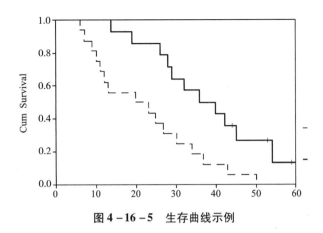

图 4 - 16 - 5　生存曲线示例

生存数据的频数表。对于分组的生存数据可按寿命表(life table)法计算生存率,其基本原理是首先求出患者在治疗后各时期的生存概率,然后根据概率的乘法原理,将各时期生存概率相乘,即得到从开始观察到各个时点的生存率。并对生存率或生存分布之间的差别进行假设检验。

3.生存曲线的 log - rank 检验

log - rank 检验的基本思想是:实际死亡数与期望死亡数之间的比较。它是对各组生存率作整体的比较,故应用范围较广。它适用于两组及多组生存率之间的比较。

三、Cox 比例风险回归模型介绍

Cox 比例风险回归模型(Cox proportional hazard regression model)应用时不受生存时间分布的影响,故比其他生存分析方法应用范围更广。在医学上经常遇到诸如患者的生存期、疾病的潜伏期、慢性病的复发期、患者的治愈期和药物的生效时间等资料,这些资料具有以下特点:一个起点和一个终点,有一个时间跨度。这类资料可以用多种参数或非参数方法进行分析。

Cox 模型属半参数模型,对资料没有特殊的要求,不仅能估计各因素的参数,同时还可根据各因素的参数估计值得到个体的生存率。另外,该模型还能排除混杂因素的影响,筛选出影响生存时间的因素。Cox 模型能利用截尾数值提供的信息,这是其他线性回归模型做不到的。Cox 模型作为一种多元统计分析方法,可以分析多种因素对疾病预后的影响,它使生存分析更适合于临床的随访研究。医学研究的重要目的就是分析因素与疾病、因素与疾病预后的关系,Cox 模型能很好解决上述问题。Cox 模型使临床观察的定性指标和定量指标结合起来进行分析,充分利用了数据提供的信息,提高了分析的效率。

Cox 模型在其他因素固定的情况下,可以比较某一因素的不同水平对生存时间的影响。在患者各因素已知的情况下,可以预测不同时刻患者的生存率。Cox 模型与 Logistic 回归分析相比具有相似之处,即在估计出回归系数后,可以得到相应因素的相对危险度,但 Logistic 分析时只考虑了事件的结果,而没有考虑生存时间的长短,因此,Cox 模型更多的利用了资料的信息。同时,Logistic 回归模型要求资料满足事件的发生率较低的假定,而 Cox 模型则不受该条件的限制。

临床科研设计与实践

【例 19】

某研究者观察了确诊后采取同样方案进行化疗的 26 例急性混合型白血病患者，欲了解某种不良染色体是否会影响患者病情的缓解，将治疗后 120 天内症状是否缓解作为结果变量（缓解 = 0；未缓解 = 1），有无不良染色体作为研究因素。整理资料见表 4 - 16 - 15。

表 4 - 16 - 15　有无不良染色体与缓解的关系

不良染色体	缓解	未缓解	合计	缓解率(%)
有	5	13	18	27.8
无	3	5	8	37.5
合计	8	18	26	30.8

考虑到例数较小，采用 Fisher 确切概率法，得到 $P = 0.667$，尚不能认为不良染色体影响病情的缓解。

这种情况下的结果并不可靠，原因是两个比较组之间其他影响患者病情缓解的因素不一定均衡，因而需要考虑平衡其他可能的影响因素如年龄(岁)、骨髓原幼细胞分组(≥50% = 1；<50% = 0)、CD34 表达(阳性 = 1；阴性 = 0)、性别(男 = 1；女 = 0)的作用。

采用多因素 Logistic 回归分析，经逐步法按 0.10 水准，平衡骨髓原幼细胞分组后，有无不良染色体不影响患者的缓解($P = 0.281$)，见表 4 - 16 - 16 所示。

表 4 - 16 - 16　多因素 Logistic 回归分析结果

因素	回归系数	Waldχ^2	P	OR
染色体	1.457	1.161	0.281	4.29
骨髓原幼细胞分组	2.961	4.778	0.029	19.2

然而一位临床医生指出，仅考虑是否缓解还不够，如果进一步利用缓解时间的长短来进行分析，信息利用得更充分。综合考虑所有患者的缓解时间，采用 log - rank 检验比较有无不良染色体两组病人的生存曲线，得 $\chi^2 = 1.28$，$P = 0.2579$，仍然显示患者的缓解时间与不良染色体无关。

生存时间的比较仍然需要考虑组间的可比性，经多因素 Cox 回归分析，当检验水准 0.10 时，其 Cox 回归分析结果见表 4 - 16 - 17 所示。

表 4 – 16 – 17　　Cox 回归分析结果

因素	回归系数	χ^2	P	RR
染色体	1.838	3.709	0.054	6.29
CD34	1.877	8.904	0.003	6.54
骨髓原幼细胞分组	3.205	8.838	0.003	24.4

通过 Cox 风险回归分析，平衡其他变量后，按照 $\alpha = 0.1$ 的水准，有无不良染色体与缓解时间有关 $(\chi^2 = 3.709, P = 0.054)$。

【例 20】（本书案例）

在《新英格兰医学杂志》上发表了"吉非替尼或卡铂 – 紫杉醇治疗肺腺癌"一文，案例文献采用 Cox 风险回归模型，评估吉非替尼或卡铂 – 紫杉醇治疗肺腺癌的非劣效性。同时采用 Kaplan – Meier 法将总体人群、表皮生长因子受体（epidermal qrowth factor receptor，EGFR）突变阳性患者、EGFR 突变阴性患者等的无进展生存率（progression – free survival，PFS）可能性分别作 Kaplan – Meier 曲线图进行对比分析（图 4 – 16 – 6）。

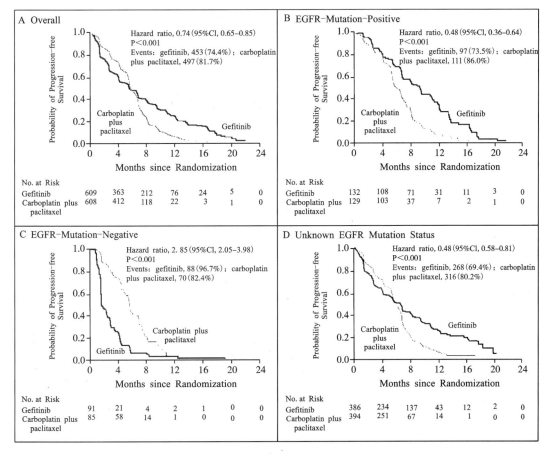

图 4 – 16 – 6　　案例生存曲线图

多元线性回归、Logistic 回归与 Cox 回归三种分析建模方法，究竟有何异同？在实际应用中应如何选取？分别有何用途？见表 4 - 16 - 18.

表 4 - 16 - 18　多元线性回归、Logistic 回归与 Cox 回归分析的比较

	多元线性回归	Logistic 回归	Cox 回归
应变量分布	Y 数值变量	Y 分类变量	Y 二分类变量 + 时间
数据类型		X 数值变量、分类变量、等级变量	
变量筛选		前进法；后退法；逐步法	
参数估计	最小二乘法	最大似然法	最大似然法
参数检验	$F-test$ $t-test$	似然比检验 Wald 检验 score 检验	似然比检验 Wald 检验 score 检验
参数解释	回归系数 b	优势比 OR	RR
样本含量	至少变量数的 10 倍	至少变量数的 20 倍	至少变量数的 20 倍
应用	因素分析 预测预报 Y	因素分析 预测、判别 $P(Y=1)$	因素分析 生存预测 $S(t)$

第十节　统计方法的选择条件

一、两组或多组计量资料的比较

1. 两组资料

(1)大样本资料或服从正态分布的小样本资料

a. 若方差齐性，则作成组 t 检验

b. 若方差不齐，则作 t' 检验或用成组的 Wilcoxon 秩和检验

(2)小样本偏态分布资料，则用成组的 Wilcoxon 秩和检验

2. 多组资料

(1)若大样本资料或服从正态分布，且具有方差齐性，则作完全随机的方差分析。如果方差分析的统计检验为有统计学意义，则可选择 LSD 检验、Bonferroni 检验进行两两比较。

(2)如果小样本的偏态分布资料或方差不齐，则作 Kruskal - Wallis 的统计检验。如果 Kruskal - Wallis 的统计检验为有统计学意义，则可选择合适的方法(如用成组的 Wilcoxon 秩和检验，但用 Bonferroni 方法校正 P 值等)进行两两比较。两组或多组计量资料的统计方法可参考图 4 - 16 - 7 所示。

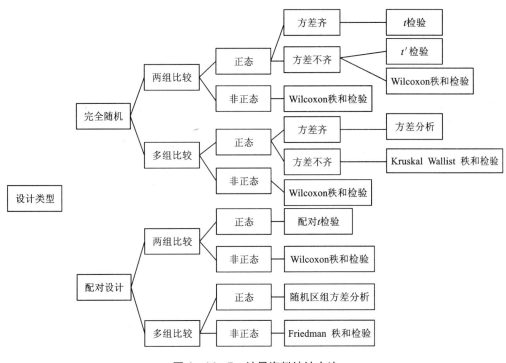

图 4 - 16 - 7 计量资料统计方法

二、计数资料的统计分析

1.单样本资料与总体比较

(1)二分类资料：

a.小样本时：用二项分布进行确切概率法检验；

b.大样本时：用 u 检验。

(2)多分类资料：用 χ^2 检验(又称拟合优度检验)。

2. 四格表资料

(1)$n > 40$ 并且所以理论数大于 5，则用四格表专用 Pearson χ^2。

(2)$n > 40$ 并且所以理论数大于 1 并且至少存在一个理论数 < 5，则用校正 χ^2 或用 Fisher's确切概率法检验。

(3)$n \leqslant 40$ 或存在理论数 < 1，则用 Fisher's 检验

3. $2 \times C$ 表资料的统计分析

(1)列变量为效应指标，并且为有序多分类变量，行变量为分组变量，则采用 Cochran - Mental - Haenszel χ^2 或成组的 Wilcoxon 秩和检验。

(2)列变量为效应指标并且为二分类，列变量为有序多分类变量，则用趋势 χ^2 检验。

(3)行变量和列变量均为无序分类变量。

a. $n \geqslant 40$ 且 $T \geqslant 5$ 时，则用 Pearson χ^2。

b. $n < 40$ 且理论频数 $1 \leqslant T < 5$ 的格子数小于 $2 \times C$ 表中的格子总数的 1/5 时，则用

Fisher's 确切概率法检验。

4. R×C 表资料的统计分析

（1）列变量为效应指标，并且为有序多分类变量，行变量为分组变量，则 $CMH\chi^2$ 或 Kruskal – Wallis 的秩和检验。

（2）列变量为效应指标，并且为无序多分类变量，行变量为有序多分类变量，作 none zero correlation analysis 的 $CMH\chi^2$。

（3）列变量和行变量均为有序多分类变量，可以作 Spearman 相关分析。

（4）列变量和行变量均为无序多分类变量：

a. $n \geq 40$ 且 $T \geq 5$ 时，则用 Pearson χ^2。

b. $n < 40$ 且理论频数 $1 \leq T < 5$ 的格子数小于 R × C 表中的格子总数的 1/5 时，则用 Fisher's 确切概率法检验。

计数资料的统计方法可参考图 4 – 16 – 8 所示。

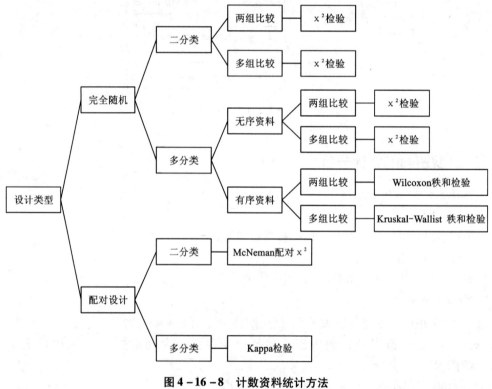

图 4 – 16 – 8　计数资料统计方法

三、回归分析

1. 直线回归

如果回归分析中的残差服从正态分布（大样本时无需正态性），残差与自变量无趋势变化，则直线回归（单个自变量的线性回归，称为简单回归），否则应作适当的变换，使其满足上述条件。

2. 多重线性回归

应变量(Y)为连续型变量(即计量资料),自变量(X_1,X_2…,X_p)可以为连续型变量、有序分类变量或二分类变量。如果回归分析中的残差服从正态分布(大样本时无须正态性),残差与自变量无趋势变化,可以作多重线性回归。

(1)观察性研究:可以用逐步线性回归寻找(拟)主要的影响因素。

(2)实验性研究:在保持主要研究因素变量(干预变量)外,可以适当地引入一些其他可能的混杂因素变量,以校正这些混杂因素对结果的混杂作用。

3. 二分类的 Logistic 回归

应变量为二分类变量,自变量(X_1,X_2,…,X_p)可以为连续型变量、有序分类变量或二分类变量。

(1)非配对的情况:用非条件 Logistic 回归

a. 观察性研究:可以用逐步线性回归寻找主要的影响因素。

b. 实验性研究:在保持主要研究因素变量(干预变量)外,可以适当地引入一些其他可能的混杂因素变量,以校正这些混杂因素对结果的混杂作用。

(2)配对的情况:用条件 Logistic 回归

a. 观察性研究:可以用逐步线性回归寻找主要的影响因素

b. 实验性研究:在保持主要研究因素变量(干预变量)外,可以适当地引入一些其他可能的混杂因素变量,以校正这些混杂因素对结果的混杂作用。

4. 有序多分类有序的 Logistic 回归

应变量为有序多分类变量,自变量(X_1,X_2,…,X_p)可以为连续型变量、有序分类变量或二分类变量。

(1)观察性研究:可以用逐步线性回归寻找主要的影响因素。

(2)实验性研究:在保持主要研究因素变量(干预变量)外,可以适当地引入一些其他可能的混杂因素变量,以校正这些混杂因素对结果的混杂作用。

5. 无序多分类有序的 Logistic 回归

应变量为无序多分类变量,自变量(X_1,X_2…,X_p)可以为连续型变量、有序分类变量或二分类变量。

(1)观察性研究:可以用逐步线性回归寻找(拟)主要的影响因素。

(2)实验性研究:在保持主要研究因素变量(干预变量)外,可以适当地引入一些其他可能的混杂因素变量,以校正这些混杂因素对结果的混杂作用。

【课后习题】

1. t 检验的应用条件是什么?

2. 方差分析的基本思想是什么?

3. 方差分析的应用条件是什么?

4. 探讨氨茶碱与多索茶碱应用在慢性阻塞性肺疾病(COPD)临床治疗的效果,实验组应用多索茶碱、对照组应用氨茶碱治疗,疗效见表 4 – 16 – 19 所示。

组别	治愈及好转	无效
实验组	48	2
对照组	36	14

根据表 4 - 16 - 18 所示回答以下两个问题：

(1)欲计算该四格表 χ^2 值，应采用何种计算公式？

(2)计算 χ^2 值。

5.非参数检验适用于哪些情况？

6. Logistic 回归的用途是什么？

【答案示例】

1. 样本含量较小时(<60)，理论上要求 t 检验的样本随机地取自正态分布的总体，两小样本均数比较是还要求两样本所对应的总体方差相等即具有方差齐性。在实际应用中，如与上述条件略有偏差，对结果影响不大。

2. 方差分析是将全部观察值间的变异按照设计和需要分解成两个或多个组成部分，再将各影响因素产生的变异与随机误差进行比较，从而判断各部分的变异与随机误差相比是否具有统计学意义。

3. 多个样本均数比较的方差分析的应用条件为：①个样本是相互独立的随机样本，均来自正态分布的总体；②相互比较的个样本的总体方差相等，即具有方差齐性。

4. 本题 $n > 40$，且最小期望 $T = 8 > 5$，应采用四格表专用 χ^2 公式，计算得 $\chi^2 = 10.714$。

5. 数据分布未知、偏态分布、组间的方差不齐、资料中含有不确定值的计量资料组间的比较。当比较的数据只能用严重程度、优劣等级的半定量(等级)资料组间的比较。

6. 研究某种疾病或现象发生和多个危险因素(或保护因子)的数量关系。

第五部分

临床研究实施

第十七章

如何通过伦理审查

【案例】

在《新英格兰医学杂志》上发表了"吉非替尼或卡铂－紫杉醇治疗肺腺癌"一文，文章中提到"An independent ethics committee at each participating institution approved the study protocol. The study was conducted in accordance with the Declaration of Helsinki, the International Conference on Harmonization Guidelines for Good Clinical Practice, applicable regulatory requirements, and Astra Zeneca's policy on bioethics"，即每个参与机构的独立伦理委员会批准了研究方案。该研究是根据赫尔辛基宣言，国际良好临床实践协调指南，适用的监管要求和阿斯利康生物伦理政策进行的。看到这段话，我们不禁思考：为什么临床研究要通过伦理审查？怎样才能通过伦理审查？本文中提到的伦理审查主要针对人的相关研究。

【提要】

伦理审查，是指为规范涉及人的生物医学研究和相关技术的应用，保护人的生命和健康，维护人的尊严，尊重和保护人类受试者的合法权益而进行的必要审查程序。本章将分别对伦理审查的重要性、伦理原则及规定、伦理审查流程等这几个方面进行阐述。

"医学越是具有直接左右人生命的力量，如何运用它就越成为大问题。医学的力量如果妥善应用，就可给人带来幸福。但若滥用就很容易破坏人的生命"。如何使医学科研活动更好地为人类服务，必须同时考虑科学和伦理学。在临床研究中，人们接受试验，主要是为了推进科学知识并使他人受益，却伴随着一些自身的风险与不便。为了让人们愿意参加临床研究并提供公共资助，必须保证这些研究是按照严格的道德标准进行的。

伦理审查的三大基本伦理原则：尊重原则、受益原则以及公正原则。相关的指南与宣言包括国际上世界医学会（World Medical Association, WMA）制定的《赫尔辛基宣言》以及国际医学科学组织协会(Council for International Organizations of Medical Sciences，CIOMS)公布的人体生物医学研究的国际道德指南等，还包括国内原卫生部 2007 年颁布的《涉及人的生物医学研究伦理审查办法(试行)》、2016 年，国家卫健委出台的《涉及人的生物医学研究伦理审查办法》以及国家药品监督局 2010 年颁布的《药物临床试验伦理审查工作指导原则》等。

第一节　伦理审查的重要性与意义

【案例 1】1932 年美国 Alabama 州的 Tuskegee 研究所和 Macon 县卫生局在该县的 Tuskegee 对当地 399 名患梅毒的男性黑人患者进行了梅毒自然病史的追踪观察研究，该研究项目给每位患者提供免费食物，给他们做详尽的检查、记录和细致的护理，但不给患者做明确的诊断。20 世纪 40 年代后期出现了特异性治疗梅毒的药物(青霉素)，但该项目负责人隐瞒了这些情况，没有给患者做特异性的治疗，反而要求患者及其亲属同意患者死后捐献器官和组织供研究使用。该案件 1972 年后被揭露，司法诉讼费高达 180 万美元，赔偿金额高达 1000 万美元，1997 年，克林顿总统代表美国政府向幸存的 8 位患者、患者亲属和美国黑人致歉。

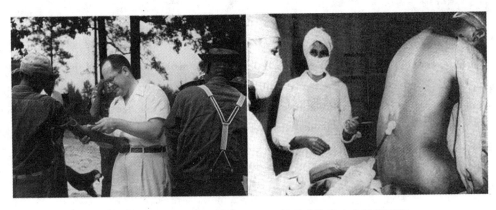

图 5 - 17 - 1　在缺乏伦理原则下对男性黑人梅毒患者进行研究

该案例提示，在临床研究中如果不把患者的健康利益放在最高位置，为了某些目的(如为了科学目的)进行的医学研究有可能危害患者的健康，违反伦理，造成严重后果。

【案例 2】1956 年 Saul Krugman 教授在美国纽约州的 Willowbrook State School 通过给在校青少年注射含温和性肝炎病毒的血清预防肝炎，但造成了肝炎的传播。该研究在注射前给每个孩子的家长发了一份知情同意书，但当时没有专门的委员会对该项目进行伦理学审查。

该案例提示，在临床研究中仅有知情同意及签字并不一定能有效地保护受试者的利益。由一个有能力的，独立的委员会对临床研究是否符合伦理把关是很有必要的。

医学本质上是技术性与伦理性的高度统一。医生道德观和价值观体现在医疗过程中的每一个环节，贯穿于医疗活动的每一个领域。因历史的惨痛教训，使人们在关注医学研究获益同时，更关注医学研究的科学性及对人类受试者的保护等伦理问题。医学伦理委员会正是应这种现实需要而生。

伦理委员会由临床医学专家、临床流行病学专家、统计学专家、伦理学专家等各方面的人员组成，希望各方面专家合作，发挥各自特长，对临床研究项目进行全面综合的伦理评价。伦理委员会的责任是审查临床研究的科学性和伦理性，以保证受试者的尊严和权益不受侵犯。

伦理审查的实质是调节和平衡病人权益与医学科学发展的关系。伦理审查是保障患者权益，规范临床研究的重要手段，它可以帮助伦理委员会了解和评价研究的运行情况。在伦理原则的约束下进行临床科研，可以强化科研人员的伦理意识，提高其伦理素养。研究者发起的临床科研项目往往存在诸多伦理问题、利益冲突和外在因素干扰。接受伦理审查和监督，在发现违背方案或伦理原则的情况时及时纠正，增强研究者对研究方案的执行力和依从性，保证临床科研的科学性和伦理性，使受试者的权益进一步得到保障。

第二节　伦理审查原则及规定

伦理审查的三大基本原则(图 5 – 17 – 2)。

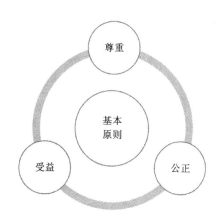

图 5 – 1 – 1　伦理审查的三大基本原则

一、尊重原则

尊重受试者是否参加研究的自主选择权，严格履行知情同意程序，防止使用欺骗、利诱、胁迫等手段使受试者同意参加研究，允许受试者在任何阶段无条件退出研究。保护决策能力受损的参与者，并保持机密性。研究参与者不是被动的数据来源，而是必须尊重其权利和福利的个人。

二、受益原则

首先将受试者人身安全、健康权益放在优先地位，其次才是科学和社会利益，研究风险与受益比例应当合理，力求使受试者尽可能避免伤害。参与者的风险既包括研究干预的身体伤害，也包括社会心理伤害，例如违反保密，羞辱和歧视。

三、公正原则

应当公平、合理地选择受试者，对受试者参加研究不得收取任何费用，对于受试者在受试过程中支出的合理费用还应当给予适当补偿。公正原则还要求公平获得研究的益处。既往，临床研究被认为是有风险的，并且受试者被认为是需要保护免受危险干预措施的豚鼠，很少或根本没有个人利益。然而，越来越多的临床研究可以为 HIV 感染，癌症和器官移植等疾病提供新的治疗方法。寻求有希望的新药治疗致命疾病的患者希望更多地进行临床研究，而不是获得更多的保护。

四、其他原则

为了通过伦理审查，除了以上原则，必须满足相关的规定，相关的指南与宣言包括 WMA 制定的《赫尔辛基宣言》、CIOMS 公布的《人体生物医学研究的国际道德指南》《涉及人的生物医学研究伦理审查办法（试行）》《涉及人的生物医学研究伦理审查办法》《药物临床试验伦理审查工作指导原则》等。下面将选列其中一些原则。

(1)医生既应当考虑自己国家关于涉及人类受试者研究的伦理、法律与管理规范和标准，也应当考虑相应的国际规范和标准。任何国家性的或国际性的伦理、法律或管理规定，都不得削弱或取消任何对研究受试者的保护。

(2)医学研究进行的方式应最大限度地减少可能对环境造成的危害。

(3)只有具有恰当的伦理学和科学教育、训练和资质的人员才能进行涉及人类受试者的医学研究。

(4)在医学研究中未被充分代表的人群应该获得适当的机会参与研究。

(5)在医学实践和医学研究中，大多数干预措施都包含风险和负担。只有当研究目的的重要性超过给研究受试者带来的风险和负担时，涉及人类受试者的医学研究才可进行。

(6)涉及人类受试者的医学研究必须遵循公认的科学原则，必须建立在对科学文献和其他相关信息的全面了解的基础上，必须以实验室实验为基础，并酌情考虑动物实验。必须尊重研究中所使用动物的福利。

(7)涉及人类受试者的每一项研究的设计和实施必须在研究方案中予以清晰说明和论证。

(8)在研究开始前，研究设计方案必须提交给研究伦理委员会，供其审核、评论、指导和批准。该委员会必须独立于研究人员、赞助者和任何不正当影响之外。

(9)给予知情同意行为能力的人作为受试者参加医学研究必须是自愿的。虽然征询家庭成员或社区领导人的意见可能是合适的，但除非有提供知情同意行为能力的受试者本人自由同意，否则他/她不可以被征召参加医学研究。

(10)在涉及有知情同意行为能力的人类受试者参与的医学研究中，每个潜在的受试者都必须被充分告知研究目的、方法、资金来源、任何可能的利益冲突、研究者所属单位、研究的预期受益和潜在风险、研究可能引起的不适，研究结束后保障以及任何其他研究相关方面内容。必须告知潜在的受试者，他们有权拒绝参加研究，或有权在任何时候撤回参与同意而不受报复。应该特别留意潜在个体受试者的特殊信息要求和传递该信息所用的方式。

(11)对于一个不具备知情同意行为能力的潜在受试者，医生必须从合法授权的代表那里征得知情同意。不可将这些人纳入他们不可能受益的研究中，除非这项研究意在促进这些潜在受试者所代表人群的健康，不能由具备知情同意行为能力的人替代进行，而且仅有最低程度的风险和最低程度的负担。

（12）受试者在身体或精神上无法给予知情同意，例如无意识的患者，那么仅当其不能给出知情同意的身体或精神上的状况是该研究人群所必需的特征时，涉及这类受试者的研究才可以进行。在这种情况下，医生必须从合法授权代表那里征得知情同意。如果没有这样的代表且该研究不能被推迟，若在研究方案中已经阐明纳入因某种状况而无法给予知情同意的受试者的特殊理由，且该研究已经被研究伦理委员会批准，那么这项研究可以在没有知情同意的情况下进行。应尽快从受试者或其合法授权代表那里征得继续参与这项研究的同意。

（13）医生必须向患者全面通报在治疗中哪些方面与研究有关。医生绝不能因患者拒绝参与研究或中途退出而影响医患关系。

（14）个体患者治疗过程中，经证实的干预措施不存在或其他已知的干预措施无效时，如果根据医生的判断，未经证实的干预措施有希望挽救生命、恢复健康或减轻痛苦，那么在征求专家意见、征得患者或合法授权代表知情同意后，可以使用该干预措施。该干预措施应该随后成为研究目标，用以评价其安全性和有效性。在所有情况下，新信息都必须得到记录，并在适当情况下使其公开可及。

第三节　伦理审查流程

伦理审查基本流程包括伦理审查申请、受理、处理、审查、传送决定、文件存档等。

首先在申请伦理审查时应当向负责项目研究的医疗卫生机构的伦理委员会提交下列材料：

（1）伦理审查申请表。

（2）研究项目负责人信息。

（3）研究项目所涉及的相关机构的合法资质证明以及研究项目经费来源说明。

（4）研究项目方案、相关资料，包括文献综述、临床前研究和动物实验数据等资料。

（5）受试者知情同意书。

（6）伦理委员会认为需要提交的其他相关材料等。

伦理委员会伦理委员会收到申请材料后，应当及时组织伦理审查，并重点审查以下内容：

（1）研究者的资格、经验、技术能力等是否符合试验要求。

（2）研究方案是否科学，并符合伦理原则的要求。中医药项目研究方案的审查，还应当考虑其传统实践经验。

（3）受试者可能遭受的风险程度与研究预期的受益相比是否在合理范围之内。

（4）知情同意书提供的有关信息是否完整易懂，获得知情同意的过程是否合规恰当。

（5）是否有对受试者个人信息及相关资料的保密措施。

（6）受试者的纳入和排除标准是否恰当、公平。

（7）是否向受试者明确告知其应当享有的权益，包括在研究过程中可以随时无理由退出且不受歧视的权利等。

（8）受试者参加研究的合理支出是否得到了合理补偿；受试者参加研究受到损害时，给予的治疗和赔偿是否合理、合法。

（9）是否有具备资格或者经培训后的研究者负责获取知情同意，并随时接受有关安全问题的咨询。

（10）对受试者在研究中可能承受的风险是否有预防和应对措施。

（11）研究是否涉及利益冲突。

（12）研究是否存在社会舆论风险。

（13）需要审查的其他重点内容。

伦理委员会应当对审查的研究项目作出批准、不批准、修改后批准、修改后再审、暂停或者终止研究的决定，并说明理由。伦理委员会作出决定应当得到伦理委员会全体委员的二分之一以上同意。伦理审查时应当通过会议审查方式，充分讨论达成一致意见。

总之，在临床研究中，只有做到促进和确保对受试者的尊重，并保护他们的健康和权利，才能通过伦理审查，才能真正达到研究目的，才能促进科学进步，进而时全人类受益。

【课后习题】

某科研小组，利用中度、重度哮喘的患者，给予布地奈德混悬液吸入治疗进行单盲法人体试验。自愿参加的受试者被随机分成治疗组和对照组，并且所有的受试者在实验前停用平喘药 1 天，除有明显低氧血症的患者给予 30% 氧气吸入外，均不加用其他药物。治疗组给予布地奈德混悬液雾化吸入，对照组仅给予 0.9% 氯化钠溶液雾化吸入，观察 4 小时。结果治疗组 85% 的受试者有效；对照组除 1 例起效和 1 例无变化外，82% 的受试者肺功能较前恶化。请对以上案例进行分析，科研人员违背了人体实验哪一项伦理原则，为什么？

【答案示例】

在该试验中，受试者是中度、重度哮喘的患者，并且所有受试者在试验前停平喘药 1 天，显然会给患者带来躯体和精神上的痛苦，特别是对照组在试验时给 0.9% 氯化钠溶液雾化吸入，并观察 4 小时，致使 82% 的受试者肺功能较前恶化。这样的人体试验是不符合维护受试者利益原则的。

第十八章

如何设计研究问卷

【案例】

您的慢性阻塞性肺病 (COPD) 情况如何　请参加本慢性阻塞性肺病评估测试 (COPD Assessment Test™, CAT)

本问卷有助于您和您的医疗保健专家评估慢阻肺 (Chronic Obstructive Pulmonary Disease, COPD) 对您的健康和日常生活的影响您和您的医疗保健专家可利用您的答案　测试分数来更好地管理您的慢阻肺并帮助您从治疗中获得最大的益处

以下每一项　请在能最好地描述您目前状况的方框中打勾（√）　请确保每个问题只选择一个答案

例如　我极开心　⓪①√③④⑤　我极不开心　　　分数

我从不咳嗽　⓪①②③④⑤　我总是咳嗽

我肺里一点痰也没有　⓪①②③④⑤　我肺里有很我很多痰

我一点也没有胸闷的感觉　⓪①②③④⑤　我有很重的胸闷的感觉

当我在爬坡或爬一层楼梯时我并不感觉喘不过气来　⓪①②③④⑤　当我在爬坡或爬一层楼梯时我感觉非常喘不过气来

我在家里的任何活动都不受慢阻肺的影响　⓪①②③④⑤　我在家里的任何活动都很受慢阻肺的影响

尽管我有肺病，我还是有信心外出　⓪①②③④⑤　因为我有肺病对于外出我完全没有信心

我睡很好　⓪①②③④⑤　因为我有肺病我睡很不好

我精力旺盛　⓪①②③④⑤　我一点精力都没有

总分

173

上述问卷为慢性阻塞性肺疾病患者的评估测试问卷，包含 8 个问题，每个问题分为 6 个等级。该问卷是由伦敦大学圣乔治学院 P. W. Jones 首次编写，由于其简单可靠、操作性强且能有效评估患者的生活质量，故广泛运用于临床工作中，并已翻译成多种语言，成为公认的慢性阻塞性肺疾病患者评估手段之一。

"问卷是调查研究的支柱"，美国社会学家艾尔·巴比（Earl Babbie）在《社会研究实践 - The Practice of Social Research》一书中这样评价问卷在调查研究中的重要作用。的确，问卷方法因其众多优点，例如节省时间、金钱、人力、避免主观偏倚、可进行定量处理和分析等，越来越受到科研人员的重视。问卷为科学研究，尤其是临床研究提供了从定性走向定量、从思辨走向实证的物质手段。但是，问卷并不是科学研究中唯一收集资料的工具，不是所有临床研究都适用于问卷调查。因此，为了更好地运用问卷，设计出一份更好的问卷，我们应该对问卷的特点、问卷设计以及其中的注意事项有所了解，这样才能达到我们进行有效科研调查的最终目的。

第一节 什么样的才是好问卷？

问卷是一种非常简便的调查方法，用于从大样本人群中获取有用的资料进行对比分析，是社会调查中用来收集资料的一种工具。不同类别的问卷都应该是有清晰、易懂、适宜的表达方式，才能让被试者准确的表达、描述以及传达有用的信息。这些信息是可被记录、编码以及分析的，并不会引起偏倚、错误以及扭曲。一份好的问卷应该具备以下几点：

1. 适合调查对象

一份问卷应该适合所针对的调查对象（appropriate），这样问卷才能得到适宜的回答。例如，询问一位病理科医生是如何处理焦虑症患者的。这样的问题就不能够得到合适、准确的答案。因此，问卷是为被调查者而设计的，是为他们愿意填写，能够填写而设计的。

2. 适合研究目的和内容

评价一份问卷的好坏，重要的一点是其是否适合研究目的，包含的问题是否与所研究的内容密切相关。一份问卷中，如果与研究目的和内容（suitable research objectives and content）不相关的问题越多，其收集的有用信息就越少，问卷的质量也越低。因此，在设计问卷过程中，应逐一排查问题，是否都紧密围绕研究目的，都与研究内容密切相关，每个问题所得到的是什么资料，这些资料是不是研究所必需的，它们对研究有多大的用处等。

3. 通俗易懂

问卷通俗易懂（intelligible）才能让被试者充分理解并作答，这也意味着问卷使用的语言是被试者常用的语言。在国内，使用的大多数问卷是按照国外版本翻译过来的，但没有很好的翻译，这样的问卷有时会让被试者误解问卷的本意。例如，I think my primary care practitioner finds me hard to deal with，若翻译成：我认为我的医生发现我很难处理，就是错误的，而应该译成：我认为我的医生能及时发现我在处理疾病问题上有困难。填写同一份问卷，有的被调查者可能不费吹灰之力，而另一些被调查者却不知如何填写。所以，在设计问卷过程中，的确需要设计者在各方面都下功夫，考虑周全。

4. 表达清晰

不管是对于被试者还是调查者，将问题和答案表达清晰（unambiguous）都是很重要的。例如，当你同时询问一位临床医师以及一位百货商场柜员"CK"代表的是什么的时候，可能得到的答案却是相差甚远。因此，一份好的、高质量的问卷应该具备清楚、明确、统一、易懂以及适合所有调查对象的性质。

5. 无偏倚

问卷中的每个问题应该避免存在偏倚（unbiased），如回忆偏倚（recall bias）。例如，询问被试者从什么时候开始吸烟，此时被试者的回答与其回忆准确与否有关系，故存在有回忆偏倚。对于该类问题，可延伸至被试者某个具体的时段，如询问被试者是否从小学或初中或高中等开始吸烟，这些时段可降低回忆引起的偏倚。

6. 全面性

问卷中针对每个问题的答案应该是全面的（omnicompetent），包含所有可能性的回答。虽然在现实生活中，问题的答案是受限于被调查者的数量，不可能做到很全面。但我们应尽可能的提供全面的答案，例如增加一栏"其他"或者留空白线让被调查者自由填写。

7. 正确的编码

正确编码（appropriately coded）就是给问题和答案编上数码，用这些来代替问卷中的问题及答案，这样转化成数码，才能用计算机进行统计处理和分析。在问卷编码过程中应详细检查问题是否有歧义或是重叠，分类方法应该详尽且相互独立。例如，您的文化程度是？①小学及以下；②初中；③高中或中专；④大专及大专以上。该题中的答案前用阿拉伯数字进行编码，数字①代表的是小学及以下文化程度，②代表初中文化程度，以此类推。这样，就将文字的答案转化成了数码，便于输入计算机进行统计分析了。

8. 预调查

在问卷正式使用之前，都应进行预调查（pilot）。预调查的目的是根据预调查中出现的问题，再进行修改。同时可以计算出问卷的信度和效度。预调查时，要选择那些与样本特征相近的调查对象进行调查，同时尽可能不要对样本产生影响。经过预调查，进一步发现问卷中存在的问题，修改后就可以定稿。

在预调查中，也可得到问卷的回收率，根据回收率以及有效回收率判断是否适合被调查者。通常，邮寄问卷回收率达75%以上则认为是很好的。回收率、有效回收率越高，说明该问卷适合调查对象的可能性越大，反之则越小。

$$有效回收率 = \frac{回收的有效问卷数}{发出的问卷总数} \times 100\%$$

9. 具有较高的效度和信度

效度和信度（validity and reliability）是评价任何一种测量工具的主要指标。一份问卷在整体上具有比较高的效度和信度，关键在于提高问卷中每一个问题的效度和信度。效度和信度的计算可通过预调查完成，详细见第二节。

10. 符合伦理

任何一份问卷在使用前都应进行伦理（ethical）的审核，伦理委员会将严格把关每一份问卷的使用以防损害被试者的利益，即便该问卷调查只包含一个问题。伦理委员会需审核调查的意义，科学严谨性，是否包含敏感内容以及知情同意书的内容。

第二节　设计问卷的要素

一、确定研究问题以及研究对象

在开始研究之前，确定研究问题、研究对象及研究目的是很重要的。在问卷设计过程中，一定要牢记随时回顾研究问题、对象及目的。这一点在问卷调查研究中尤为重要，因为在问卷调查研究中，人们往往会想要"多管闲事"，想要深入研究各种各样的问题，而这些问题虽然对研究人员来说很有趣，但与您的研究并不相关。研究问题不同，使得被调查者对调查的重视程度、敏感程度、熟悉程度等都存在不同的差别。有的问卷相对来说容易开展一些，而有些则相对困难一些。问卷的设计者要对这些情况有较明确的认识，并根据不同的情况采取不同的方法进行设计。

研究目的是决定整个问卷的内容和形式的最重要因素之一。在不同的目的的问卷中，问卷设计的要求是不相同的。比如，想要调查患者是否听说过慢性阻塞性肺疾病，则只需设计一个简单问卷包含患者的基本人口学特性和简单的问题就可以。但，如果想要进一步的调查患者了解慢性阻塞性肺疾病的情况时，那就需要在问卷中详细设计，必须提什么问题，不必提什么问题，都将受到伦理假设、研究框架和主要变量的制约，整个问卷的编制都必须紧紧地围绕研究目的、主题以及研究对象来进行。

研究对象的性质在问卷设计中的影响是很重要的，即被调查者是一些什么样的人（职业、年龄、文化程度、性别、婚姻状况等），他们之间的差异程度如何。因为，不同的人群有着不同的社会背景、不同的生活方式、不同的价值观念，对于同一件事情会有不同的反应。因此，在设计问卷之前，必须对调查人群有一个清楚全面的认识，只有做到这一点，才能设计出最合适的问卷。在临床研究中，设计的问卷针对的调查对象大多数为患者，其文化程度、社会背景、生活方式、经济条件、心理状态等都存在千差万别的情况，所以面对这样的人群，设计问卷的确不是一件容易的事情。它要求研究者在设计问卷时，充分考虑到各种身份、群体的人所有可能产生的各种心理反应，合理地安排好每一个问题，写好每一句话，用好每一个字。

二、确定问卷类型

问卷的类型主要分为两种类型：自填式问卷和访问式问卷（由培训后的访问员进行访问）。无论你决定采用哪一种类型的问卷，都应该考虑到实际问题如花费的时间，科研经费以及研究问题三者之间的平衡关系。例如，有研究者为了调查某种患者的生活质量，设计较为冗长十几页的问卷，但当患者拿到该问卷时，很不情愿填写，这样就会大大降低问卷的回收率，导致研究的中断。

访问式的问卷主要用于结构访问调查中，可通过面对面、电话或网络交流等方式。访问者根据问卷的结构向被调查者逐一提出问题，并根据被调查者的回答来填写问卷。访问式的问卷优点在于一些不清楚的问题可以由访问者向被调查者解释，且一些开放式的问题也可以收集到很多可能的答案。很重要的一点，这样可以保证被调查者确实是研究所需的研究对象。但是访问式问卷较昂贵一些，因为需花费较多财力和人力用于访问员的培训和访问。访问式问卷也有缺点，例如访问者可能会扭曲被调查者的答复，一些人不愿意接受访问，一些人可能更愿意接受自填式问卷形式。还有如果通过电话访问，可能一些被调查者会因为陌生的声音等在你进行解释访问目的之前就迅速挂断电话，这些都可以降低问卷的答复率。例如，汉密尔顿抑郁量表是临床上评定抑郁状态的一种常用的访问式量表，详见附录1。

自填式问卷，即被调查者在无访问员在场和帮助的情况下自行填写。自填式问卷相对于访问式问卷来说花费少，而且可以收集到大量的研究对象。自填式问卷可在研究中心填写，也可通过邮寄或电子邮箱的形式填写。在临床上，也可以选择邀请患者在门诊填写问卷，这样可保证是目标对象完成的问卷调查。同时，研究者可以向其说明问卷中含糊的问题并保证患者全部完成问卷。这些优点，可以弥补在问卷填写中浪费患者的时间以及避免扰乱门诊秩序。但同时也有缺点，因为在门诊进行问卷填写时，患者会觉得被医院环境吓着了，会将答案按照医师满意的方向进行回答，而不是自己真正的想法。例如，贝克抑郁量表（BDI－II），详见附录2。

对比上述两种问卷，我们不难发现，访问式问卷中只有对访问者的指导语，且有详细的评分说明，而自填式问卷从头到尾只有对被调查者的指导语。需要强调的是，自填式问卷是直接面对被调查者的，所以其设计质量和形式就显得更加重要，在设计问卷工作中应反复推敲，精益求精。

三、制定问题

（一）问题的类型

问卷的问题及答案是问卷的主体，问题是问卷设计工作中最重要的部分。问题可分为开放式问题和封闭式问题，开放式问题即不为被调查者提供具体答案，而由被调查者自由填写的问题。开放式问题的主要优点是它允许被调查者按自己的方式，充分自由地对问题作出回答，不受任何限制。因此，开放式问题所得到的资料往往比封闭式问题所得到的资料丰富得多、生动得多。特别是它常常可以得到一些调查者事先未曾料想到、未曾估计到的资料。但开放式问题也有很多缺点，如要求被调查者具有较高的知识水平和语言表达能力，需要花费较多的时间和精力去完成问卷，统计开放式问题对于调查者来说较为麻烦，往往产生许多与研究无关的资料。

例如，您喜欢做什么运动？

在治疗疾病的过程中，您最担心的是什么？

所谓封闭式问题，则是提出问题的同时，再给出若干个特定的答案，让被调查者根据自己的实际情况选择回答的问题。例如，上述问题可转化成封闭式问题：

您最喜欢做什么运动？

①羽毛球；②乒乓球；③跑步；④广场舞；⑤瑜伽；⑥游泳。

在治疗疾病的过程中，您最担心的是什么？

①经济问题；②药物疗效；③药物不良反应；④误工。

封闭式问题相比开放式问题，优点在于被调查者填写问卷、回答问题十分方便、容易，所需要的时间和精力也少得多。封闭式问题得到的资料也容易统计处理和定量分析，且资料较集中。因为事先给出了有限的答案，被调查者的回答就集中在已有的答案中。封闭式问题的缺点为已有的答案限制了被调查者的自发性和表现力,在回答中的各种偏误也难以发现。因为,在封闭式问题中,被调查者只需要在某些答案上打某种记号,如打钩、画圈等,有些可能是被调查者为了隐瞒自己的实际情况而故意打错,有些可能是因为笔误造成的,这些偏误在封闭式问题中往往难以识别。所以,在设计封闭式问题的过程中,应仔细揣摩、认真对比,制定合适的问题及答案。

无论是开放式或封闭式问题都有各自的优缺点,在临床研究中,应该扬长避短,根据研究的目的、形式、规模以及对象进行调整和选择。从研究的战略来看,开放式问题更适合于用来探索问题的范围,以及掌握某些重要的答案类型,而封闭式问题主要用于检验假设。如果我们需要收集大量的、尽可能详细的感性材料而不是用作统计分析,则可以采用访问式问题。但,如果我们对问题已经有了相当的了解,需要收集大量的定量材料来证明我们的假设时,可采用封闭式问题形式。此外,为了避免封闭式问题限制了答案种类,比较常见的方法就是在问卷末尾加入一两个开放式问题,用来收集那些未能列入问卷的某些方面的情况。比如:

我们的调查结束了,再次感谢您的填写!如果您对医患关系的问题还有其他的想法和意见,欢迎写在这里。

(二)问题的编写原则

在确定采用问卷进行研究后,即可开始编写问题了。在编写前,可以参考已有问卷的问题(获得作者授权后),这样可以避免重复别人的工作,也便于将自己的研究数据直接和其他人的进行比较。在这个过程中,需要逐字复制才有效,如果需要更改问题的语言种类,如英语翻译成汉语,则需要再次进行信度和效度的分析。语言是问卷设计的基本材料,要设计出表达清楚、简明易懂的问题,必须注意问题的语言。问题措辞的基本原则是简短、明确、通俗、易懂。具体包括以下几点:

1. 语言简单

在问卷设计中,无论是问题还是答案,所用语言都应该简单。要尽可能使用简单明了、通俗易懂的语言。问题中的词汇或用词,也应该是所有被调查者都能明白的、日常生活中的词汇。不要使用专业术语、行话,如"蛛网膜下间隙出血""β2 受体激动剂"等,也要避免使用复杂、抽象的概念,如"单克隆靶向治疗""结核性渗出性胸膜炎"等。

2. 问题短小、有针对性

问题的陈述越长,就越容易导致含糊不清,被调查者的理解就越有可能不一致。问题越简短,产生含糊不清的可能性越小。在陈述问题时,最好不要用长句子,被调查者往往不愿意花时间去阅读太长的问题,甚至引起被调查者的反感,最终影响调查的顺利进行。因此,短一些、简单一些的问题会更容易让人接受。

3. 避免含糊不清的问题

含糊不清是在问卷设计中最容易出现的错误,常常是由于句子不通顺、问题范围过于笼统、运用否定形式、指示不明确造成的。例如:

您的孩子是否患有高血压?

如果患者不止一个孩子,那他该如何回答?这一问题的错误在于它暗含了"患者只有一个孩子"这一假设。应该在问题中明确指出所询问的具体对象,如"您至少有一个孩子患有高血压"等。

4.避免问题有双重或多重含义

双重或多重含义的问题就是在一个问题中,同时询问了两件或几件不同的事情。每个问题只应涉及一种事实行为,要避免问题内容的多维性。例如:

您是否认为在不同场合吸烟是不道德的行为?

①是;②否

"不同场合"就有很多种情况了,可以是在家里或公共场合,也可以是在专门设有吸烟室的地方,如果是在公共场合吸烟应该是不道德的行为,但是在专门吸烟室吸烟就不能说是不道德的行为了,所以该问题包含了多重的含义,让被调查者不知如何回答。

5.避免使用双重否定

在日常生活中,除了某些特殊情况外,人们往往习惯于肯定形式的提问,不太喜欢采用否定形式的提问。因为许多人常常容易漏掉问题中的"不"字,在这种理解的基础上来进行回答,而恰恰与题目的意思相反了。例如:

您是否不认为吸烟与高血压相关?

①是;②否

上述问题如果答"是",则表明"不认为吸烟与高血压相关",如果答"否"则表示"认为吸烟与高血压相关",这样会误导被调查者,因此往往我们提问采用的是肯定的描述,例如:

您是否认为吸烟与高血压相关?

①是;②否

该题答案就很容易理解了,答"是",则表明"认为吸烟与高血压相关",答"否"则表明"不认为吸烟与高血压相关"。因此,由于双重否定形式提问容易产生误解,所以在问卷设计中应尽量避免采用双重否定形式提问。

6.避免语言太书面化

问卷虽由书面的文字所构成,但由于它主要包含的是向被调查者提出的问题,所以,问卷中的语言要符合人们口头提问和交谈的习惯。例如:

您贵庚?

您一般什么时候用午膳?

以上两个问题其实是很简单的问题,但是设计者却没能把它说得更通俗、更符合中国人平常说话的习惯。一般应该采用下面的表述方法:

您的年龄是岁?

您一般什么时候吃午餐?

7.避免问题带有倾向性或诱导性

人们在回答问题时,一定程度上受到问题措辞所表现出来的倾向性的影响,因此,在问题的提法和语言上不能带有倾向性,应保持中立的提问方式,使用中性的语言。例如:

您认为吸烟影响健康吗?

医生认为吸烟影响健康,您的看法如何?

比较上述两个问题,不难看出,第一个问题为日常生活中习惯的问法,而后者则带有一种倾向性,增加了一定的描述和其他内容,让被调查者也认为"吸烟影响健康"。因此,要避免提问方式对被调查者形成诱导;避免使被调查者感到研究者提出这一问题是想得到某种特定的回答，或者说是在鼓励他、期待他作出某种回答。在问题或答案上运用贬义或褒义的词语，也会使问题带有倾向性，对被调查者形成诱导。各种形式的诱导性问题都隐含着假设和期望的结果，他们必然导致偏向性的回答。

此外，在问题中提到某一具体的对象时，有可能起到强化这一特定对象印象的作用，应尽可能避免这种做法，尽量将所希望了解的对象放在同类对象中，由被调查者自己来辨识和评价。例如，"苹果是您最喜欢的水果吗?"就可能导致偏向"喜欢苹果"的回答。而如果问"您最喜欢的水果是哪一种?"就能更真实准确的反应被调查者的实际想法。

8. 避免记忆偏差

回忆发生比较久远的事情是一件比较困难的事，询问被调查者超过6个月以上的事情是不太明智的。如果必须得询问比较久远的事情，可以将时间分段，比如6～12月，或者分特定时期进行询问。比如询问口腔正畸的患者"第一次见到您的口腔科医生是什么时候?"，可以将问题转化为"第一次见您的口腔科医生是在初中吗?"

最后，问题的编写顺序在问卷设计中也是很重要的。将一般问题安排在具体问题之前，可提高问卷的答复率。最好以简单、真实且不涉及隐私的问题开始，这样可以让被调查者感觉轻松一些。一些涉及研究的问题，可适当放在问卷后面，比如询问门诊就诊日期。这样做的优点在于，可让被调查者对你的研究产生兴趣，并感觉自己对问卷有一定的把握感。在问卷接近末尾，被调查者更放松的时候，询问一些关于被调查者私人的问题会更好一点。

四、制定答案（formulate the responses）

问题可分为开放式问题和封闭式问题，针对这两种问题，也同样有不一样的方式进行作答。

（一）答案的形式

开放式问题由于不需要列出答案，所以形式比较简单，只需留出空白，空白的多少根据研究的目的以及问题的内容决定，例如：

请在下面写出您的呼吸问题而无法进行的日常活动。

而封闭式问题其答案就复杂一些，下面将列举常用的几种答案形式及其特点、作用等逐一介绍。

1. 填空式

填空式即在问题后面一短横线，让被调查者直接在空白处填写。填空式一般只用于那些对被调查者来说既容易回答、又容易填写的问题，比如被调查者的年龄、家庭人口、子女数目等，如：

请问您的年龄多大？ 周岁？

您的单位是什么？ 医院？

2. 列举式

列举式即在问题后不提供具体答案，而只提供回答的方式，要求被调查者根据实际情况自己列举出若干回答。例如：

请问您找对象时最看重什么条件？（请列举您最看重的两个条件）

条件1: 条件2:

严格来说，列举式应属于开放式问题的一种，但之所以把它看作是封闭式，因其所要求列举的回答往往是简单、明确的、可以事先预料，但由于其数量太多，不便事先全部列出而已。这种列举式收集的答案无法对其进行预编码，只有在回收问卷后再进行单独的编码工作。

3.二项选择式

问题的答案只有"是"和"不是"（或其他肯定形式和否定形式）两种，被调查者根据自己的情况选择其一。一种是问题所列举的答案本身就只有两种可能的类型，比如询问性别，答案只有"男""女"两种。另一种是在询问人们的态度或看法时所进行的两极区分，比如"您是党员吗?"，回答就只有"是"和"否"两种。二项选择式其优点是答案简单明确，可以严格地把被调查者分成两类不同的群体，可以简化人们的回答分布，便于集中、明确地从总体上了解被调查者的看法。但它的缺点就是因为太简单，所收集的信息量也有限，不能很好地测量出被调查者在态度上的程度差异。另一方面，这种问题形式也会使得原本处于中立状态的被调查者也偏向一方，因而在一定程度上带有强迫选择的性质。

此外，是否将"我不知道"这一选项放入"是"和"否"一直以来存在争议。有研究发现，一般被调查者宁愿随便猜一个答案，而不是将答案空着。也有研究发现，"我不知道"这一选项会增加很多不确定的答案。不管选择哪一种，最好的方法是根据问题的需要在答案最后一项加上一栏让被调查者写上自己的观点或是解释原因。

4.多项单选式

即给出的答案至少在两个以上，被调查者根据自己的情况选择其中之一作为回答。这种形式的调查问卷在临床研究中采用得最多，其答案特别适合于进行频数统计和交互分析。在设计上，要保证答案的穷尽性和互斥性。例如

您的文化程度是(请在合适答案号码上打√)：

①小学及以下；②初中；③高中或中专；④大专以上。

慢性阻塞性肺疾病最主要的病因(请选择最合适的选项)：

A 吸烟　　　　　　　B 遗传　　　　　　　C 感染　　　　　　　D 过敏

5.多项多选式

与多项单选式不同，多项多选式是要求被调查者在问题所给出的全部答案中，根据自己的情况从中选出若干个。例如：

请问您养育孩子的主要动机是什么？（请在下列答案中选择三项打√）

①传宗接代；②完善人生；③增加夫妻感情；④养儿防老；⑤扩大家族势力；⑥体验做父母的乐趣；⑦增加劳动力；⑧顺势而为；⑨其他。

多项多选式的优点在于比单选式更能反映被调查者的实际情况，很多时候被调查者实际上存在着不止一种情形。但是在编码统计时，较单选式复杂一些，因为编码的问题不是一个，而是两个或三个以上。

6.多项排序式

若研究者除了解被调查者所选择的答案类型，同时还希望了解他们对这些类别的看重程度，此时就可以采用多项排序式。如将上述例子转化成多项排序式：

请问您养育孩子的主要动机是什么？（请在下列答案中选择三项进行排序）

第一重要：第二重要：第三重要：

①传宗接代；②完善人生；③增加夫妻感情；④养儿防老；⑤扩大家族势力；⑥体验做父母的乐趣；⑦增加劳动力；⑧顺势而为；⑨其他。

多项排序式的结果既可以像多项多选式那样按三个变量分别统计，也可以合并成单选式那样一个单一的结果进行统计分析，在合并分析时，需要进行加权平均。

7. 多项任选式

即在问题所提供的全部答案中，被调查者根据实际情况可以任意选择不同数目的答案的一种形式。比如：

您目前使用的吸入制剂是？（请在下列答案中选择，可多选，打√）

①沙丁胺醇；②异丙托溴铵；③噻托溴铵；④沙美特罗替卡松；⑤布地奈德福莫特罗；⑥乌美溴铵/维兰特罗；⑦布地奈德；⑧其他。

上述问题就可能存在一个或多个答案，故在编码时应特别注意。不能像单选式那样只给一个码，而是将每一答案都看成一个变量，都给一个编码。这样上述例子中的变量就有8个，编码时也要给8个变量码。多项任选式较多项多选式更加自由，被调查者可以选择一个或多个选项，更加贴近被调查者的实际情况。

8. 矩阵式

即一种将同一类型的若干问题集中在一起，构成一个问题的表达方式，例如：

我们想知道你的呼吸问题通常是如何影响你的日常生活？请选择"是"和"否"（注意：必须是因为你的呼吸问题导致你不能做的这些活动才选择"是"）

(1)我不能进行体育运动或做运动性游戏□是□否

(2)我不能外出娱乐或消遣□是□否

(3)我不能外出购物□是□否

(4)我不能做家务□是□否

(5)我不能走得离床或椅子太远□是□否

这种矩阵式问题的优点利于被调查者阅读和节约填写时间，但它并不能减少实际问题的数目。在设计这样的问题时，一定要给出专门的填写说明或填答指导，以免有的被调查者不会填写。

9. 表格式

该形式其实是矩阵式的一种变体，其特点和形式都与矩阵式十分相似。但会显得更加整齐、醒目。但应当注意的是，问题不宜太多，设计表格时注意横标题和纵标题的安排：询问和了解的内容（或被评价的事物）应放在表的左边，即为纵标题；而问题的答案一般来说则放在表的上边，即横标题。如表5-18-1所示。

表5-18-1 你们家庭中主要成员的文化程度如何?

家庭成员	小学及小学以下文化	初中文化	高中文化	大学及大学以上文化
本人				
爱人				
父亲				
母亲				

人们填写表格的习惯是与阅读方式、书写方式一致的,即都是从左到右,按行进行的。因此,在设计表格形式时应特别注意这种细节。

10.度量式

一种可保证答案的公平和平衡的方式,即度量式答案。这种方式可以帮助度量出被调查者的态度或观点的强弱程度,而不是简单地回答"是""否"或"赞同""不赞同"。但也要记住的是,度量式的答案也不能准确测量出答案的程度,只是相对于其他方式更具有度量的作用。有多种方式可选择,常用的有如下几种。

(1)李克特量表:是最常见的度量式答案,作为被调查者主观感受的测量方式,研究人员向被调查者提供一个或多个态度陈述,并要求他们对每个陈述进行多点评分,例如表5-18-2所示。

表5-18-2 从您自己的观点看待以下的表述

	非常赞同	赞同	既不赞同也不反对	不赞同	非常不赞同
	5	4	3	2	1
汽车尾气是哮喘的致病因素					
吸烟的哮喘患者症状更重					
我相信医生给我开的药物很有作用					

以上即为5级分度的李克特量表,也可以为7级分度。有调查研究显示,人们往往更容易反对消极的陈述,而赞成积极的陈述。所以,在设计问卷问题时,设计者应注重问题的陈述方式以及语言的使用,以确保你的研究与他人的研究是可以进行对比的。

(2)语义差异量表:是语义分化的一种测量工具,是由社会心理学家奥斯古德(Osgood, C.E.)等于20世纪50年代编制的。此类量表由一系列两极性形容词的词对组成,并被划分为7个等值的评定等级(有时也可以划分为5个或9个)。它们具有显示任何概念涵义的语义空间的特质。研究者可以据此来描述任何概念及其相关问题性质或属性方面的根本意义。语义差异量表只有在两端形容词互相对立的时候才能发挥更好的作用。例如:奥斯古德编制的语言差异量表示例见图5-18-1。

您认为医生给您开的哮喘药物:

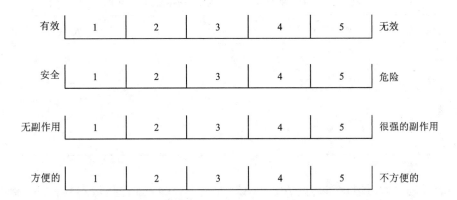

图 5 – 18 – 1   奥斯古德编制的语言差异量表示例
1 代表前端形容词，5 代表后端形容词，数字越大，表明越靠近后端形容词

（3）视觉模拟评分法：作为语言量表的一种替代，视觉模拟评分法是一种简单的评分方法，即让被调查者在视觉或空间上确定所选的答案，例如：

您认为交通污染对您的哮喘有不好的影响吗？（请在下面的横线上画"x"表示）

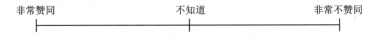

（二）答案设计中的注意事项

1. 一致性

答案与所提的问题应相互呼应，内容上协调一致，而不是"答非所问"。这就要求设计者在设计问题时，应对该问题所涉及的领域和范围非常熟悉，并能很好地把握内容范围，恰当地设计问题的答案。

2. 层次清晰

根据研究的要求和变量的层次来确定答案所应具备的特征，并根据这种特征来决定答案的类型。不同测量层次的变量具有不同的性质，高层次的变量可以转化为低层次的变量来使用。问题变量可分为定类、定序、定距及定比层次。例如：

您的年龄是多少岁？

这样的问题即为定比层次，若是将其转化为定序层次，就如：

您的年龄是多少岁？

①0 – 20 岁；②21 – 40 岁；③41 – 60 岁；④61 – 80 岁；⑤81 岁以上。

一般情况下，建议问卷的设计者尽量对变量进行高层次的测量，因为利用计算机或一些统计软件可以很方便将高层次的测量转化为低层次的测量，但反之则不行。

3. 合理的排列顺序

在问卷设计答案时，应注意答案的排列方式可能带来的系统偏差。比如，在设计一些多项单选式答案时，每一个问题的答案排列方式应该有所差异，避免答案连续为同一序号，如均为第 3 个选项或者均为 C 选项，这样会让被调查者怀疑是否自己的答案填写有误，或理解有误。其次，对于一般的陈述性问题，一些被调查者往往倾向于选择第一个或最后一个答案。对于一些具有程度差别的答案类型，大多数则偏向于选择非极端的答案。比如，被问及经济状况时，倾向于选择偏少或居中的答案。为了防止这一情况出现，可将答案的类别及等级分成更为详细一点。

4. 等级答案的明确性

在问卷设计中，常常会有大量的等级答案，比如"经常""有时""偶尔""从不"，或者"十分赞同""比较赞同""不太赞同""很不赞同"等。只要有可能，应该尽量将这类等级答案明确化，以便反映被调查者的实际情况。例如：

在过去 4 周内，你的喘息发作情况是怎么样的？

①1 周中的绝大部分时间；②1 周中有几天；③1 个月中有几天；④仅在有肺部感染时；⑤没有。

这样就可以消除回答中所存在的含糊性。

五、设计框架（Design the layout）

问卷的框架不仅影响问卷的完成率，同时也影响问卷的编码和统计分析。所以，设计的问卷框架应该能抓住被调查者的眼球，让他们产生兴趣并完成问卷。建议问卷中的字体大小至少为四号字体，且避免为了节约纸张而使字体或行距太拥挤。如果问卷有很多问题，最好将问题分成不同的部分，将每个部分的问题进行编号，例如 A1 - 10，B1 - 12 等。此外，将不同的问题之间用分割线隔开会更便于阅读。建议问卷的长度一般不超过 12 页，但也有研究发现 8 页与 14 页长度的问卷，并不影响回答率。

一份问卷主要包括的内容：标题、标识符、封面信、指示语、问题、答案、编码等。问卷的标题应该是简短、引人注目的，不用研究的全称。标识符用来区别于不同的问卷，可采用编号或者其他方式进行标识。如果研究是属于机密型，那标识符就只能设计者知晓。在问卷中，为了防止被调查者信息的泄露，尽量避免出现被调查者的名字和地址。但是，如果调查者是匿名的，那么就无法知道任何受访者的身份，而且任何一份调查问卷都不应该有标识符。

问卷的封面信，即一封致被调查者的短信息，由于常常放在问卷的封面或封二，故称为封面信，也有称为卷首语。在封面信中主要说明以下三点：一是调查的目的和大致的内容；二是请求合作并感谢支持；三是匿名回答和资料保密。同时，要根据每一项具体调查在规模、对象、内容、目的和方式等方面的特点，来设计出最合适的封面信。例如：

下面的问题是要了解您自己对自己生活状况的看法，如果您没有把握回答的问题，尽量做一个最好的答案，请在所选序列号处打"✓"并在最后空白处写上您的建议。我们承诺绝不会泄露您的隐私，我们的调查仅用于医学研究，这将有助于医学的发展和进步，为更多患者带来福利。谢谢您的合作！

此外，清晰的指示语用于指导被调查者如何填写问卷也很重要，贯穿问卷的始终。它包括对被调查者如何填写问卷、如何回答问题的说明，对问卷中某些问题含义的进一步解释，对某些特殊的或复杂的填答形式的举例，等等。上述例子中的"请在所选序列号处打"✓"并在最后空白处写上您的建议"也是指示语中的一种。一般来说，为了让被调查者将指示语和问卷内容区别开，可将指示语用不同的字体或者加粗笔画来区分。不管采用哪一种指示语，均应在预调查中进行修改和试验。

目前，大多采用 Word 软件来进行编辑问卷，因此，可按照以下方法进行问卷设计：

第一步，根据研究目标、假设和概念框架，列出所需资料的各大部分的标题和内容，并初步安排好各个方面的前后顺序结构。

第二步，在每一个大的部分中，根据所得到的各种具体问题及其答案，尽可能详细地设计出这一部分的各种调查问题。

第三步，在完成每一个大的部分的具体问题设计后，逐一对此部分的每一个问题的前后顺序进行安排，并兼顾不同大部分之间问题的衔接。

第四步，从问卷整体的长度以及便于回答、减少心理压力等方面，从头至尾对问卷中的每一个问题进行检查、增删和调整。

第五步，将修改和调整好的问卷按正式调查问卷的格式编排并打印出来，形成问卷初稿。

六、预调查（pilot study）

（一）预调查前测试

在进行预调查前，应进行预调查前测试，可以帮助设计者发现模棱两可的问题以及可能性的答案。这种测试不是正式的调查，更像是一次信息的收集。可选择身边的朋友、同事等集中在一起，对问卷进行讨论发现问卷存在的问题有哪些。这个环节可反复进行，直到设计者认为问卷已经清晰明确，适合用于被调查者并能被他们接受为止。在预调查前测试中，也可以验证指示语是否清晰，便于指导被调查者进行填写。

（二）预调查

在任何形式的研究中，都应该保证所采用的问卷是有可靠的信度和效度。理论上来说，任何一份问卷在正式使用前，均应在预调查时进行信度和效度的分析。预调查中，被调人群的选取应该与研究所针对的研究人群相似。如预调查将涉及患者，则需要经过伦理的审批后才可以进行。验证一份问卷是很耗时的，以往常常被忽视，所得到的结果就会让人产生怀疑。

1. 效度的验证

效度（validity），指的是测量指标或观测结果在多大程度上反映了事物的客观真实性，说明测量方法的准确度。常用的五种效度评价方法为：

（1）表面效度（face validity）：指测量方法或观测结果所要说明的问题符合专家和公众的共识。如用专业技术职称说明医生的学术水平等。

（2）内容效度（content validity）：也称吻合效度或一致性效度，指一种测量方法或测量指标得到多少专家的认同。通常是请一批有代表性的专家独立对各项预选指标的效度进行评判，用一致率（百分比）的高低，说明效度大小。也是一种主观指标。

（3）准则关联效度（criterion - related validity）：也称校标效度，是以一种公认有效的量表作为标准，检验新量表与标准量表测定结果的相关性，以两种量表测定得分的相关系数表示，相关系数越大表示问卷的准则效度越好。根据校标获取的时间可将其分为同时效度（concurrent validity）和预测效度（predictive validity）。同时效度指用一个预选测量指标（X）和一个公认效度高的指标（Y）同时测量同一对象，计算 X 和 Y 的相关系数 r，如果 r 较大（>0.75）且 $P<0.05$，则认为预选测量指标 X 具有与 Y 相似的平行效度。但同时效度系数通常较低。预测效度指测量结果是否与后来发生的事件相吻合。与同时效度的区别在于，预测效度是两种测量方法前后相关，后者是两种测量方法的同期相关。

（4）结构效度（construct validity）：指对客观事物的多指标测量是否具有专业上的理想结构。结构效度的评价通常没有"金标准"或专家意见可以参考，需要先收集一定数量的实际调查数据，采用统计学分析的方法进行分析评价，如相关分析、因子分析、结构方程模型来评价。

（5）聚集效度（convergent validity）和区分效度（discriminant validity）：聚集效度也称聚合效度或收敛效度，表示对同一特质的两种或多种测定方法间应该有较高的相关性。区分效度也称判别效度或辨别效度，表示不同特质和内涵的测量结果之间不应有太大的相关性。对区分效度和聚集效度的评定，通常采用 Campbell 和 Fiske 所提出的多特征 – 多方法（multitrait – multimethod，M – M）矩阵法分析。此外，还可通过比较问卷各维度得分与总得分间的相关性、各条目得分与其所属维度得分间的相关性，以及各条目得分与其他维度得分间的相关性，来评价问卷的聚集效度和区分效度。相关系数大于 0.7 为强相关，0.3 ~ 0.7 为中度相关，小于 0.3 为弱相关。

2. 信度的验证

信度（reliability），即测量的稳定性或可靠性，指测量过程中随机误差造成的测定值的变异程度的大小。常用的信度指标有重测信度、复本信度、折半信度、内部一致性信度和评价者间信度。

（1）重测信度（test – retest reliability）：指同样的测量方法在不同时间段对同一对象进行重复测量，两次测验分数的相关系数。如采用同一份问卷在由同一人在同一群体中测量两次，评价两次测量的相关性。一般而言，重测信度系数能达到 0.70 以上即可；如果采用一个问卷由不同的评价者在同一群体中进行测量，从而计算不同评价者间的一致性，则称为评价者间信度，误差主要来源于调查员对问卷理解的差异及其对研究对象的影响，如果量表是自评而不是他评，则不需要计算评价者间的一致性。根据所测定特质的数据表现方式，可采用积矩相关系数、等级相关系数和列联系数等来表示。

（2）复本信度（equivalent – form reliability）：也称替代信度（alternative – form reliability）或平行信度（parallel – form reliability），是让同一组被调查者一次填答两份等效问卷，计算两问卷测定结果的相关系数。复本信度法要求两份问卷除表述方式不同外，在难度、内容、形式和对应题项的提问方向等方面要完全一致。该法可弥补重测信度的缺陷，但在实际应用中，很难得到两份等效问卷，因此采用这种方法者较少。

（3）折半信度（split – half reliability）：是将调查项目分为两半，计算两半得分的相关系数，进而估计整个量表的信度。此法要求二者方差齐性，且折半的方式不同得到的相关系数值亦不同。折半信度属于内部一致性系数，测量的是两半题项得分间的一致性。这种方法一般不适用于事实式问卷（如年龄与性别无法相比），常用于态度、意见式问卷的信度分析。

（4）内部一致性信度（internal consistent reliability）：是目前比较流行的信度评价方法，是分半信度的推广，反映了条目间相关的程度，这些条目应该反映同一独立概念的不同侧面。根据 Cronbach 公式计算的为克朗巴赫 α 系数，根据 Kuder – Richardson 公式计算的为 K – R 系数，后者是前者在 0、1 二分变量情况下的特例。α 系数越大表示条目间相关性越好，一般而言，α 大于 0.8 表示内部一致性极好，α 在 0.6~0.8 表示较好，而低于 0.6 表示内部一致性较差。

在实际工作中必须分清哪些内容需要哪些内容不需要进行信度检验，应用纸笔测验进行调查研究时，并非所有内容都需要进行信度检验。例如，人口统计学内容（如年龄、性别、出生地、教育程度、婚姻状况、收入、家庭成员数量等）一般不必进行信度检验。

3. 效度与信度的关系

效度和信度的关系可为三种：

（1）有效度的测量一定是有信度的测量，即有效必可信。

（2）有信度的测量既可能是有效度的，也可能是无效度的。一种测量是可信的，只说明它具有稳定性，即多次重复测量的结果的一致性程度很高；但这种可信度并不涉及所测量的对象的准确性问题。

（3）无信度的测量一定也是无效度的。如果一种测量工具或手段的多次测量结果之间互不相同（可信度低），那也不能准确地测出所希望的对象。

如果用打靶来形象地比喻测量，信度和效度的三种情形可以表示如同下图：

 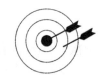 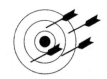

有效且可信的测量　　　　　可信但无效的测量　　　　　不可信且无效的测量

4. 可接受性的验证

设计者可以通过预调查让被调查者单独写出对问卷的建议，或是通过电话询问获取建议。此外，还可询问被调查者耗费多长时间完成一份问卷，这样设计者可将所需花费的时间写在封面信中告知被调查者。

七、设计编码规则（design coding scheme）

一份问卷中除了上述几个主题外，还有问卷的编码，也是一项重要的设计工作。编码就是给问卷的问题和答案编上数码，用这些数码来代替问卷中的问题及答案，这样才能用计算机进行计算和统计分析。编码工作既可以在设计问卷时进行（预编码），也可以在问卷后进行（后编码）。一般来说，以封闭式为主的问卷中，往往采用预编码的形式；而以开放式问题为主的问卷中，由于研究者不能准确预测会有什么样的回答和会有多少种不同的回答，所以他不可能在问卷收回之前建立编码，故采用后编码。例如：

请问，距离您上次检查牙齿的时间有多长？（选择一个合适的答案号码打"√"）

①1 个月内；②1~6 个月内；③6 个月~1 年内；④1 年以上。

该问题共有 4 个答案，而每个答案前用数字来标记，其实相当于对它进行的一种编码，表明 1 代表 1 个月内，2 代表 1~6 个月内，3 代表 6 个月~1 年内，4 代表 1 年以上。每个代码之间是有序的，即有序数据。这样就可以将文字的答案转化成了数码，以后就能够很方便地将它们输入计算机并进行统计分析了。此外，另一种常见的代码为名义代码，即名义数据，仅是为了分类而赋予其数值代码，不同于有序数据，其没有任何数值上的意义。例如：

您的性别是：

1. 男　　　　2. 女

上述例子中的 1 代表男，2 代表女，这样的编码没有任何数值上的意义，仅是为了分类成两组而已。问卷的编码也可以结合一些统计软件进行，如 SPSS（the statistical package for social sciences）软件等。

八、打印问卷

打印问卷时，应该保证问卷的质量（一般 80g 以上）。这样做的好处是：一方面避免纸张太薄，而使被调查者填写时看到背面的题目；另一方面，好质量的问卷会让人觉得这是一个重要的且资金充足的研究。在问卷打印过程中，要认真进行校对工作。校对的内容包括：封面信、题目、指示语、每一问题和答案、问卷中的数字的格式和字体。在我们通常打印资料后，虽然认真核对后但往往自己没办法发现一些细小的问题，如缺项或数字的遗漏等。这时建议先打印几份问卷，让研究团队的人员或朋友、亲戚亲自填写或读一遍，发现是否有不合适的排版或遗漏的问题。

另外，在设计问卷时，应该考虑到以下事项：

（1）问卷是否是自填式问卷：问卷调查的填写方式有自填式和访问式两种，自填式问卷是由被调查对象自己填答的问卷，而访问式问卷则是由调查员来填答的问卷，可面对面进行或通过电话访问。填写方式的不同对于问卷设计有很大的影响，自填式问卷要求问题简单、通俗易懂，而访问式问卷则可以稍微复杂一点。

（2）被调查者的文化程度：被调查者的文化程度越低，完成一份自填式问卷的难度就越大。这种情况下，建议采用访问式问卷，可面对面进行或电话访问获得问卷信息。

（3）期望的回答率：被调查者越积极，越重视问卷，回答率会越高。在面对面访问中，大多数问卷可以顺利完成，但是在自填式问卷中，尤其是邮寄问卷调查，问卷的回收率往往不能保证。这是因为问卷的完成是否，很大程度取决于被调查者而不是调查者。如果被调查者对调查的问卷内容不感兴趣，不够重视，或者其他原因如时间、精力等的限制，被调查者则会选择放弃填答问卷。

（4）利用已有的资源：一个访问者如果访问 1 000 个被调查者，需要花费很长时间，但如果访问者采用邮寄或是电子邮箱或是手机微信等方式，则可以很轻松的完成。

（5）主题以及感兴趣的人群：问卷设计应有明确的主题内容，针对的人群也应很明确。例如，欲调查肺癌患者的生活质量，那么针对的人群就是肺癌患者，除外了其他疾病的患者。

最后，牢记一点，不用重复设计类似的问卷，应该充分利用已有的问卷进行调查。现有的问卷大多都是经过很好的验证，并能提供规范的、有用的数据进行相互比较分析。法国里昂 Mapi 研究所（Mapi Research Trust，MRT）建立了 PROQOLID 数据库（http://www.mapi-trust.org/），已发布 300 多份以患者报告的结局指标问卷及其翻译版本，可利用该数据库搜索是否已存在相关问卷。

【课后习题】

1. 请说出下面问题的类型：开放性或封闭式？

(1)您的年龄是多大？

(2)您的名字是？

(3)您认为汽车尾气是直接导致哮喘急性发作的原因吗？

是否

(4)您的吸入剂每天使用的情况？

①1天1次 ②1天2次 ③1天3次 ④1天4次或更多次。

2. 若你将进行一项关于肥胖的调查，下面的问题哪些是可以使用的？如果不可以，请说出原因。

(1)您的体重是大于还是小于65 kg？

(2)您认为自己肥胖吗？

(3)你胖吗？

(4)您认为自己超重了吗？

(5)您的饮食是否规律均衡？

(6)您之前是否用过减肥药？

(7)您的医生是否给您开过减肥药物？

(8)这种药物的种类、剂量以及每天使用的频次？

(9)您一年中节食几次？

(10)您的身高体重是多少？

3. 一份好的问卷包含的要素有哪些？

4. 问卷中答案设计的注意事项有哪些？

5. 请说出以下答案的类型是什么？

(1)您目前的婚姻状况是？

A 未婚　　　　　　B 已婚　　　　　　C 离异　　　　　　D 丧偶

(2)慢性阻塞性肺疾病(慢阻肺)常见的临床症状有哪些(多选)：

A 喘息　　　　　　B 咳痰　　　　　　C 呼吸困难　　　　　　D 胸痛

(3)你觉得下列环境问题在你居住的城市里是否严重？(请在每一行适当的方框内打√)

很严重比较严重不太严重不严重不清楚

a.噪音□□□□□

b.烟尘□□□□□

c.污水□□□□□

d.垃圾□□□□□

e.有害气体□□□□□

【附录1】访问式问卷

HAMD-17 汉密尔顿抑郁量表

HAMD - 17 汉密尔顿抑郁量表是临床上评定抑郁状态的一种常用的访问式量表。

注意事项：第 8、9 项及 11 项，依据对患者的观察进行评定，其余各项则根据病人自己的口头叙述评分，但其中第 1 项需两者兼顾。另外，第 7 项，尚需向患者亲属或病房工作人员收集资料；第 16 项，最好是根据体重记录，也可依据患者住宿及家属或病房工作人员所提供的资料评定。

请选择最适合患者情况的答案。

(选 9 * ：指本条目对患者不适用，不计入表计算总分)

HAMD - 17 汉密尔顿抑郁量表

条目	没有	很轻	中等	严重	极重	选项
1. 抑郁情绪	0	1	2	3	4	☐
2. 有罪感	0	1	2	3	4	☐
3. 自杀	0	1	2	3	4	☐
4. 入睡困难(初段失眠)	0	1	2			☐
5. 睡眠不深(中段失眠)	0	1	2			☐
6. 早醒(末段失眠)	0	1	2			☐
7. 工作和兴趣	0	1	2	3	4	☐
8. 阻滞	0	1	2	3	4	☐
9. 激越	0	1	2	3	4	☐
10. 精神性焦虑	0	1	2	3	4	☐
11. 躯体性焦虑	0	1	2	3	4	☐
12. 胃肠道症状	0	1	2			☐
13. 全身症状	0	1	2			☐
14. 性症状	0	1	2		9 *	☐
15. 疑病	0	1	2	3	4	☐
16. 体重减轻	0	1	2			☐
17. 自知力	0	1	2			☐

总得分：☐☐分

各项目名称具体评分标准如下：

1. 抑郁情绪：①只在问到时才诉述；②在访谈中自发地表达；③不用言语也可以从表情、姿势、声音或欲哭中流露出这种情绪；④患者的自发言语和非语言表达(表情、动作)，几乎完全表现为这种情绪。

2. 有罪感：①责备自己，感到自己已连累他人；②认为自己犯。

第十九章

如何管理数据

当开展一项临床研究时，需要我们确定研究方法、研究对象、观察指标以及研究结果等。最终，这些研究相关的对象以及指标均需输入电脑中，便于储存、随时更新及追踪数据的变化情况，并用于数据分析。临床研究的所有结果必须并只能通过数据反映出来，数据既是临床研究结果的证据，也是证明临床研究真实开展的唯一凭证。

从数据管理的角度，临床研究过程就是不断收集、审查与清理数据的过程。在这一过程中，新的数据不断被录入，"问题"数据不断被发现，并不断得到纠正，直至所有的数据被录入、所有的问题被解决，并可进行数据库的锁定，锁定后的数据库为统计分析报告提供稳定可靠的数据集。根据临床研究的工作流程，数据管理工作可分为研究启动前、进行中以及结束后三个阶段，本章将从以上三个阶段分别进行讲述(表 5 – 19 – 1)。

表 5 – 19 – 1　数据管理工作的三个阶段及内容

	临床研究启动前阶段	临床研究进行中阶段	临床研究结束后阶段
时间	研究启动前	研究进行中	研究结束后，数据库已锁定
研究数据	尚未开始收集	正在收集中	已经收集完毕
主要内容	为数据的收集、清理和报告提供技术支持与技术保障	清理临床研究进程中不断发现的数据问题，直至问题完全解决，产生可用于统计分析的可靠数据	检查临床数据的质量，并锁定数据库，临床数据与数据管理文件的归档等
主要范围	设计 CRF 注释 CRF 设计数据库	数据的录入 数据的审查与清理 数据的保密与安全	临床数据的质量控制 数据库的锁定 临床数据的保存与归档

注释：CRF：case report form，病例报告表

第一节　研究启动前的数据管理

在临床研究开始前,需要对整个试验中的数据管理做出安排,明确所要收集的数据及其类型,并制定好数据管理制度、流程与实施计划。数据管理计划是临床研究数据管理工作的纲领性文件,是具体数据管理工作的依据,对数据管理流程各阶段和各环节的工作内容、操作方法及时间计划进行总体设计与规划。

数据管理计划是一份正式的文件,它详细地记录在某一特定的临床研究中。为提供准确、安全、有效和完整的、可用于研究统计分析的研究数据库,数据管理员所进行的数据收集和处理的全部工作。其主要内容包括:研究方案,工作职责/范围及时间表,病例报告表的设计、建立及维护、流程及追踪,源数据的监察,数据录入,数据质量审查,临床数据医学审查,实验室数据以及外部数据,编码,严重不良性事件记录,数据集的传输或提取,数据库的锁定,质量控制和质量保证过程,系统/数据库安全以及临床数据的归档与保存等。以上仅为列出的主要工作流程和内容,在实施过程中应根据各数据管理机构以及研究内容,进一步制定相应详细的标准操作规程(standard operating procedures,SOP),作为具体实施的依据。

一、病例报告表定义

病例报告表(case report form,CRF)的定义:按试验方案中的规定而设计的一种印刷的、可视的或电子的文件,用来记录每一名受试者在研究过程中的全部信息,并报告给申办者。CRF 的目的是为了保证根据试验方案的要求以有效、完整地收集临床研究数据,用于分析报告。它是整个研究过程中一项非常关键和重要的工作,同时也直接影响研究数据库的建立。

二、CRF 的结构

CRF 一般由表头、注脚和一个模块或内容相近的多个模块组成。在同一临床研究机构,表头和注脚的内容和格式一般是固定的,模块一般根据研究的需要设计(图 5 - 19 - 1)。

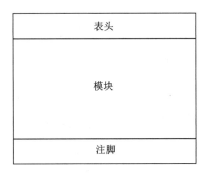

图 5 - 19 - 1　CRF 表页示意图

1.表头
表头一般包括申办者名称、研究方案代码、受试者识别代码、研究机构代码或名称、受试者访视日期/访视名称、该 CRF 页是否空缺页等。

2. 注脚

注脚一般包括 CRF 版本和日期，以及 CRF 顺序编号及页数。注脚部分在电子 CRF（eCRF）中，也包括核实者和 CRF 批准者的签字和日期。

3. 模块组成

按照 CRF 模块收集时间，CRF 模块可分为一次性收集模块，多次收集型模块和累积收集型模块，每一种模块都对应一定的 CRF 设计。

（1）一次性收集模块：该 CRF 模块在临床研究中一般只在某个时间点收集，其信息不受时间和研究进程的影响。例如，受试者的人口学资料、病史资料等。该 CRF 只在某一访视时（通常为第一次访视时）收集。

（2）多次收集型模块：该模块在临床研究中的不同访视中，被多次收集。例如，在不同时间点收集受试者的血常规、血生化、肺功能检查指标等。

（3）累积型模块：该模块随研究的进展不断收集，但又不属于某一特定的访视，如不良事件或伴随用药的改变。

三、CRF 设计的注意事项

1. 依据数据类型设计 CRF

临床研究数据类型主要有数值型、日期时间型、文字字符型和编码归类型。在设计 CRF 时尽可能采用数值型，将问题转化成选择题或直接填入数据（如化验指标值）的形式，而尽量少用文字字符型格式，如果难以避免，可预定义编码的格式来收集。

2. CRF 问题设置合理、清晰、无重复

CRF 问题条目的设置应做到全面且简洁，即应包括后期统计分析时可能用到的全部变量，但多余的变量应全部删除。在 CRF 中的各种模块中的问题及提示应当清楚明了，不存在歧义，使临床研究的不同参与者（研究者、研究协调员、监查员、数据管理员及统计人员）对同一个问题的理解一致，才能保证数据收集准确可靠。在 CRF 设计中，避免重复多次收集一个数据，常见的重复收集数据，如年龄、出生日期等应当避免。

3. 避免使用复合问句

一次只提问一个问题，不使用容易引起思维混乱的复合问句，如"患者是否患有高血压糖尿病"，而拆分为"患者是否患有高血压？"和"患者是否患有糖尿病？"两个问题。

4. 避免问题带有倾向性或诱导性

在问题的提法和语言上不能带有倾向性，应保持中立的提问方式，使用中性的语言。例如避免出现如下情况：医生认为吸烟影响健康，您的看法如何？

四、注释 CRF

注释 CRF，即在空白 CRF 中标注各数据项的位置及其在对应数据库中的变量名和编码。每一个 CRF 中的所有数据项都需要标注，不录入数据库的数据项则应标注为"不录入数据库"。注释 CRF 作为数据库与 CRF 之间的联系纽带，可帮助数据管理员、统计人员及其他数据使用者了解数据库。

五、CRF 填写

1. CRF 填写指南

为了帮助研究相关人员准确、规范、完整地填写 CRF，避免填写错误，数据管理员必须提供一份有助于数据填写的指导性文件或手册，即称为 CRF 填写指南或完成指南。可分为纸质版或电子版 CRF 填写指南。

2.CRF 填写指南的基本要求

CRF 填写指南要根据研究方案，针对每一个 CRF 及其每一个数据项的收集要求和注意事项作明确的规定，基本要求如下：

（1）建立一套标准规范，包括指南的写作、审查、批准、修改和发布。

（2）必须遵守研究方案，符合研究流程。

（3）每个研究基地及研究相关人员均应熟悉 CRF 指南。

（4）在研究正式开始前，研究相关人员必须经过培训，了解 CRF 的具体内容。

（5）指南中的内容及文字应清晰、易懂，尽可能的详细。

（6）在研究方案或 CRF 需修改时，CRF 指南也应作相应的修订，并及时让各中心研究人员知晓、实施修订后的指南。

（7）提供指南的制定者的联系方式，便于后续填写数据的沟通和联系。

六、数据库的建立

所有关于研究对象以及变量的数据均需储存在电脑的数据库中，便于保存、更新、追踪数据，并用于数据分析。由单个数据表组成的简单研究数据库可以采用电子表格或统计软件维护，包含多个相关数据表的复杂数据库则需要数据库管理软件进行管理。临床研究的数据管理包括定义数据表，开发数据输入系统，查询数据，用于监测和分析数据。通过电子数据库，可实现和优化数据录入时的逻辑控制，达到数据管理与质量控制的要求。

1. 数据表格

所有的计算机数据库包含一个或多个数据表格，表格中的行对应实体记录数据，列则对应研究领域或属性。例如，最简单的研究数据库只有一个表格构成，每行对应一个研究对象，每列对应研究对象的特定属性，如姓名、性别、出生日期、预测变量或结局变量。通常，每一行必须有一个列值或列值的组合，以区别于其他行。在表格设定中，推荐采用特定的研究对象识别码（研究对象 ID）来标注每一位受试者。这种标识在研究数据库以外没有任何意义，只是为了对研究对象的信息进行保密，以免泄露相关信息。如图 5 - 19 - 2 展示了一个简单的数据表，用于调查慢性呼吸系统疾病患者的药物使用情况。表格每一行对应一个研究对象，每一列对应这个研究对象的属性。

如果研究数据限制在单一表格中，如图 5 - 19 - 2 中的表，就很容易与电子数据表格或统计软件兼容，很容易就能分析得出结果。我们通常将包含一维或二维表格的数据库称作"平面文件"。许多统计软件包已增加了兼容多个表格的功能，但是其核心大多数仍是平面文件。

如果研究要对每一个研究对象追踪多个实验室结果、用药或其他重复测量指标，研究数据库就需要包含更多的表格。每个研究对象一行的单一数据表不适合样本量大且变量多的重复测量，因此，应使用单独表格存储用药信息、实验室结果或其他重复测量指标。这些独立

编号	姓名	性别	出生日期	诊断	地址	用药
2011	PYJ	女	1990/8/21	哮喘	娄底	LABA+ICS
2212	WMZ	女	1953/3/10	哮喘	长沙	LABA+ICS
2332	MFL	男	1969/1/14	哮喘	华容	LABA+ICS
2345	YAY	女	1977/11/13	哮喘	武冈	LABA+ICS
2602	ZHQ	男	1967/9/15	哮喘	常德	LABA+ICS
2789	HQQ	男	1975/7/26	哮喘	九江	LABA+ICS
2999	LL	女	1989/10/5	哮喘	邵阳	LABA+ICS
2335	YDY	男	1944/12/2	COPD	新化	LABA+ICS, LAMA
2874	DIL	男	1949/8/23	COPD	汨罗	LAMA
2989	ZHQn	男	1961/3/2	COPD	汨罗	LAMA
2673	TCH	女	1956/8/6	COPD	株洲	LAMA
2874	LSB	男	1959/11/9	ACO	常德	LABA+ICS, LAMA
2243	ZYZ	男	1962/9/7	COPD	宁乡	LAMA
2778	ZJY	男	1970/11/3	COPD	邵阳	LAMA
2770	ZHN	男	1955/2/6	COPD	新化	LABA+ICS, LAMA

图 5-19-2　调查慢性呼吸系统疾病患者的药物使用情况的简单数据表

表格中的行对应单个测量，包括测量类型、测量日期或测量值等。行中的字段必须包括研究对象的识别码，将测量结果与研究对象特定字段连接起来。在这种“多表格关系型数据库”中，研究对象表格与测量结果表格之间的关系是一对多。如图 5-19-3 所示，该表格表示对于慢性阻塞性肺疾病(COPD)患者进行肺功能结果追踪所测得的数值，表明 3 次随访所测得的肺功能数值，需用两个单独的表格列出相关的数值。

编号	诊断	就诊时间	性别	出生日期
23	COPD	2016-04-21 15:53:14	女	1955-01-01
24	COPD	2016-05-16 15:43:46	男	1956-05-10
25	COPD	2016-04-22 16:17:12	男	1938-01-01
26	COPD	2016-04-22 16:29:29	男	1951-01-01
27	COPD	2016-04-22 16:36:28	男	1963-01-01
28	COPD	2016-04-25 16:42:13		
29	COPD	2016-05-16 16:45:00		
30	COPD	2016-09-08 15:47:05		
31	COPD	2016-04-25 16:48:36		
32	COPD	2016-04-25 16:56:43		
33	COPD	2016-04-25 17:03:07		
34	COPD	2018-01-03 10:16:41		
35	COPD	2016-09-08 16:33:38		
36	COPD	2018-01-03 10:39:08		
37	COPD	2018-01-03 11:05:40		
38	COPD	2018-01-03 11:10:12		
39	COPD	2018-01-03 11:21:28		
40	COPD	2018-01-03 11:28:23		
41	COPD	2018-01-03 11:39:17		

肺功能编号	编号	预计值	实测值pre	实测值/预计值%pre	实测值post	实测值/预计值%post
1210	23	1.85	0.61	33.3	0.68	36.8
1211	24	2.8	1.85	66	1.93	69
1212	47	2.24	0.85	38	0.97	43
1213	26	2.72	0.62	22.8	0.77	28.1
1214	1	2.68	0.38	14	0.38	14
1215	5	2.96	0.74	25	0.84	28
1216	8	2.88	1.98	68.8	1.99	69.2
1217	20	2.58	1.03	40	1.05	40.8
1218	26	1.90	0.50	26	0.53	28
1219	11	2.41	1.45	60.3	1.59	66.1
1220	23	2.94	0.72	24.5	0.83	28.3
1221	50	1.76	0.94	53.1	1.07	60.7
1222	68	2.45	0.88	36	0.85	35
1223	26	1.92	1.46	76	1.51	78
1224	28	2.1	1.66	79	1.79	85
1225	23	2.83	0.81	29	0.93	33
1226	39	2.97	0.95	32	1.26	42
1227	55	2.82	0.75	26.6	0.85	30
1228	41	2.69	1.45	54	1.58	59

图 5-19-3　慢性阻塞性肺疾病患者的肺功能随访结果

用多个关联表构建数据库，而不是尝试将数据容纳在一个很宽很复杂的单一表格中，称为规范化(normalization)。规范化减少了冗长的储存和不一致的机会。为保持引用完整性可以设置关系型数据库软件，这意味着不允许为研究对象表格中不存在的研究对象记录检查、实验室结果或通话记录，也可以防止研究对象被删除。

2. 数据类型

从数据库的角度来说，可分为以下几种类型：

（1）数字数据类型：只包含数字，不含有字符。数字数据类型包括正数、负数、小数和整数。数字型占用的存储空间通常较少，运算速度较快。设计数据库时，应考虑到所要收集数据的小数点位数，以及数据的总长度。

（2）日期和时间数据类型：该类型可储存日期（date）和时间（time）。在填写之前应制定好日期和时间的填写格式，以免因日期样式不统一或不规范，不完全日期或表示方式不同而导致记录的错误。常用的样式如，出生日期（DD/MM/YYYY）：19/12/1957。

（3）字符数据类型：是由任何字母、符号和数字任意组合而成的数据。对于字符数据，在研究中可采用编码的形式输入数据库，以便于统计分析。比如，1 = 男，2 = 女或 1 = 小学及以下，2 = 初中，3 = 高中或中专，4 = 大专或大学及以上。

3.常用数据管理软件

由一个数据表组成的简单研究数据库，可以使用电子表格或统计软件处理后台数据表格，并且研究人员可以将数据直接录入到数据表的单元空格中，而不需要通过前端数据收集表格。更复杂的研究数据库由多个数据表组成，它们需要关系型数据库软件维持后台数据库。如果数据首先收集在纸质表格上，需要将数据转录到在线表格中。表 5 - 19 - 2 列出了用于临床研究数据管理的一些应用软件。

表 5 - 19 - 2　用于研究数据管理的一些软件

电子表格
Microsoft Excel
Google Drive Spreadsheet
Apache OpenOffice Cale
统计分析
Statistical Analysis System（SAS）
Statistical Package for the Social Sciences（SPSS）
Stata
R
关系型数据库系统
Oracle
SQL Sever
MySQL
PostgreSQL
在线调查工具
SurveyMonkey
Zoomerang
Qualtrics

第二节 研究进行中的数据管理

一、数据录入

1.数据录入方式:

(1)纸质转录:在临床研究中,通常采用的方法是首先用纸质表格收集数据,再由研究人员使用键盘将纸质表格的数据转录到计算机表格中。转录可以直接在数据表中进行或通过设计的屏幕形式使数据录入更容易且包括数据自动验证核查功能。转录应该在数据收集后尽快进行,以便发现缺失或超范围答案时,还可以找到研究对象和访谈者或数据收集人员。

(2)电子数据采集(electric data capture,EDC):是一种临床试验数据的收集技术,主要通过网络(internet)将临床试验数据以电子化的形式(eCRF)传递给研究中心。通过在线形式录入数据有很多优点,如将数据直接录入到数据表,不需要第二步转录,可以消除错误来源;可以整合逻辑跳转;表格是可视化的,可在便携式无线设备如平板电脑或手机上录入数据。当使用在线表格进行电子数据采集时,在收集完成后可设计立即打印纸质记录,可提供凭证和起参考作用。

2.数据录入注意事项与质量控制:

(1)建立数据录入的工作指南,并加强对录入人员的培训,确保录入的质量在可接受的水平。

(2)注意特殊符号的录入,如"↑"代表增加。特殊符号的处理要在录入指南中明确说明。

(3)数据库的录入页面,数据相应的次序与安排等要与纸质CRF相当,并尽量使用编码型数据,以减少录入时的错误,并提高录入效率。

(4)数据管理员应该监测基地数据录入的质量,关注数据录入的进度,及时发现问题,以确保数据的录入及时准确。

(5)建立质量检查机制,定期或不定期地抽查部分病例报告表,了解数据录入的质量,分析并处理数据录入中存在的问题。

二、数据审查与清理

数据质量的审查与清理包括监察员与数据管理的审查,其目的是为统计分析提供完整、准确、真实、有效的数据,以期得到可靠的研究结论。临床研究中资料的收集、核查与数据审查、清理是一个连续的过程。数据审查与清理的目的是将临床研究中的"问题"数据变成"干净"数据,从而保证数据的准确性,以真实反映受试者的情况。审查是需要研究团队包括申办者、研究者、监查员和数据管理员一起共同努力,通力协作的过程。

1.数据审查

临床研究中的差异或误差一般是通过对源数据的监查、录入前的人工检查、计算机系统的逻辑检验、数据库的核查,以及对汇总统计的分析报告发现的。数据审查的主要工作是检查CRF填写质量,检查数据的有效性、完整性、逻辑性以及对方案的依从性等。按照被审查数据的内容，数据审查的方法有：

（1）源数据核查：主要是临床监察员在研究现场检查医疗文件（如患者病历等）与CRF数据的差别，从而发现错误。核查的内容包括对实验室报告的检查，以及对关联文件和关联数据的核查。

（2）数据库数据的核实：对数据库数据进行的检查，以保证数据库的质量。主要包括数据格式的检查，完整性、一致性与合理性的检查，如两次数据录入的核对、数据间的逻辑关系检查，以及数据范围的检查。在临床研究数据录入过程中，超出允许范围的值不应该通过数据录入过程。但是，应该查询数据库缺失值和异常值。例如，一名45岁的中年男性发生血压为300/150mmHg，这个数值相比一般正常人就高出很多，在对数据库数据核实的时候，就应当发现其可疑。

缺失值、异常值、不一致，以及其他数据问题可以通过查询并和研究人员的交流识别，这些研究人员可以通过核查原始数据文件、访问参与者或重复测量来应对。如果研究依赖于纸质数据文件，那么针对数据的任何改变应进行标识，注明日期并签名。

（3）CRF与数据库的核查：是通过比对CRF数据与数据库中的数据，以检查计算机程序难以发现的数据录入错误。该项检查工作量大，可采用随机抽样法，对被抽到的数据作100％的检查。

（4）汇总统计：对各种研究机构/研究者的受试者招募、随诊、脱落、不良事件的报告数等信息做动态的监测与报告，通过比较各研究者间的具有显著差别的数据及其趋势，从中发现对研究方案的偏离、研究机构管理不当，以及不当行为（如作假）等。常用的汇总统计的软件如与数据库集成的应用软件或者程序，如SAS的PROC UNIVARIATE等进行汇总统计。

2.数据清理

数据清理（data cleaning, data cleansing or data scrubbing）主要用来检测、清除数据的错误和不一致性，从而改善数据的质量。其原理是利用有关技术如数据统计、数据挖掘或预定义的清理规则将脏数据（dirty data）转化为满足数据质量要求的数据。按照数据清理的实现方式与范围，可分为4种：

（1）人工实现：通过人工检查，只要投入足够的人力物力财力，也能发现所有错误，但效率低下。

（2）通过专门编写的应用程序：这种方法能解决某个特定的问题，但不够灵活，特别是在清理过程中需要反复进行。

（3）解决某类特定应用域的问题：如根据概率统计学原理查找数值异常的记录，对姓名、地址、邮政编码等进行清理。

（4）与特定应用领域无关的数据清理：这一部分的研究主要集中在清理重复的记录上，如Data Cleanser, DataBlade Module, Integrity系统等。

三、数据的保密和安全

无论研究对象是否为患者，研究者均有义务在道德和法律上保护其隐私。数据库应该为每一位研究对象设立识别编码（研究对象ID），该编码在研究数据库外没有意义。任何包含个人身份信息的数据库字段应该在数据共享前删除。必须将包含个人身份信息的研究数据库保存在安全的服务器上，只有研究团队授权的成员才可以获取，每一个人有一个用户和密码。允许或禁止不同的用户角色进行导出、更改甚至查看这些特别指定的字段。

第三节 研究结束后的数据管理

一、质量控制

广义上说，数据管理过程就是质量控制的过程。临床数据质量控制适用于数据处理的每一个阶段，以保证数据处理的正确性和可靠性。当数据质量不符合预先定义的验收标准时，则应启动适当的纠正工作。数据管理员对研究过程中的每一个关键环节/时期都要制定质量控制计划，计划需涉及每一步骤的操作者，以及质量控制的过程、方式与标准：

（1）制定合适的抽样计划。

（2）明确每个操作阶段用于质量控制的源数据及其对比的数据，如比较 CRF 与数据库的一致性。

（3）建立衡量数据质量的标准，如计算错误率。

（4）有计划的监查和稽查。

（5）质量检查结果的报告以及反馈。

（6）不良事件的监控。

二、数据库的锁定

在临床研究过程中，数据库锁定是一个重要的里程碑。只有通过了数据库质量控制检查，并经过适当的审批程序后，研究数据库才可以锁定。数据库的锁定表明经过处理后的数据是完整的、可靠的，可以用于统计分析报告。按照数据库锁定时间的不同，可分为期中锁定和最终锁定。按照去除权限的范围，数据库锁定一般分为三种：部分锁定、最终锁定和冻结数据库。在数据库锁定之后，数据管理员要按照锁定后的数据产生数据集，提供给统计部门，用于统计分析报告。

三、数据保存与归档

数据保存是为了保证数据的安全性、完整性、可接近性，防止数据受到破坏或毁损。纸质文件和电子文档应保存在安全的房间或文件柜中，并设有严格的访问控制权限，以防止无关人员的进出。纸质文件（如知情同意书）在接收后，应尽可能地扫描成电子文件加以保存。

临床研究的电子数据主要存放于数据库服务器，研究数据库必须定期备份并异地存储。在研究结束时，原始数据、数据字典、最终数据库以及研究分析应该存档以供将来使用，保留期限为研究结束后五年。这些存档可以在未来几年内重新查询，允许研究者回答与数据完整性或分析有关的问题，开展进一步分析以解决新的研究问题，并与其他研究人员共享数据。

【课后习题】

1. 临床研究数据管理工作分为几个阶段？每个阶段的内容分别是什么？
2. CRF 的定义是什么？
3. 常用于数据管理的软件有哪些？
4. 数据录入的注意事项有哪些？

第二十章

如何完成质量控制

【案例】

"吉非替尼或卡铂－紫杉醇治疗肺腺癌"研究是一项多国家、多中心的Ⅲ期临床试验，在实施前和实施过程中，涉及的分中心多、研究时间长、样本量大，"试验进行中"的各项内容都可能影响试验的质量和结果的真实性，而临床试验的质量是决定其研究价值及能否进行成果转化的关键，因此必须有一套合理的科学管理和质量控制规范来保证研究质量。

【提要】

临床研究种类繁多，涉及人群研究的大致分两种：一种是临床调查，如某种疾病的临床特点观察、注册研究等，一般对治疗不予干预；另一种是对新的诊断方法和新的治疗手段的评价（包括药物、器械、治疗手段等），一般称为临床试验。无论临床试验的种类如何，有一个共同的原则必须遵守：临床试验质量管理规范（Good Clinical Practice，GCP）。GCP明确要有多环节的质量保证体系（quality assurance），包含质量控制（quality control）、监查（monitor）、稽查（audit）和检查（inspection），质量控制是其中的一个方面。本章主要介绍临床试验的质量控制。

随着循证医学的发展，越来越多的临床试验在我国开展。如何高质量地完成临床试验，成为有志于临床科研的医生的重要课题。保证临床研究的质量，需要对研究的每个环节和方方面面都进行质量控制。总的来说，在完成临床研究质量控制的多个环节中，最主要是临床程序、实验室程序和数据管理三个方面。质量控制的程序非常细致和繁琐，所幸信息化和计算机程序能使这个过程变得快捷和准确。

什么是好的研究？通过质量控制保证每个环节都达标后，才能使得整个临床研究成为一个好的研究。这意味着两个方面：第一，质量控制包括了临床研究的每个环节，从设计到执行，最后再到总结；第二，质量控制应该与临床研究同步，伴随研究的全过程。临床研究的过程细节繁杂，首先研究设计需由适当的临床前研究、动物实验和其他数据支持，需根据临床研究伦理原则进行，并且遵循书面协议；其次研究人员和提供临床服务的人员都需经过培训并具备资格；同时所有临床和实验室程序均需符合质量标准，收集的数据准确可靠，并有完整的记录；此外，统计方法需是预先选定好的，并且在后续操作中严格遵循；最后需要清晰公正地报告研究结果。

第一节　临床程序的质量控制

质量控制（quality control）是指为达到临床试验某一质量要求所采取的具体操作技术和实施的行为，是一个贯穿临床试验始终的发现问题、寻求原因和解决方法并最终解决问题的连续过程。实施质量控制的目的就是为了保证临床试验"过程规范、结果科学可靠、保护受试者的权益并保障其安全"。

临床研究的核心是临床程序的实施，其过程涉及大量工作和技术人员，理顺繁杂的沟通成为质量控制的关键。因此需要指派熟悉研究的团队成员作为临床研究协调员（clinical research coordinator，CRC），负责对研究的各个方面进行适当的质量控制，监督研究参与人员的培训和资格认证，并监督研究期间质量控制的实施，以保证能提前发现问题和预防问题发生。

临床程序的质量控制应该从规划阶段开始，并贯穿整个研究过程，通过建立系统化的工作流程，来规范化质量控制程序。

一、标准操作规程的制定

一项临床试验在实施之前最重要的是确定试验的目的、方法和方案，方案确定后，下一项工作就是试验的准备。准备工作包括科研立项、组织工作、伦理审批、标准操作规程等。

标准操作规程（standard operating procedure，SOP）指为有效的实施和完成临床试验中每项工作所拟定的标准和详细的操作规程。完善的 SOP 对质量控制非常重要。SOP 内容要尽量详细，实践中可操作性强的同时避免争议，需要提供临床访视前准备的具体说明，需要明确对参与者所进行的测量，需要明确如何选择合适材料和参数等等，根据自身条件来量身定做，保证在开展试验时真正发挥作用，真正做到"写所做的，做所写的"。

二、人员培训和认证

对研究人员进行标准化培训是高质量研究至关重要的一部分内容。参与研究的所有工作人员应在研究开始前接受合适的培训，并在关键程序和测量方面获得认证。在研究期间，应通过预定的重新认证补充认证程序，并在研究现场保持培训，保留认证和重新认证的记录。

三、现场审查

在培训过程中，CRC 应通过定期参与门诊或电话访视来审查临床程序的执行情况。在获得被研究者的许可后，CRC 可以对每个访谈和技术程序进行现场观察，最好观察至少一个具有代表性的完整病例。在观察过程中，应当使用 SOP 中制定的标准化检查表。审查后 CRC 可以通过记录清单进行总结，并解决相关的质量控制问题，这样有助于负责人和团队成员之间进行有效的沟通。评估的时间和结果都应记录在培训日志中。

四、持续性质量改进

为完成持续性质量改进，质量控制需要定期报告，将临床程序和测量的质量数据制作成表格，这样可以提供缺失、不准确或不精确测量的线索。定期报告还应包括招募的情况、数据录入的及时性、缺失和超出范围的变量的比例、解决数据问题的时间，以及后续行动和干预是否有效等内容。

另外，如果是临床药物试验，还有一些特殊程序。对药物，特别是采用盲法的药物，需要特别注意标签、药物输送和储存、药物分配和收集未使用药物的质量控制。可以通过与制造商和药房仔细规划药物的分配方法，并监督实施。最好能不定期通过测试药物的组成，以确保它们含有正确的成分，能提供正确的药物和剂量。此外，应当有明确的程序和日志，以跟踪研究人员接收、储存、分发和返回研究药物的情况。

第二节　实验室程序的质量控制

实验室程序的质量控制可以参照临床程序的质量控制，如建立操作手册、进行人员培训和认证、不定期现场审查，以及持续性质量改进等，不再赘述。实验室程序中，给实验标本贴标签时可能出现的差错，实验仪器对测量技术的影响等等，都使实验室程序具有一定的特殊性。

最常见的问题就是混淆标本标签。当血液样本或心电图被标记为其他人，这样的错误通常无法发现和纠正，唯一的解决方案是预防，通过在标记每个样本时仔细核查姓名和序号来避免。此外，通过计算机打印条码可加快标记过程，并可避免手写发生错误。在将血清从一个管转移到另一个管时，应当提前标记新管并将两个管相邻放置，以免混淆。

研究过程中采用盲法对标本进行测量可以减少偏倚的机会，并且能提高实验方法的质量。因此，必须有明确的操作程序，使实验室工作人员能及时向审查人员报告严重的异常结果，以决定是否通知被研究者，实施必要的解决方案。在临床试验中，如果实验室的异常结果可能与试验干预相关，则需要立即采取行动，制定揭盲策略，及时解决问题。

当样本或图像被发送到中心实验室进行测量或分析时，需要通过相同的系统发送重复样本，也就是来自被研究者的第二个随机样本，并生成相应的虚拟 ID，这样能衡量实验室技术的精准度。对于需要主观判定的项目，应该至少安排两名专业人员分别进行判定，如果两名判定者达成一致，则结果成立；如果两位判定者不能达成一致，则可通过讨论达成共识，或安排第三位专业人员给出意见。

第三节　数据管理的质量控制

对数据管理实施质量控制，类似于临床程序和实验室程序的质量控制，也应在研究开始前完成详细的准备工作，预先建立并测试数据管理系统。包括设计用于记录测量结果的表格，选择用于数据编辑和管理的计算机硬件和软件，以及为缺失的、超出范围的和不合逻辑的条目设计数据编辑参数，测试数据管理系统和规划虚拟表格以确保收集适当的变量。

一、数据收集

数据缺失、不正确和不精确是一个常被忽视的潜在问题，特别是多个人进行测量时。研究人员设计研究并将数据收集任务留给助理，在数据收集过程中助理漏填某些资料，或者一些测量使用不合适的技术而产生严重偏差，往往事后无法发现数据中的错误，此问题尤其严重。如果缺失或不正确的数据影响大部分测量值，后果可能是灾难性的，有时会使结论产生偏差。特别是在多变量分析中，其中多个预测变量中缺失数据的累积可能会导致大量样本数据无法进行分析。

临床和实验室程序质量控制中，员工培训和认证，在被研究者离开医院前检查资料的完整性，定期审查以及对不同记录者的数据平均值或差异范围的定期评估，有助于识别或预防这些问题。

二、数据录入

临床研究实施过程中对数据录入方式进行合理设计，是避免数据丢失、保证数据完整性和准确性的高质量方案。例如，软件自动检查表格的完整性，设计不允许的输入界面跳过条目，以便研究人员立即标记缺失的数据，及时录入遗漏的数据。尽管缺少数据而导致的错误结论有时可以在事后纠正，但是需要通过努力追踪缺失的被研究者数据，并且基于被研究者其他时间点的数据信息来记录缺失值。

使用计算机数据输入、管理系统编程标记、不允许提交具有错误的表单，可以极大的提高数据质量。此外，更改任何数据表格上的原始数据应该有标准化的程序，且应该在数据收集后尽快完成，并通过原始条目进行标记，不能随意删除。这样能够提供审计线索，以证明数据的变化和防止欺诈。同时，更改数据通常需要生成基于计算机的条目，该条目记录日期、人员 ID 和更改数据的原因。

数据管理也需要进行持续性质量改进，定期制表和定期检查重要变量的频率分布，允许研究者在仍可能纠正过去的错误时评估数据的完整性和质量，以及防止其余研究中的进一步错误。防范欺诈性数据这种灾难性事件的方法包括谨慎选择同事和员工，与他们建立牢固的关系，所有人都明确理解和严格遵守道德行为。在检查数据时警惕欺诈的可能性，对数据的主要来源还应当进行计划外检查，以确保其真实性。

【课后习题】

1. 质量控制主要包括哪几个部分?
2. 临床研究的质量控制包括哪几个环节?

第二十一章

临床研究的质量评价

【案例】

IPASS 研究揭示了 EGFR TKI 一线治疗晚期非小细胞肺癌的有效性，改变了非小细胞肺癌的临床实践，根据肿瘤 EGFR 基因突变状态选择个体化治疗方案在临床实践中迅速成为可能，这是非小细胞肺癌临床实践的一次巨大变革，具有里程碑意义。这项研究成果能在临床上取得如此成就，与其高质量的研究密不可分。

【提要】

在临床研究中可通过对各个环节进行质量控制来保证研究质量，与此同时，研究整体和每个环节也可作为研究质量的评价依据。研究质量的高低涉及多方面的因素，如设计、操作、样本量的大小和相关性等。现有许多工具用于评估系统评价中纳入文献的研究质量。质量评价的方法包括量表和条目清单，两者统称为评价表，可根据不同的评价对象，分为普适性评价表（评价所有临床试验）和特异性评价表（评价某些领域，如疼痛），大部分通过量表进行评价。Moher 等研究表明，到 1993 年为止，对不同的文献质量评价方法共计有 34 种，包括 25 个评价量表及 9 个评价清单。

此外，用来评价临床试验报告质量的 CONSORT 声明，以及 Cochrane 协作网提供的评估"随机对照试验偏倚风险"工具也越来越多地应用于质量评价。目前，国内对于临床试验质量的评价还没有统一标准。本章将简单介绍近年来代表性的临床试验文献质量评价工具和临床试验报告质量评价工具。

第一节 量表

量表(scales)是反映临床试验的不同水平和特征的定量体系,通过对涉及研究质量的各条目进行评分,最后算出总分进行评价。量表中几乎所有的条目都基于临床试验教科书建议或"普遍认可"的标准,但有些也包括与内部真实性不直接相关的条目,如是否计算了检验效能(与结果精确度相关)或者是否清楚描述了纳入和排除标准(针对实用性而非真实性)。

25 个量表都是针对随机对照试验的质量评价,其中 15 个是普适性量表,它适用于任何随机对照试验(randomized controlled trials,RCT)质量的评价,另外 10 个是特异性量表,只适用于评价某些领域,如:关于疼痛的 RCT 试验质量量表。目前最常用的量表是 Jadad 量表和 Chalmers TC 量表,现对两表进行具体介绍。

一、Jadad 量表

Jadad 量表又称为 Jadad 评分或牛津评分系统,由 Jadad 等在 1996 年制定并发表,是独立评价临床试验方法学质量的工具。最初是为了评价疼痛治疗的临床疗效的质量,目前已成为运用最广泛的评价 RCT 方法学质量的量表。该量表

定义的临床试验质量只包括内部有效性,2007 年 Jadad 量表评价条目由 3 条(5 分制)修订为 4 条(7 分制),其内容包括:是否随机、是否采用盲法、是否对失访/退出进行描述。Jadad 量表评分原则见表 5 – 20 – 1 所示。

表 5 – 20 – 1　Jadad 量表评分原则

评价内容	分值	
	2	1
随机化方法	正确描述了随机序列的方法	提及随机分配,未具体描述
盲法	正确描述了双盲法	提及双盲,未具体描述
失访或退出		详细报告失访或退出的原因及例数

Jadad 量表满分为 5 分,2 分及以下属于低质量研究,3 分及以上的研究可认为质量较高。该量表最大的优点在于直接评价那些经过验证的、与试验效应估计中的偏倚有直接关系的试验特征,而不是盲目地将所有教科书中认为重要的项目全部纳入。因为该量表简单明了,已被很多人作为评价临床试验的重要工具。但是,如果在纳入研究中大多数存在随机、是否双盲不清楚的情况下,不推荐使用记分法。

二、Chalmers TC 量表

Chalmers 于 1981 年制定出第一个尝试用评分量表的方式对临床试验质量作评价的量表——Chalmers TC 量表。该量表主要用来评价临床随机对照试验的质量,由于其具有总体

评价的理论优势,涵盖的内容较为全面系统,故被许多研究者在此基础上进行探索和改良,使其得到广泛应用,并衍生出了许多版本。

Chalmers TC 量表由一般情况、研究方案、统计学分析、结果陈述 4 个部分,共 36 个条目组成。评价临床试验的试验设计、统计分析和结果陈述(一般情况不参与计分),27 个计分条目,按 6∶3∶1 的权重计分,共计 100 分。一般认为 60 分以上的 RCT 质量较高,其主要评价内容包括:①试验设计:纳入、排除标准

的规定,干预措施的定义,随访失访的说明,安慰剂的描述,试验中的随机和盲法的应用,样本量计算,基线资料的描述和比较,基线依从性检验;②统计分

析:统计分析是否合适,主要终点指标的统计检验,阴性结果时把握度的计算,失访及不良反应的统计学处理;③结果:研究的起止时间,基线资料的描述及检验,主要结局的表达。

使用量表评价研究质量虽然简单易行,但其可靠性证据有限。因为计算总分时需要对量表中的不同条目赋予权重,但权重分配的准确性难以证明。此外,量表评估的真实性并不可靠,并且对系统评价证据使用者也不透明。同时,同一量表对不同类型的研究评价能力有限,因此在进行研究的质量评价时,应根据研究方法选用量表。

第二节 清单

清单(checklists)由具体的问题构成,根据相应信息评价研究质量,是定性指标。清单没有总分,只能逐个项目进行评价。9 个清单也是针对临床 RCT 评价的,目前被广泛认可和最常用的是 Delphi 清单。

Delphi 清单是由 Verhagen 等于 1993 年根据原有比较公认的量表(Maastricht and Chalmers),选择合适条目,通过 Delphi 法专家调查问卷形式制定出文献质量评价清单,包括内部有效性、外部有效性和统计分析 3 个方面,有 8 个条目:①是否采用了随机分组?分组过程是否应用了盲法?②各组严重影响结果的基线资料是否一致?③纳入排除标准是否明确?④结果测量是否应用盲法?⑤干预措施执行者是否实施盲法?⑥受试对象是否实施盲法?⑦主要结果的点估计及估计的精确性?⑧分析中是否包含了意向性分析?该清单是专门用于评价临床试验文献质量的工具,且制作过程规范,条目清晰易懂,同时代表了部分专家的意见,得到了广泛的认可。

第三节 CONSORT 声明

为避免研究报告经常忽略重要的信息,国际医学期刊编辑委员会(International Committee of Medical Journal Editors,ICMJE)在《生物医学期刊投稿统一要求》中指出,鼓励撰写特定的研究设计时参考有关的指南,对于 RCT,应参考 CONSORT 声明。

CONSORT 声明[8](consolidated standards of reporting trials statement)于 1996 年发布,经过

几次修订，形成了一套规范的报告格式和要求，并被许多国际主流医学期刊认可和采用。作者在报告随机对照临床试验时，如果没有按照 CONSORT 声明的要求来写，将不被录用。甚至一些没有按 CONSORT 声明要求写的文章，连投稿都不会成功。所以，对国内临床医生和医学期刊编辑而言，了解 CONSORT 声明的内容是必要的。然而，由于 CONSORT 声明包含项目较多，与国内外论文撰写习惯不太相同，且国内医学编辑的知识结构与国外存在较大差异，故国内真正应用的期刊和医学研究者并不多。国内研究者在报告时应根据 CONSORT 声明的内容进行详细报告，使国内 RCT 的报告与国际水平接轨。

CONSORT 声明由必须报告的核对表和描述整个试验过程中患者流程的流程图组成，其最初用于报告 2 组平行设计试验。近年来，陆续衍生成了其他设计类型的临床试验 CONSORT 扩展版，其中包括由我国学者参与并制定的、针对中医药临床试验的 CONSORT – STRICTA 和 CONSORT CHM Formula。CONSORT 声明并非质量评价工具，其内容重点集中在关于试验的内部真实性和外部真实性的条目，也和许多试验设计相关，如等效、析因、成簇及交叉设计的试验。

2010 年，CONSORT 小组发布了最新修订的 CONSORT 2010 版。CONSORT 2010 版包括 25 个必须报告的核对表条目（表 5 – 21 – 2），涉及文题和摘要、引言、方法、结果和讨论 5 个部分，并且要求对临床试验的受试者的登记、分配、随访和分析阶段的受试者的流动情况（如退组等）以流程图（图 5 – 21 – 1）的形式表现出来。

表 5 – 21 – 2　CONSORT 2010 版核对表条目节选

论文部分和主题	项目	描述
文题和摘要	1a	在文题提示为随机试验
	1b	用结构式摘要概括试验设计、方法、结果和结论
引言 背景和目的	2a	科学背景和原理解释
	2b	具体的目的或假设
方法 试验设计	3a	描述试验设计（如平行试验、析因设计），包括分配的比率
	3b	给出试验开始后试验方法的重大改变（如合格标准的改变）及原因
结果 受试者流动 （极力推荐使用流程图）	13a	描述每组被随机分配、接受预期处理和分析主要结局的人数
	13b	描述各组随机化后退组和剔除的人数及原因
讨论 局限性	20	指出试验的局限性、潜在偏倚、不精确和分析的多样性
其他信息 注册登记	23	试验的登记号和名称

【案例】

（1）条目 1a：在 CONSORT 2010 中，要求作者在标题中报告是否为随机试验，以便研究能够被有效地标引和识别。例如，"肺康复法治疗慢性阻塞性肺疾病稳定期患者的随机对照研究"。通过该研究的标题可明确此项研究的干预措施、受试者及其社会学属性。

（2）条目 1b：在 CONSORT 2010 中的表述为用结构式摘要概括试验设计、方法、结果、结论。例如，"评价肺康复法对慢性阻塞性肺疾病稳定期患者的疗效"。结论：肺康复法较一般运动能更好地改善慢性阻塞性肺疾病稳定期患者的生活质量。

（3）条目 2a：在 CONSORT 2010 中，要求作者用流畅的文字解读研究的科学背景和原理，并介绍研究的整体概况。例如，"本研究在参考相关文献及现况调查的基础上，设计针对社区慢性阻塞性肺疾病患者的用药依从性管理方案"。虽然该研究在背景部分报告了参考相关文献和现况调查，但并未给出具体的参考文献以及调查来源，因此还需要进行适当补充。

（4）条目 2b：在 CONSORT 2010 中，要求作者报告具体的研究目的或假设。例如，"通过随机对照研究，探讨该方案对提高社区慢性阻塞性肺疾病患者的用药依从性的作用，以降低急性加重风险和改善患者的生活质量"。

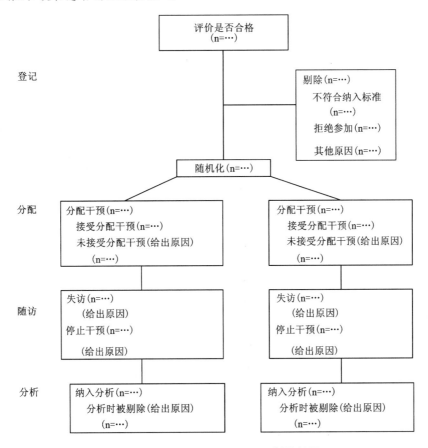

图 5-21-1　CONSORT 2010 版流程图

需要注意的是 CONSORT 声明只是对报告内容的说明,并非是试验设计和执行的指导内容,其中核查单的条目不能判定试验本身的正确与否,更不是衡量试验设计好坏的工具。此外,CONSORT 声明未包含的许多条目也应包括在临床试验报告中,如伦理委员会同意、患者知情同意、资料安全性及监督委员会的存在、资金来源等。还应包括和试验有关的其他内容,如相关的成本效益分析和生活质量评估。但因涉及的项目较多,所以评阅结果分值较低,评阅难度较大。

第四节　Cochrane 系统评价

国际 Cochrane 协作网发布的系统评价(cochrane systematic reviews,CSR),因其严谨的方法和不断更新的特点,已被广泛用于指南和卫生政策的制定,其结果具有较好的代表性。CSR 偏倚风险评估工具既不是量表也不是清单,而是基于"维度评估",即对研究质量的不同方面进行严格独立评估。偏倚风险评估工具从每个偏倚来源方面均进行了评估和描述,如分配隐藏和盲法,想得到某个结局指标总的偏倚风险需要进行分析总结,一般不提倡使用量表评估偏倚风险或研究质量。

随机试验结果的真实性取决于避免潜在偏倚的程度,临床研究常见的偏倚包括选择偏倚、实施偏倚、测量偏倚、随访偏倚及报告偏倚等,分别对应协作网"偏倚分析"工具中评估的 7 个维度(见表 5 - 21 - 3)。Cochrane 偏倚风险评估工具(部分见表 5 - 21 - 4)由两部分组成,七个重要的偏倚来源包括随机序列生成、分配隐藏、受试者及研究人员的盲法、结局评估者的盲法、结果数据不完整、选择性报告结果及其他偏倚。评价时应考虑重要的偏倚而不是任何偏倚。"重要的偏倚"定义为对试验结果或结论有显著影响的偏倚,并认识到任何判断均有主观性。

表 5 - 21 - 3　常见偏倚分类

偏倚类型	描述	协作网"偏倚风险"工具的相关领域
选择性偏倚	比较组的基线特征之间存在的系统差异	·序列生成 ·分配隐藏
实施偏倚	除感兴趣的干预措施外,组间护理、暴露因素等存在的系统差异	·对受试者、研究人员实施盲法 ·其他对真实性的潜在威胁
测量偏倚	测量组间结局存在的系统差异	·对结局测量者实施盲法 ·其他对真实性的潜在威胁
随访偏倚	组间病例退出造成的系统差异	·结局数据不完整
报告偏倚	报告与未报告结果间存在的系统差异	·选择性报告结果

表 5 – 21 – 4　偏倚风险评估工具的随机序列生成偏倚风险评价标准

随机序列生成
随机序列生成的方法不恰当导致的选择性偏倚(干预措施分配偏倚)

低偏倚风险的判断标准	研究者在序列产生过程中描述了随机方法如： ● 随机数字表 ● 计算机产生随机数字 ● 抛硬币法 ● 洗牌或信封 ● 掷骰子 ● 抽签法 ● 最小化法 ＊ ＊最小化(minimization)可以不按随机方法实施，但等同于随机
高偏倚风险的判断标准	研究者在序列产生过程中描述了非随机的方法。通常该描述包括一些系统的、非随机的方法，如： ● 根据生日的奇数或偶数产生分配序列由入院日期(或天数)产生 ● 由住院或就诊号码产生 其他非随机方法较以上这几种系统方法较少见，他们通常包括主观判断或其 他一些非随机分组方法，如： ● 根据临床医师的判断分配 ● 根据病人意愿分配 ● 基于实验室结果或一系列检查结果分配 ● 根据干预措施的有效性分配
偏倚风险不确定的判断标准	序列产生的信息不详，难以判断是"低风险"还是"高风险"

　　CSR 对研究的质量评价分为偏倚风险低、偏倚风险高及风险不清楚。如果研究中没有充分报告相关细节，判定通常是偏倚风险"不确定"。如果研究报告了相关细节，但其偏倚风险是未知的，也应该做"不确定"的判断；或者条目与该研究无关(当研究中没有测量用于评价结果的条目时，特别是对盲法以及不完整数据的评价)。任何总偏倚风险的评估都应该考虑不同偏倚来源的重要性，评价时必须判断当前哪种偏倚来源最重要。例如，对于高度主观性结局如疼痛，可能认为对受试者采用盲法至关重要。

　　为了尽可能减少研究过程中的种种偏倚、提高研究质量，应注意研究方案设计、加强研究人员的培训，规范运用 CSR 方法。

　　这些评估工具多是基于研究报告，即所发表或未发表的论文信息进行评估的，而不能对临床试验的计划阶段和实施过程进行评估。这是所有临床研究质量评估工具共有的局限性。

【课后习题】

　　请对"吉非替尼或卡铂 – 紫杉醇治疗肺腺癌"进行评价。

第六部分

临床研究实例分析

第二十二章

经典的临床研究实例

【提要】

在熟悉临床研究流程基础上，本章节内容着重分享经典的临床研究实例，通过对研究的设计方案进行分析、评价，进一步巩固前面学习的知识点。

第一节　吉非替尼或卡铂 – 紫杉醇治疗肺腺癌研究分析

在临床研究中光有理论不去实践是抓不住真理的，本节旨在通过对临床经典的案例进行剖析，从具体的文献中分解临床研究的基本过程，更直观地展现临床研究的基本脉络，同时根据文献提供的有限信息和数据，解析研究中的优点和不足。

本节以"吉非替尼或卡铂 – 紫杉醇治疗肺腺癌"研究为案例，从研究目的、研究方法、研究对象、样本量、随机化分组及干预、疗效评价指标、资料收集、资料分析、伦理审查和研究评价等十个方面进行解读与分析。

【案例分析】

The NEW ENGLAND
JOURNAL of MEDICINE

ESTABLISHED IN 1812　　　SEPTEMBER 3, 2009　　　VOL. 361　NO. 10

Gefitinib or Carboplatin–Paclitaxel in Pulmonary Adenocarcinoma

Tony S. Mok, M.D., Yi-Long Wu, M.D., F.A.C.S., Sumitra Thongprasert, M.D., Chih-Hsin Yang, M.D., Ph.D.,

一、研究目的

研究目的是选题和立题的目的，即为什么要进行一项研究，通过研究要解决什么具体问题或验证什么假设，言简意赅地说明所研究问题的预期结果。因此选题要创新，立题要具体、客观、可行，研究目的则要明确且具有针对性，突出研究的重点。当一项研究包含多个方面时，可制定相应的具体目的，并按照逻辑顺序排列，如按重要性或时间顺序（首先是基线资料得出的结论，然后是后续试验资料得出的结论），但应只提出最重要和最有意义的目的。

【解析】

本篇论文研究的主要目的是通过比较吉非替尼和卡铂－紫杉醇作为肺腺癌患者一线治疗药物的疗效（无进展生存期）、安全性和不良事件概率等，证明吉非替尼的非劣效性。次要目的是根据生物标志物 EGFR 基因突变的基线值评价吉非替尼疗效。

该项研究选题来源于临床观察所遇到的问题，立题新颖，在当时的肺癌研究领域中是一个具有明确研究价值的课题，其研究结果能有效应用于临床，同时研究目的具体明确，分为主要目的和次要目的，简要阐述研究需解决的具体问题，逻辑分明，体现了该项研究的临床价值。

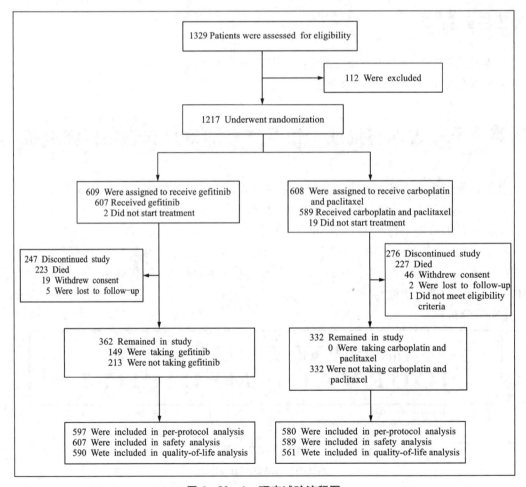

图 6 - 22 - 1　研究试验流程图

二、研究方法

研究方法作为研究者手册的基础，是研究者在实验设计过程的重点，合理地选择设计方法是研究顺利实施的关键。各种临床研究方法都有其自身应用范围，因此要根据研究目的选择合适的研究方法。例如，研究某种治疗措施的临床效果，可采用临床试验；描述某种疾病或健康状况的分布，可采用横断面研究；观察某种疾病的预后，可采用随访研究或队列研究；探讨某种疾病的危险因素，可采用病例对照研究或队列研究等等。

【解析】

本研究是一项随机、平行组、非盲、多中心和多国家的Ⅲ期临床试验，在不吸烟或轻度吸烟的初治东亚晚期肺腺癌患者中评价吉非替尼与卡铂-紫杉醇相比的疗效和安全性。

三、研究对象

选择合适的研究对象的目的，一是确保研究结果能更准确地反映研究人群的实际状况，即内部真实性；二是确保研究结果能被应用到其他人群，即外部真实性；内部真实性是外部真实性的前提。因此在选择研究对象时，要界定研究对象的类型，根据研究目的，选择社区、门诊或住院患者，同时注意样本人群的代表性以及组间的可比性。临床研究的对象主要是病人，要求是符合诊断标准、具备纳入标准且不具备排除标准的病例。

【解析】

本研究是临床疗效研究，临床疗效研究的研究对象通常是患有某种疾病的患者，该研究的研究对象选择了不吸烟或轻度吸烟的初治东亚晚期肺腺癌患者。

入选标准：

（1）年龄≥18岁；

（2）组织活检确诊为ⅢB或Ⅳ期非小细胞癌患者；

（3）不吸烟（总吸烟数<100支）或轻度吸烟（戒烟≥15年，既往吸烟
指数≤10包/年）；

（4）未接受过化疗、生物治疗或免疫治疗。

排除标准：

（1）曾接受系统治疗的患者；

（2）有中枢神经系统转移的患者。

四、样本量

确定样本量是研究重要的组成部分，合适的样本量才能更高效的反映目标人群的特征。研究所需的具体样本量需根据研究的设计类型进行计算或查表获得，具体的样本量估计方法参见前面的章节。临床疗效研究所需样本量的大小，主要取决于干预措施的预期作用大小及统计学要求（检验水准 α 和检验效能 $1-\beta$）。

【解析】

根据Ⅲ期临床试验的要求，研究为多中心随机对照临床试验，多个单位共同参与，要求试验组与对照组病人数不少于300对。本研究初始阶段共1 329位患者，其中112位患者不符合标准被排除，最终参与研究的患者共1 217例，其中试验组609例，对照组608例，由参

加本研究的 37 家医院共同完成。

五、随机化分组及干预

在临床研究中,研究者常需比较不同干预措施的结果来得出结论,采用随机化原则可避免选择偏倚和混杂偏倚的影响。

【解析】

该研究采用随机化方法,以 1:1 的比例将研究对象随机分为两组,一组接受吉非替尼的一线治疗,另一组接受卡铂 – 紫杉醇的一线治疗。

(1)吉非替尼组:吉非替尼片(商品名:易瑞沙,由阿斯利康制药有限公司提供),250 mg,每日 1 次,口服。

(2)卡铂 – 紫杉醇组:紫杉醇注射液(商品名:他克唑,百时美施贵宝投资有限公司提供),200 mg/m^2,避光缓慢静脉滴注 3 小时;卡铂注射液(商品名:伯尔定,百时美施贵宝投资有限公司提供),取总药物浓度时间曲线下面积(AUC)=5 或 6,静脉注射,注射时间:待紫杉醇静脉滴注完后 15~60 分钟开始缓慢静脉注射。

(3)两组均治疗 6 个周期,3 周为 1 周期。

六、疗效评价指标

不同设计类型的临床研究因研究目的不同,评价结果的指标也各不相同。临床疗效研究的评价指标应尽量选择能量化的客观指标和灵敏度高、特异度高的指标。

【解析】

本研究的主要临床终点为无进展生存期(PFS);次要临床终点为总体生存期(overall survival,OS)、客观有效率、生活质量、症状改善、安全性以及不良事件概率。

七、资料收集

资料收集过程中应有统一的调查表、统一的标准和方法,并实行质量监督,以确保资料的准确性、完整性和可靠性。

【解析】

(1)患者的一般资料:年龄、性别、种族、吸烟史、世界卫生组织(WHO)所制定的体能状态、肿瘤组织类型、入组时病程、诊断时间及诊断时病程。

(2)患者在治疗过程中的各种疗效评估指标。

(3)治疗过程中任何新出现的其他症状均需以不良事件记录,需详细描述出现时间、严重度、是否影响治疗以及是否停药。

(4)研究终点两组患者的疗效、生存人数、死亡人数、不良事件数等资料。

八、资料分析

资料分析指借助统计学的方法对干预措施的效应作出科学合理的评价,包括统计描述、统计推断和干预的实际意义分析。在研究设计时,应根据研究设计类型、研究目的和资料类型确定相应的统计学分析方法,并熟悉掌握和运用计算机及统计分析软件。

【解析】

本研究中计数资料采用卡方检验，计量资料采用 t 检验，症状疗效（等级资料）比较采用秩和检验（中心效应校正）。残留率资料通过平方根反正弦转换使资料正态，两组比较采用 t 检验。

（1）无进展生存率分析：采用 Cox 比例风险模型分析（非劣效性界值为 1.2），以 WHO 体能状态、吸烟史、性别、年龄、疾病病程和生物标记物（例如表皮生长因子受体（EGFR）基因突变）作为协变量，通过对不同组间的无进展生存率进行评估，分析治疗与协变量的交互作用，检验吉非替尼组治疗的非劣效性。

（2）总体生存率分析：采用 Cox 比例风险模型分析，方法与无进展生存率分析相同，因为研究尚未结束，文献中给出的是早期分析结果。

（3）客观缓解率、生活质量和症状缓解率分析：采用 Logistics 回归模型分析，以 WHO 体能状态、吸烟史、性别、年龄、疾病病程和生物标记物（EGFR 基因突变）作为协变量，计算比值比及 95% 可信区间。

（4）客观反应率分析：采用分组分析。

（5）不良反应事件分析：采用 Fisher 精确检验。

九、伦理审查

本研究通过各参与机构伦理道德委员会批准。

入选病例均需要知情同意，包括对本研究的意义、目的和方法的了解，以及药物的性能、药效和可能出现的不良反应，并签署患者知情同意书，测定生物指标 ERGF 基因突变基线值的患者需额外签署相关知情同意书。研究者尽可能在各方面为病例提供方便并作详细解释，以使患者及亲属更好的配合此项研究。

研究过程中，当患者病情恶化、出现不可预期的药物毒性作用、患者或医生要求停止试验药物等情况时，停止试验，医生予以进一步常规治疗。

十、研究评价

（1）该研究采用同期随机对照试验，是所有临床试验中真实性最好的研究，但该文献中未交代具体的随机方法。

（2）该研究考虑到患者治疗的安全性，以及便于医生对患者病情变化及时采取治疗措施，而在试验中未施行盲法，使结论的论证强度受到一定影响。

（3）在临床药效研究试验中，一般实施双盲法，可消除来自患者与研究者两方面主观因素的影响，提高随机对照试验的真实性。该研究对纳入试验的研究对象有明确限定，可清楚的显示研究对象的各种临床特点，有助于临床医生将此结果应用于相应的范围。

（4）该研究报告了全部临床结果，包括疗效和不良反应，在治疗性研究中，只有全面报告了试验措施近期和远期、正反两面的作用，才能对试验措施有一个全面、正确的评价。

（5）该研究同时考虑了临床意义和统计学意义，对吉非替尼与卡铂 – 紫杉醇疗效的研究结果，标志着非小细胞肺癌治疗全面进入个体化时代，具有重要的临床意义。

第二节 《呼出气 NO 参数在慢性气道疾病诊疗中的临床意义》计划书分析

本节以"呼出气一氧化氮(NO)参数在慢性气道疾病诊疗中的临床意义"研究课题开题报告为案例,从研究目的、研究方法、研究对象、样本量、观察指标、资料收集、资料分析、伦理审查和研究评价等九个方面进行介绍,分析临床实践中常见的错误。

一、研究目的

本研究的目的是探究呼出气 NO 参数在临床常见的慢性气道疾病中的变化情况,分析 NO 参数与患者疾病类型及通气功能的相关性。

二、研究方法

本研究是一项横断面研究,观察慢性气道疾病患者的口呼气一氧化氮浓度(FeNO)和肺泡一氧化氮浓度(CaNO)的变化。

三、研究对象

2018 年 8 月—2019 年 3 月在中南大学湘雅二医院呼吸与危重症医学科门诊就诊的患者。

入选标准:符合 2018 GINA 中慢性气流限制疾病临床实践中的症状分析方法诊断的哮喘、慢性阻塞性肺疾病(COPD)和哮喘 – 慢阻肺重叠(ACO)患者。

排除标准:

(1)1 年内口服或吸入激素治疗和(或)使用支气管扩张剂治疗;

(2)合并其他可能会影响呼出 NO 浓度的呼吸道疾病:如肺炎、间质性肺疾病、活动性肺结核、支气管扩张症等呼吸系统疾病;

(3)合并严重的心、肝、肾疾病者。

四、样本量

通过横断面研究的样本量计算公式 $n = (Z_{\alpha/2} \times V/\varepsilon)^2$

其中 $Z_{\alpha/2} = 1.96$;ε:相对误差取 0.2;$V = S/X_{均}$,其中参数由文献或预调查的资料来估计。估计需要纳入 COPD 患者 37 例,哮喘患者 33 例,ACO 患者 26 例。

五、观察指标

(1)一般资料:患者年龄、性别、BMI、吸烟史、通气功能(FEV_1、FEV_1/FVC、$FEV_1\%$ pred)、舒张试验或激发试验。

(2)呼出 NO 参数:FeNO、CaNO。

(3)慢阻肺评估测试量表(CAT):评估慢阻肺的症状对慢阻肺和 ACO 患者生活质量的影响。

(4)改良呼吸困难量表(mMRC):评估 COPD 和 ACO 患者呼吸困难严重程度。

(5)哮喘控制测试(ACT):评估哮喘患者疾病控制情况。

六、资料收集

制定统一的调查表，严格按照入排标准纳入研究对象，并对参与的调查员进行培训，以统一标准收集资料。

七、资料分析

采用统计学软件 SPSS 20.0 进行处理分析。计量资料中符合正态分布的数据以均数 ± 标准差（X ± S）表示，组间资料的比较采用方差分析；非正态分布计量资料采用中位数［四分位间距，用 M（Q）］表示，组间比较采用秩和检验；计数资料采用构成比表示，统计学分析采用 χ^2 检验或 Fisher 精确检验；相关性分析采用秩相关，检验水准 $\alpha = 0.05$，按 $P \leqslant 0.05$ 为差异有统计学意义。

八、伦理审查

本研究通过中南大学湘雅二医院伦理道德委员会批准。入选病例均需要知情同意，并签署患者知情同意书。

九、研究评价

横断面研究是描述性研究中应用最广泛的一种方法。本研究旨在观察呼出 NO 参数与三种常见的慢性气道疾病之间的关联，为进一步的分析性研究提供线索。

1. 选题源于临床

FeNO 作为哮喘的管理工具之一，被广泛用于临床检测以嗜酸性粒细胞浸润为主的气道炎症，评估吸入糖皮质激素的疗效，但在 COPD 中的临床应用价值尚难定论。已有大量研究证实 COPD 患者的 CaNO 值不受吸烟影响，且较健康对照增高，但 CaNO 在其他需要与 COPD 相鉴别的慢性气道疾病中的情况尚不明确。基于此，该研究旨在探究呼出 NO 参数在临床常见的慢性气道疾病中的变化情况，分析 NO 参数与患者疾病类型的相关性。

该课题从临床中发现问题，查阅相关文献后提出问题，在一定的创新性基础上可行性高，并与临床紧密结合，其研究结果具有临床应用价值。

2. 横断面研究

横断面研究一般在设计阶段不设立对照组。该研究根据研究目的确定研究对象为慢性气流限制患者，包括 COPD、哮喘和 ACO，然后观察 2018 年 8 月—2019 年 3 月这段时期中 NO 参数和这三种常见慢性气道疾病的关系，在资料分析时，根据患病的状态来分组进行比较。

对于横断面研究，常容易犯的错误是在研究初期根据暴露状态或疾病状态先进行分组（例如事先分为 COPD 组、哮喘组和 ACO 组），然后再收集资料。横断面研究所收集的资料一般不是过去的暴露史或疾病情况，也不是通过追踪观察将来的暴露史或疾病情况，而是当前所获得的资料，是特定时点（或时期）和特定范围内的人群资料，需要与队列研究和病例对照研究相区别。

3. 研究对象诊断明确，观察指标提前确定

该研究中的研究对象包括 COPD、哮喘和 ACO，均是常见的慢性气道疾病，而 ACO 同时具备 COPD 和哮喘两种疾病的特点，在研究开始前应明确和统一诊断标准，纳入患者时逐级

诊断，准确区分。观察指标应根据研究目的合理地进行选取，避免纳入与研究无关的指标，这样会增加资料收集、整理和分析时的难度。

4. 样本量应适量

样本量的估计在研究设计中是非常重要的环节，然而在实际的临床研究过程中却常被忽视。样本量过少会使结果不稳定，检验效能过低，结论缺乏充分依据；样本量过大会增加临床研究难度，造成人力、物力、时间和经济上的浪费。该研究进行了样本量的计算，但因为是开口资料，公式选择不当，样本量计算有误，具体的样本量计算可参考相应章节。

5. 注意资料收集、整理和分析的质控

收集资料应事先确定拟收集资料的内容和明确收集方法，一旦确定就不能变更，以保证资料的同质性，并对调查员进行培训。整理资料要检查资料的完整性和准确性，通过核对原始资料来填补缺漏项、删除重复项和纠正逻辑错误，同时对疾病按照规定好的标准进行归类，划分组别。分析资料时应先对数据进行预处理，选择正确的统计分析方法，辨识混杂因素及其影响，规范化表达结果。

6. 遵守伦理准则

在研究方案制定后，应尽早向医院伦理委员会提出伦理审查申请，通过后才能正式开始研究。研究过程中，应严格遵守伦理准则，尊重患者的意愿，维护患者的权益，每名患者在纳入研究前均应签订知情同意书，并妥善保管资料。

第二十三章

临床研究常见问题剖析

　　研究方案多由研究者制定，并通过多方讨论及反复修改最终确定。但不可否认的是，由于方案本身可行性的限制以及研究者自身知识的盲区，在实际临床研究过程中常常出现如下问题：错误地纳入被研究患者，原始数据无法溯源，受试者失联，评价及观察临床疗效不规范或无统一规范的标准，对于药物引起不良反应的处置机制不健全，等等。所以，针对这些问题，研究者们不仅需要自身良好的临床实践积累、广博的专业知识基础，更需要保证自身的操作符合伦理学要求以及国家的法律法规。我国食品药品监督管理局通过发布《药物临床试验质量管理规范》，从而规范临床试验方案的内容及操作方案。

　　在临床研究中，方案设计者可能会存在如下难题：如何评价新开发药物的临床疗效及其不良反应？采用具体的量化或者客观的观察指标（如血流动力学改变、影像学改变、实验室指标降低），还是主观指标（如症状消失、患者状态良好、主观评分表等）观察项目？客观指标是否适用于该临床研究设计的目的？主观指标是否存在一定的偏倚？虽然提高了患者的生存质量，但是研究设计中是否仍存在不合理的地方？回答这些问题时，不仅仅需要研究者的实践经验及知识积累，更重要地是必须符合我国的《药物临床试验质量管理规范》（Good Clinical Practice，GCP）。GCP 对上述问题也作出了回答，它要求研究者在实验前应服从 GCP 原则（包括伦理要求、药物效果定义）书写"研究者手册"，并根据最新的实验研究结果（如药物疗效、不良反应、患者状态改变）更新"研究者手册"，从而保证了临床实验的安全性、有效性。在保证安全及有效的 GCP 原则上，再制定具体的标准操作规程（standard operation procedure，SOP），例如采用什么观察指标、如何评估患者情况及其安全状态、如何避免操作时的不合理情况，等等。

　　因此，本章节通过将具体案例与临床研究实践、伦理要求、GCP 原则相结合，探讨临床试验进程中的一些常见问题，以保证临床试验顺利完成。

临床科研设计与实践

第一节　研究者错误的纳入与排除患者

错误的纳入与排除患者，是一个比较常见的问题，最常见于新进的研究者。同时，这也是相关文献以及操作指南中多次列为首要的问题，这些问题多产生于如下情况：

（1）入选标准过于笼统，导致研究人员对纳入条件产生歧义，使得本不应该入选的患者进入临床试验。

（2）入选标准过于严格，会造成受试者入组困难或大量脱落。入选标准应尽量明确，指标尽可能量化，尤其对于目标适应证应有明确的定义或描述，避免容易混淆的概念，同时要结合研究人群及数量适当放宽入选标准。

【案例】

某项研究需要纳入一群在病理学上诊断为原发性肝癌的患者，对比其肝切除术、TACE术以及肝移植术后的预后情况，但复核员在检查入组患者时发现，部分患者仅符合临床诊断标准，没有肝活检的病理结果。此时，应如何处理？

【处理步骤】

（1）立即排除没有病理结果的患者。如果产生了相关费用，仅支付与研究相关的检查或药物费用（这点必须在签合同时就明确）。

（2）立即向负责人汇报违反方案的情况。如有威胁受试者安全的情况，必须立即汇报伦理委员会（根据伦理委员会的要求进行汇报）。

（3）重新对相关人员进行方案的培训。本例中研究者对于肝癌诊断方案不明确，导致了错误。

（4）最后应与负责人沟通，讨论方案施行的可行性及安全性。

【解析】

纳入每份病例必须严格按照纳入、排除标准进行，并对其溯源情况进行详细记录。一般应在另一名研究者复核、确认以及签字同意的情况下，确定最终纳入患者名单并签订合同。凡是不符合纳入条件的病例需立即告知研究者尽早剔除，且后续研究中不能再出现同类问题。

第二节　患者及其亲属无配合意愿

目前医患关系较为复杂，患者及其亲属无配合医生意愿也是目前国内临床研究的一大难题。笔者曾经看到一篇国内报道，某项术后研究的纳入患者，在术后集体失联。虽然如此，根据我国法律（如卫生法）及《药物临床试验质量管理规范》，患者不仅具有对整个医疗行为的知情同意权，更具有随时退出临床治疗或临床研究的权力。所以，充分地说服患者及亲属，以及取得充分的信任，并做好预备方案，对于一项优秀的临床研究来说极其重要。

【案例】

某项研究需要纳入一群肺腺癌患者，予以这些患者免费的靶向药物(如吉非替尼、厄洛替尼)并免去其后续的检查费用，通过 5 年的随访观察这些患者的预后情况，但是部分患者在入组 1 年后失访，无法取得联系。此时，应如何处理？

【处理步骤】

(1)将末次随访时间作为终点事件，记录失访原因。

(2)在定期项目会议上，将具体情况汇报负责人。

(3)之后的研究中，应根据具体情况建立健全随访管理制度。根据笔者的经验，有效的改进办法是，要求入组患者多留几个电话号码(特别是患者子女的电话)。

【解析】

失访率大于开始队列成员的 10% 应引起注意，如果大于 20% 则研究结果可能没有参考价值，因为失访的患者将带走疾病预后的信息，从而影响预后结果的可靠程度。很多患者及其亲属仍然认为参加临床试验是去当"小白鼠"，被拿去做实验。因此很多患者即使签完知情同意书后，仍不愿参加试验，导致试验进度缓慢。研究人员在给受试者作试验讲解工作时，应减少专业术语的使用，并使受试者充分认识到临床试验会带来的益处以及其安全性。

第三节　研究者未严格遵循 GCP 原则

《药物临床试验质量管理规范》(GCP)是由国家药品监督管理总局颁布的规范药物临床试验全过程的标准规定。GCP 不但适用于承担各期(Ⅰ－Ⅳ期)临床试验的人员(包括医院管理人员、伦理委员会成员、各研究领域专家、教授、医生、药师、护理人员及实验室技术人员)，同时也适用于药品监督管理人员、制药企业临床研究员及相关人员。其目的在于保证临床试验过程的规范，结果科学可靠，保护受试者的权益并保障其安全。

GCP 的规范及其内容较为细致且复杂。部分医生或研究者由于自身精力及时间原因，未能对 GCP 有充分的了解，导致在临床研究中出现原则性错误。这要求参与临床实验的研究者，应该利用空余时间结合实践经验学习 GCP 规范，或是参与相关学习或讨论，应避免因为原则性错误而导致不必要的麻烦或经济上的损失。

【案例】

某项研究需要纳入一群肺腺癌患者，这些患者签署了同意书后，复核员发现研究者没有给患者一份知情同意书复印件(副本)。此时，应如何处理？

【处理步骤】

(1)立即将知情同意书的复印件交于受试者。

(2)向伦理委员会及负责人报告上述违反 GCP 原则的问题。

【解析】

患者有权利在任何时候退出研究。且如果研究者违反 GCP 原则，病人有权利依据我国法律追究刑事责任。所以为保护临床研究受试者的安全与权益，为保证临床试验数据及结果的科学性、准确性和可靠性，以及保护研究者自身的安全，临床试验必须实施 GCP。在临床试验的整个过程中，从方案设计、组织实施到最终的分析总结和报告，都必须遵循 GCP。同时，为有效的实施临床试验的每一工作环节、阶段，必须由临床专业人员在遵循 GCP 前提下，制定切实可操作的临床试验标准操作规程（SOP）。最后，相关工作人员必须熟悉工作制度、SOP 以及 GCP。

第四节 缺乏 SAE 的风险预判及处理程序

严重不良事件（serious adverse reaction，SAE）指临床试验过程中发生需住院治疗、延长住院时间、伤残、影响工作能力、危及生命或死亡、导致先天畸形等事件。同时《药物临床试验质量管理规范》（2003 年 9 月 1 日）第 26 条："……临床研究过程中如发生严重不良事件的，研究者应立即对受试者采取适当的治疗措施，同时报告药品监督管理部门、卫生行政部门、申办者和伦理委员会，并在报告上签名并注明日期。"SAE 报告是临床研究中保护受试者安全的重要措施，也是评价干预措施安全性的重要数据。

如出现严重不良反应事件，处理原则为：

（1）研究者有义务采取必要的措施以保障受试者的安全，并记录在案。

（2）研究者应立即对受试者采取适当的治疗措施。

（3）在 24 小时内报告有关省、自治区、直辖市食品药品监督管理部门和国家食品药品监督管理局及申请人，并及时向伦理委员会报告，并在报告上签名及注明日期。

（4）严重不良事件处理结束，受试者情况应提交后续报告。

【案例】

某项研究纳入了一群肺动脉栓塞患者，予以这些患者尿激酶或者 rt-PA 溶栓，对比这两类药物的疗效及安全性，但是某些患者接受治疗后会突然出现脑出血、脑疝或者消化道大出血。此时，临床研究者应如何处理？待患者情况稳定后，复核员发现临床研究者没有在规定时限内将严重不良事件汇报，此时应如何处理？

【处理步骤】

（1）患者在接受了实验药物后出现了严重不良反应（SAE），应立即按照项目制定的临床试验标准操作规程（SOP）、临床急救常规处理方案或临床指南的要求立即抢救患者，并在规定时间内向负责人以及伦理委员会报告严重不良反应（SAE）事件。

（2）如果发现延误了汇报，应立即汇报，并解释延误原因。

（3）最后，应在定期的项目会议上讨论药物的安全性以及风险阈值，减少并避免这种情况的发生。

【解析】

研究者首先应在研究开始阶段，在符合国家规定的基础上根据特定的研究病种和研究项目制定可操作性的 SAE 报告的标准操作规程，包括报告的范围、报告人、报告的流程、结果的随访、分中心定期 SAE 通报等。在课题的启动前对相关人员进行临床试验方案的培训，保证研究者熟悉 SAE 报告和处理程序，了解该试验可能出现的不良事件的类型。对于多中心临床研究，特别是涉及风险较大，最好能成立数据安全监查部门，负责接收各个中心发生的不良事件信息，进行总体的分析和考虑，这样可以做出更为客观科学的判断。其次在研究实施阶段，安排专人按时随访受试者，避免出现漏报的情况。出现 SAE 后迅速处理，及时递交首次和随访报告。定期联系分中心汇总通报 SAE，将 SAE 及时传达至主要研究者及伦理委员会。在实施质控中，将 SAE 的报告纳入临床研究项目质控的重点内容，定期反馈 SAE 报告的问题。

第五节　试验用药管理不规范

试验用药是指用于临床试验中的试验药物、对照药品或安慰剂。国家食品药品监督管理总局发布的《药物临床试验机构资格认定检查细则（试行）》中郑重说明："试验用药品的管理是《药物临床试验质量管理规范》实施过程中的重要内容，是药品注册现场核查和药物临床试验机构资格认定与复核检查的一个重点关注环节"。试验用药的管理在 GCP 规范中是重中之重，必须慎重对待。GCP 要求实验小组必须配备专职的药师参与临床试验用药品的管理，并且该药师必须要经过严格的 GCP 培训，从而保证试验用药的规范性，使用药品人员的安全性，以及临床试验记录的完整性。当然，目前也有部分医院或者研究所通过建立中心药房对试验用药进行行中心化管理。

【案例】

某项研究纳入了一群结缔组织病患者（如类风湿关节炎、强直性脊柱炎、皮肌炎），研究项目将患者分为两组，分别予以塞来昔布或曲马多，观察药物的止痛效果。但是复核员在检查药物发放表时发现，部分应接受塞来昔布的患者接受了曲马多。此时，应如何处理？

【处理步骤】

（1）向负责人汇报原因，讨论解决方法。

（2）有威胁受试者安全的情况，需立即向伦理委员会汇报。

（3）应立即建立标准操作规程：专人发药，详细记录发药的情况，必要的核对制度。

【解析】

实验药物必须由专人保管，并按照受试者入组的先后顺序依次发放试验药物（序号由小到大）。严禁将试验药物平分给几个研究者。每次监查必须看到药物发放登记表，确认药物的发放是否随机，还有入组的实际进度。受试者筛选表、鉴认代码表、药物发放登记表必须及时填写、签名，且记录清晰符合规范，药物发放登记表的发放回收的日期、数量必须准确无误。每次监查应查看药物的保存环境是否符合要求，是否出现变质情况，是否在有效期内。

第六节　研究记录无法溯源或不规范

研究资料不规范、丢失或者无法追溯来源，是研究资料收集过程中的常见问题。它不仅包括一些主观因素，如研究员遗漏或疏忽、研究员交接、研究本身的设计问题，或者一些客观因素，资料收集表格不规范、医院或研究所信息系统故障、患者无配合意愿、火灾或者受潮，等等。所以原始资料在收集时，不仅要保证研究设计时双人或多人的盲法问题，更要考虑到研究者之间的数据交接、更新数据时如何溯源、如何处理资料中的数据单位不统一。

【案例】

某项研究拟探讨肿瘤患者接受不同的手术方式是否存在预后差异。这部分病例由临床医生记录后交于研究项目的交接者。但是交接者发现部分病例的手术方案与原始病例不符合，或出现性别、年龄、检查项目的缺失。此时，应如何处理？

【处理步骤】

（1）与临床医生进行联系，并立即重新按照正确的信息或原始病例进行补充记录。已经记录的废纸仍需保存，并说明为何缺少或错误。

（2）为避免这种情况，应在每页上记录患者的识别信息，如姓名、入组号码等，收集并复印所有相关的病史资料及化验报告，熟悉方案的流程，设计模版、流程图等工具，帮助记录，所有记录的数据均需有相对应的原始资料，在每次记录的最后签上记录者的姓名和日期。

【解析】

如研究资料有修改或更新，应及时将相关说明提交研究负责人。试验相关的记录文件、目录和相关表格，应在试验后及时归档并定期整理。任何试验记录，必须由交接人双方签名并注明日期，及时归档保存。任何试验相关记录，注意存档双份，并需当事人签字。存档文件尽量统一模板，若试验中心另有要求，则以中心为准。

研究病例或影像资料为原始资料，研究者必须完整填写所有内容和签名确认，最后由另一名研究复核、审查数据的准确性、真实性，并签名最后确认。如果数据出现矛盾、遗漏或错误，应回溯原始资料，同时所有修改均应符合修改规范。

第七节　多科室间不够协调

医院的超声、放射、生化检验等科室检查工作非常繁忙。临床试验工作的开展与这些科室密切相关，但其繁杂的临床工作可能会导致研究人员无法及时的对试验患者进行检查，造成受试者在被试验干预后的各生理指标及变化状况无法及时准确测量，以及导致受试者试验依从性降低，影响试验的进度以及试验的质量。

因此，在临床试验开始前，就要按照试验方案把需要配合的科室及检查项目详细列出来，然后跟医院相关科室领导及管理层提出请求。建立临床试验检查路径，保证各检查结果的准确性和可靠性。临床试验各检查结果单的受试者信息应保持一致，确保各项结果能随时溯源、查取方便。同时制定与危急值等处理相关的 SOP，保持协作科室间信息畅通，在遇到问题时可及时反馈和改进。最终保证受试者能得到及时的检测结果，保障受试者的安全，提高受试者的依从性和满意度，加快临床试验的进度，保障临床试验工作的顺利开展。

【案例】

某项对于主动脉夹层 A 型支架植入的预后研究，需要全主动脉 CTA 进行复查，但是 CTA 检查预约时间多晚于患者就诊时间 2 – 3 天，且术后患者常出现夹层复发或支架闭塞情况。此次应如何处理？

【处理步骤】

(1)联系医院放射科领导，并向医院管理层提出请求，对这些患者提供急诊特殊检查服务。

(2)建立检查路径，对于检查报告格式、报告时间及危急值报告进行规范。

(3)对于出现危急值患者，应制定与危急值等处理相关的 SOP，立即采取医疗措施。

【解析】

临床试验需要多个辅助科室如检验科、超声科、放射科等的紧密协作。同时为了保证患者的安全、及时发现严重不良事件，也需要各个科室间的团结合作。所以，临床试验组应在研究开始前，就需要根据已经拟定好的试验方案，向相关科室及医院管理层提出请求，从而保证实验顺利进行。

第八节　知情同意书签名不规范

知情同意书是指患者表示自愿进行医疗治疗的文件证明。知情同意书从伦理上必须符合"完全告知"的原则，并且需要采用受试者或受治疗者能够理解的语言，使其能"充分理解"并且"自主选择"。知情同意书不能涉及要求或暗示受试者放弃其获得赔偿权利的内容。同时，知情同意书必须由受试者本人或直系亲属签名，并签署日期。研究者也必须签名和填写日期。日期应与入组时间相对应，更新的知情同意书也需要受试者与研究者签署。研究者不能代替受试者签名。

同时研究者也应该注意，按《合同法》规定，合同中有关造成对方人身伤害的免责条款无效。因此，医院知情同意书中"医院概不负责"或"医院不承担任何责任"部分因违反了法律禁止性规定而归于无效。如果医务人员在为患者手术过程中存在医疗过错并造成了患者人身损害的后果，医疗机构仍应承担民事责任。手术同意书不具有"免除因医务人员医疗过错而给患者造成损害后果应承担的民事责任"的法律效力。

【案例】

某项研究需要纳入一群甲状腺癌患者，这些患者接受试验治疗前，复核员发现部分患者的知情同意书存在问题，如知情同意的受试者与执行医生的签名日期不符，知情同意的日期晚于试验时间，签署了错误版本的知情同意书，完全民事行为能力人的知情同意书被家属或其他人代签。此时，应如何处理？

【处理步骤】

(1)立即向伦理委员会及负责人报告上述严重违反 GCP 原则的问题。

(2)与负责人保持联系，了解哪些受试者需要重新签署知情同意书，在何时签署。

(3)得到伦理委员会书面批件后使用新版知情同意书，并核对伦理的批件上新知情同意书的版本号，销毁旧版本(保留一份做存档)。

(4)对于文盲的受试者，也必须详细向受试者本人作知情同意，并由见证此过程的见证人进行签字或受试者留下指纹证明。

(5)对相关人员进行重新培训，必要时将严重违反 GCP 的研究者退出研究。

【解析】

知情同意书的签名操作多较简单，但是知情同意书签名不规范是临床医疗过程中以及临床研究中较为常见的问题之一。常常由于医生或者研究者的疏忽导致了知情同意书被冒签，或者漏签。所以 GCP 规范中，对于知情同意书的使用进行了多条细致的说明。在临床研究中，特别需要研究者或者负责人对签名后的知情同意书进行详细的检查。

第九节　病历记录欠完善

病历是指医务人员在医疗活动过程中形成的文字、符号、图表、影像、切片等资料的总和。而临床实验研究常常基于临床实践而进行。所以，为了保证临床过程的严谨性以及安全性、临床实验的有据可查，临床研究的入组患者，其临床病历必须符合规范，并且还要对临床实验用药或手术的疗效及不良反应进行及时且详细的记录。

【案例】

某项研究观察冠心病患者长期服用低剂量(25～50 mg)阿司匹林的不良反应。研究组中某位患者突然出现消化道大出血，立即于急诊处理。急诊医生并未按照研究方案中的要求对于阿司匹林的使用进行记录，也并未对其严重不良反应(SAE)进行汇报。此时，应如何处理？

【处理步骤】

(1)对可以了解到的情况进行记录，并说明为何缺少。

(2)如有可能，联系急诊医生，协助其进行病历记录。

【解析】

病例的病程记录和医嘱单上必须有试验药物的记录，日期和疗程必须严格遵循研究方案。同时，在项目的进行过程中，应要求临床医生如实记录发生 SAE 的情况以及处理方案，特别应观察已知的 SAE 是否发生(可通过相关资料了解)。

【课后习题】

（1）药物临床试验质量管理规范（GCP）是由哪个部门颁布的？有哪些适用范围？其目的是什么？

（2）严重不良事件（SAE）的定义？法规要求？处理原则？

（3）知情同意书是否具有临床实验中的免责效力？为什么？

【答案示例】

（1）《药物临床试验质量管理规范》是由国家药品监督管理局颁布的规范药物临床试验全过程的标准规定。GCP不仅适用于承担各期（Ⅰ～Ⅳ期）临床试验的人员（包括医院管理人员、伦理委员会成员、各研究领域专家、教授、医生、药师、护理人员及实验室技术人员），同时也适用于药品监督管理人员、制药企业临床研究员及相关人员。其目的在于保证临床试验过程的规范，结果科学可靠，保护受试者的权益并保障其安全。

（2）定义：严重不良事件（SAE）指临床试验过程中发生需住院治疗、延长住院时间、伤残、影响工作能力、危及生命或死亡、导致先天畸形等事件。

法规要求：《药物临床试验质量管理规范》（2003年9月1日）第26条："……临床研究过程中如发生严重不良事件的，研究者应立即对受试者采取适当的治疗措施，同时报告药品监督管理部门、卫生行政部门、申办者和伦理委员会，并在报告上签名并注明日期。"

处理原则：研究者有义务采取必要的措施以保障受试者的安全，并记录在案；研究者应立即对受试者采取适当的治疗措施；同时在24小时内报告有关省、自治区、直辖市（食品）药品监督管理部门和国家食品药品监督管理局及申请人，并及时向伦理委员会报告，并在报告上签名及注明日期；严重不良事件处理结束，受试者情况应提交后续报告。

（3）不具备负责效力。按《合同法》规定，合同中有关造成对方人身伤害的免责条款无效。因此，医院知情同意书中"医院概不负责"或"医院不承担任何责任"部分因违反了法律禁止性规定而归于无效。如果医务人员在为患者手术过程中存在医疗过错并造成了患者人身损害的后果，医疗机构仍应承担民事责任。手术同意书不具有"免除因医务人员医疗过错而给患者造成损害后果应承担的民事责任"的法律效力。

第七部分

如何撰写临床研究论文

第二十四章

如何完成综述

【提要】

医学文献综述(medical review)是指作者阅读大量的原始医学文献资料来进行系统的整理、归纳、分析和比较后就某一专题的历史背景、他人的工作、研究现状及该专题在国内外的最新进展的综合性文章,是医学论文中重要的文体之一。综述的特点是以"述"为主,辅以评论,重点是"综",要点是"述"。医学工作者可用较少时间从中获取较多关于某一专业系统而又具体的信息资料,了解近期或者某一时期的研究水平、进展情况、存在问题和发展方向,从而选择新的目标,确定新的研究课题。

在许多医学专业期刊中,读者可以从目录的 review 或 review article 一栏上找到与本专业有关的文献综述。有的医学专业期刊还会不定期地将某一时期的文献汇编成册。

综述写作的目的和意义:

(1)提高文献检索和阅读基本技能的需要:撰写综述的过程,实际上也是锻炼科学思维的过程,是培养语言组织表达能力和提高写作技巧的好方法,对于刚涉足科学研究领域者尤显重要。

(2)科学研究的需要:让读者熟悉现有研究主题领域中有关研究的进展与困境,从而引起后续研究者的思考。

(3)知识更新和信息交流的需要:由于每个医学工作者工作繁忙,阅读文献资源有限,面对浩瀚的文献资料,要求人人都博览群书是不可能的,那么,文献综述给大家提供了一个便捷的学习途径和信息交流的一种有效的形式和方法。

但是综述主要是对原始文献的二次加工,由于受到原始文献质量和综述者本人知识水平的影响,综述的某些观点和结论,可能带有主观性和片面性,在接受或获取信息时读者需要带有选择性。本章将从文献综述的特点、文献综述的类型、文献综述的写作步骤、文献综述的基本格式及基本要求来讲解。

第一节　文献综述的特点

文献综述以"述"为主，同时适当辅以评论，评述结合，具有综合性、评述性和新颖性的特点。

1. 综合性

综述要"纵横交错"，既要以某一专题的发展为纵线，反映当前课题的进展；又要从本单位、省内、国内到国外，进行横的比较。只有如此，文章才会占有大量素材，经过综合分析、归纳整理、消化鉴别，使材料更精练、更明确、更有层次和更有逻辑，进而把握本专题发展规律和预测发展趋势。

2. 评述性

评述性是指比较专业地、全面地、深入地、系统地论述某一方面的问题，对所综述的内容进行综合、分析、评价，反映作者的观点和见解，并与综述的内容构成整体。一般来说，综述应有作者的观点，否则就不成为综述，而是手册或讲座了。

3. 新颖性

综述要求选题新、资料新，综述题目常常冠有"进展"等字样。综述不是写学科发展的历史，而是要搜集最新资料，获取最新内容，将最新的医学信息和科研动向及时传递给读者。

如《中华结核和呼吸杂志》2019年3月发布的综述"2017—2018年度无创正压通气临床研究进展。"这篇综述对2017—2018年度发表的无创通气相关临床研究进展进行综述，反映当前课题的进展，又对该专题综合分析、归纳整理，进而把握本专题发展规律和预测发展趋势；但它又不仅仅是对该专题进行总结，它更充分地在无创通气的应用时机、选择模式等方面有自己独特的见解，并与综述的内容构成整体。

第二节　文献综述的类型

综述可以分为三大类：叙述性综述、评述性综述和系统性综述。

一、叙述性综述

叙述性综述(narrative review)以汇集文献资料为主，客观辅以评述。这类综述的原则就是忠实于原始文献，文献比较齐全，并对引用的文献进行了科学的分析和总结。该类文献综述全面系统的反映了某一专题的研究现状和发展趋势，有助于读者科研选题、制定科研计划和拓宽研究思路。此类综述是最常用的一种，其作者常为从事专题研究的科研人员、医务人员和在读研究生。如2017年7月在《International Journal of Molecular Science》发表的综述"obesity and athma：a missing link"正是属于此类综述。

二、评述性综述

评述性综述(commentary review)以评述为主，通过对文献的复习、回顾和展望，指出合乎逻辑的、具有引导性的观点和建议，对科学发展起到重要的引导或指导作用。这类综述的撰写要求高，具有较高的学术性和权威性，所以其作者多为某一学科的学术权威和学科带头人。

三、系统性综述

系统性综述（systematic review）是一种新的文献综述形式。是对某一专题全球范围内的所有文献并系统收集全世界发表的临床研究结果，运用科学的方法，严格评价文献，并进行定量综合及 Meta 分析，得出综合可靠的结论。此类综述目前被认为循证决策的最佳证据。例如《中国全科医学杂志》2019 年 5 月发表的"Journal of the American Board of Family Medicine"论文摘要汇编，采用体征和症状指标评估成年门诊患者社区获得性肺炎发生风险的系统综述和 Meta 分析，这些综述检索文献共 974 篇，选取合格文献 12 篇进行 Meta 分析，最后得出结论：生命体征正常、常规肺功能检测结果正常的成年急性呼吸道感染患者，患有社区获得性肺炎的可能性较低。

第三节　文献综述的写作步骤

综述写作主要经过选题、文献收集与阅读、拟定提纲、编写成文等过程。

一、选题

选题的关键在新、针对性强和实用，能反映出学科发展的矛盾和焦点，以吸引读者的注意力。可以根据自己的专长和基础，根据综述的目的，拟解决的问题及所涉及的内容，设计和选定一个新颖的、恰当的题目。题目不能过大，避免重复和贪大求全。

二、文献收集与阅读

收集和阅读原始文献资料是写好综述的基础，这是非常关键的一步。题目确定后就要围绕主题搜集和阅读文献。文献收集主要是强调"全"和"新"。"全"就是指搜集文献要全面广泛，不仅要收集与你选题有关的观点，还要收集与选题有关的不同的学术观点，不同的实验方法和不同的结论的文献。由于文献较多，我们在追求全的同时，主要是收集那些国际权威性杂志发表的影响因子较大的文献，反复阅读，做好笔记，将要点、重点记下，附上自己的体会，再有目的地查找所要增补的文献。"新"是指只要收集近 3 ~ 5 年期刊发表的文献，反应最新的观点、数据和资料。文献搜集与阅读是综述写作最基本的一步，也是做科研的第一步。

三、拟定提纲

提纲是文章的框架，就是所谓的"搭架子"，是完成综述写作的关键步骤。在搜集了大量的原始资料文献后，将所掌握的资料进行整理归纳和分析，最后列出文章的框架，即提纲。提纲要做到层次分明、条理清晰、前后照应并紧扣主题。

四、编写成文

提纲拟好后即可按照提纲的书写顺序编写成文。文献综述要求文字要简练，用词要准确，内容上要融会贯通且通俗易懂，逻辑上要前后照应。文章正文是全文的核心，尤显得特别重要，主要从历史背景、目前的状况及未来的发展趋势三个方面进行描述。综述全文写好后要反复地进行阅读检查及修改。综述的篇幅一般为 3 000 ~ 1 0000 字。

第四节　文献综述的基本格式

文献综述往往没有固定的格式，但目前综述格式趋向于全面，一般包括题目、作者、摘要、关键词、前言、正文、结语、参考文献等 8 个部分。

一、题目

题目要求确切具体、简明扼要、紧扣主题。题目一般为 20 个字左右为宜，不应不超过 30 个汉字。不应该使用不常用的英文缩写词、符号、简称、公式和代号等。题目一定要新颖，切记过大或过小，避免大题小做和小题大做，也不能文不对题。医学文献综述的提名不像论文的标题那样专一，通常比较概念化，并总是运用现状、新概念、进展等词语加以说明综述所涉及的对象。例如：①儿童高血压的新概念；②2015 年艾滋病的发展趋势。

二、作者

要署作者名和审校者名及其具体的工作单位，一般要具体到科室。这也是表示对文章内容所负责和作者所做出贡献的依据。

三、摘要

摘要一般控制在 200 个字以内，摘要要求必须简明扼要，是综述内容的高度概括，即使不阅读全文，也能够获取全文中最重要的信息和主要内容。摘要要使用第三人称书写，通常不用图表、化学结构及不常用的符号和术语。写综述时常见的缺点是冗长啰嗦，重点不突出，或者有的过于简单，信息不够达不到综述摘要的要求。文献综述的摘要部分通常使用一般现在时和现在完成时表达。

四、关键词

关键词是用来表示文章主题内容的关键性词语，可供文献标引、检索之用。每篇综述通常选用四到八个关键词，而且要求按照统一的规范的词表提供关键词，且关键词不能使用句子、短语，化学分子式和英文缩写词。

五、前言

即导语或者引言，为综述正文的开头部分。前言主要叙述研究工作的历史背景、起源、国内外的现状及动态和问题的焦点所在，给出综述的范围。前言必须要简明扼要，让读者知道后面正文所要阐述的内容，激发读者继续阅读的兴趣，达到引人入胜的效果。

六、正文

即综述的主体，是综述内容的核心。正文要求主题突出层次分明，有论点、论据和论证，是综述中详细叙述的部分。一篇高质量的文献综述应包含该综述主题有关的所有的重要学术观点，包括不同的观点和见解，分别加以论述，便于读者深入研究。文章的论点、论证和论据都要在这里展开，包括历史背景，现状，研究进展，问题的提出和展望。写作时要按照拟定的提纲顺序，层次合理的书写，并根据需要可设立标题和小标题进行书写，从而使条理更加清晰。正文部分常见的缺点是主题不突出、层次不清，甚至有的只是将原始文献的各种观点堆积在一起，不加以分析、提炼和归纳，使综述变成了原始文献的罗列。

七、结语

即结尾和小结。结语不仅是作者对全文的总结，也是作者发表个人意见的部分，一般冠以标题 conclusion 或 summary。结语是简要概括总结全文的主要结论和发展的趋势，尚需解决的问题和对前景的展望，最好有自己的见解，给出一个明确的阶段性的总结，让人读后感觉有清晰的收获。

八、参考文献

参考文献是综述写作的重要组成部分，任何类型的综述都不能省略。参考文献也可表明综述的文献来源，提高综述的可信度，也为读者查阅原始文献提供线索，更是尊重所引用文献作者的劳动成果。通常在引述的论点、数据、研究方法，结果、结论等处标出参考文献。引用参考文献要求新，最好是 3～5 年内的文献，而且医学文献综述引用的参考文献数量较大，有的甚至多达 100 篇以上，所以引用的参考文献必须具有一定的代表性和权威性。参考文献引用应按综述中引用的先后顺序排列，完整的书写格式和内容包括：序号、作者姓名、文题、期刊名、出版年、卷号(期)、起止页。但不同的医学杂志，其参考文献格式略有差别，投稿前需仔细阅读该杂志的投稿须知。

第五节　文献综述写作的基本要求

一篇好的文献综述引人入胜，使读者受益匪浅，但要想写好一篇综述，必须做到如下四个基本要求。

1. 言简意赅，突出重点

不应过多叙述同行熟知的及教科书中的常识性内容，确有必要提及他人的研究成果和基本原理时，只需以参考引文的形式标出即可。在引言中提示本文的工作和观点时，意思应明确，语言应简练。综述的内容切忌面面俱到，顾此失彼，综述中的内容应尽可能集中、明确、具体。

2. 数据可靠，忠于原著

要深入理解参考文献的内涵，做到论必有据。为了使综述可靠，写作前要认真广泛的阅读有关原始文献，同时认真总结自己的实践经验，切记看了几篇文章或者文摘，就拼凑成综述。

3. 主题明确，内容全面

综述要紧紧围绕课题研究的主要问题来书写，紧密将主要内容组织在一起，既要系统全面反映研究课题的历史，现状和发展趋势，又要反映研究内容的各个方面，做到主题明确，内容全面。

4. 内容新颖，"抢"人眼球

写综述的目的就是为了向读者介绍某一科学领域的动态，重点必须放在介绍最新的知识方面，所引用的文献通常也就是近 3~5 年为主，而且要注意文献的质量，通常要选用影响因子较高，设计严密，方法可靠，数据可信，有新发现、新见解和实用价值的文献，从"抢"人眼球，引人入胜。

【课后习题】

1. 简答文献综述撰写的目的意义？
2. 简答文献综述写作的类型及基本要求？
3. 简答文献综述写作的基本格式？

【答案示例】

1. 文献综述撰写的目的意义：①提高文献检索和阅读基本技能的需要；②科学研究的需要；③知识更新和信息交流的需要。

2.(1) 文献综述写作的类型有：叙述性综述、评述性综述和系统性综述。

(2) 文献综述写作的基本要求：①言简意赅，突出重点；②言简意赅，突出重点；③言简意赅，突出重点；④言简意赅，突出重点。

3. 文献综述写作的基本格式：一般包括题目、作者、摘要、关键词、前言、正文、结语、参考文献等 8 个部分。

第二十五章

如何撰写论著

【案例】

在《新英格兰医学杂志》上发表的"吉非替尼或卡铂 – 紫杉醇治疗肺腺癌"一文，在研究设计的各环节上均认真、细致，同时在优秀的研究材料的基础上，通过精炼的语言、严谨的逻辑和清晰的表达让读者能准确领会其研究精髓，使有价值的结果在同行中得以更好地交流与传播。

【提要】

一项科学实验，无论取得多么重大的研究成果，在未经发表之前都不算完整的。研究成果的发表是研究过程的重要部分，通过发表，新的知识才有权威，才能列入现有的理论领域。拙劣的写作往往妨碍或延误好的研究论文的发表，优秀的写作能简明地归纳总结研究结果，便于研究成果在同行中交流与传播。因此，不仅要会"做"研究，还应该会"写"研究。一篇好的医学论文应该提供足够的资料，使外行能看明白研究过程，同行观察到研究价值，且能重复研究得到相应结果，并评价整个研究过程的学术水平。优秀的论文写作需要各方面能力的积累，此章节我们主要介绍论著的基本结构和相关需要注意的事项。

医学论文种类较多、体裁各异，主要分为七类：论著类、病例报告类、综述讲座类、评论类、简报类、会议纪要类和消息动态类。医学论文中最基本、最具代表性的是论著（original article）或称为原著，医学论著包括临床研究、实验研究、基础医学研究、病例报告、调查报告等，均属于一次性文献，是报道临床医学、基础医学、预防医学等领域研究成果与实践经验的学术性论文。本章将就论著的写作进行介绍。

第一节 标题与作者署名

国际医学期刊编辑委员会(International Committee of Medical Journal Editors，ICMJE)根据实践和国际上沿用的惯例，在《生物医学期刊投稿统一要求》中规定论著格式包括标题、作者署名、摘要、关键词、正文和参考文献六大部分。本节主要介绍标题与作者署名的基本要求。

一、标题

论文标题(title)是论文主要内容和中心思想的高度概括，索引和文摘依赖于标题的正确性。标题拟定不恰当，会使有需要的读者不会阅读文章，研究成果的应用价值将受到限制。一个好的标题要求做到准确、简洁、清晰和严谨。

1. 准确(accurate)

标题的表达一定要准确，用词具有专指性，不能过于空泛和一般化，要能准确反映研究领域和论文的主要内容。例如：慢性阻塞性肺疾病患者的吸入治疗(inhaled therapy in patients with chronic obstructive pulmonary disease)，此文题过于笼统简略，既可理解为不同吸入方法(雾化、吸入器)的作用，也可理解为不同药物联合吸入的疗效。如果改为：慢性阻塞性肺疾病急性加重期三联与双联吸入制剂疗效比较(once – daily single – inhaler triple versus dual therapy in patients with acute exacerbation of chronic obstructive pulmonary disease)，这指明了是吸入制剂，并且给定了比较范围——三联和双联用药，表达更具体，能让读者准确把握研究主题。

2. 简洁(brevity)

标题应该简明扼要，不宜过于繁琐，用精炼的文字概括出尽可能多的内容，尽量不用副标题，便于检索。题名一般不超过20个字，不使用标点符号，英文不超过10 – 12个英文实词，但也不能追求形式上的简洁而忽视对论文内容的反映，使读者理解错误。

前面的例子，如进一步省略为：慢性阻塞性肺疾病患者的治疗(therapy in patients with chronic obstructive pulmonary disease)，这一标题虽然简洁，但看不出是关于吸入制剂治疗的研究。如进一步具体为：慢性阻塞性肺疾病氟替卡松 – 乌美溴铵 – 维兰特罗三联制剂与乌美溴铵 – 维兰特罗二联吸入制剂疗效比较(once – daily single – inhaler triple bronchodilator fluticasone – umeclidinium – vilanterol versus dual bronchodilator umeclidinium – vilanterol in patients with chronic obstructive pulmonary disease)，这个标题很详细，但过于繁琐，读起来很费劲。冗长的标题往往比过于简短的标题更缺少实际意义。

3. 清晰(clarity)

核心词放到标题能清晰地反映文章的具体内容和特色，为了能表达清楚、引起读者的注意，我们应尽可能地将研究核心内容的主题词放在标题开头。例如：链霉素对结核分枝杆菌生长的抑制作用。这一题目直接说明本文是关于链霉素对结核分枝杆菌生长的影响。

调查(research)、研究(study)、分析(analysis)等说明词在标题中尽量少用，因为题目中其余内容已对论文的性质进行了说明。有时为了更清晰地表达标题，可以采用主、副题名相结合的方法，如：中国的慢性阻塞性肺疾病：一项全国性的现况研究(chronic obstructive pulmonary disease in china：a nationwide prevalence study）。此外，在英语论文中，除医学界公认的缩写词外，如 DNA、AIDS 等，标题中尽量少用或不用缩略词。

4. 严谨（strictness）

在英文论文中，标题通常由名词性短语构成，而不是一个完整的句子。因此词序和修饰关系在标题中显得很重要。如果词语间的修饰关系使用不当，会影响读者正确理解题名的真实含义。

二、作者署名

1. 作者排序

论文的作者指对整个研究设计和实验过程做出积极贡献的人，作者的署名必须是参加全部或主要研究的工作者，对本文内容负责并能进行答辩。作者名单中的排序应根据作者对研究所做出的贡献大小的顺序排列，不能随意增删或改动。

一般研究团队的主要负责人为资深作者（senior author）和通讯作者（corresponding author）排在最后，而研究的具体承担者为第一作者。姓名之间用"，"隔开，通讯作者要注明通讯地址、电话和邮箱等。

2. 作者单位

作者的工作单位名称应具体，并含有邮政编码，英文论文中工作单位应写全称。因为许多作者身兼不同职务或改变单位等原因，一位作者可有两个或两个以上的工作单位。

在编列两个以上作者的单位时，应按作者署名顺序编写每个作者所在的机构名称。如论文署名的作者有三个人，他们分别来自两个不同机构，则可在作者名字右上角依次标注阿拉伯数字 1、2，再分别介绍 1、2 代表的单位。

第二节　摘要与关键词

论著是对整个研究过程的精髓进行归纳总结，摘要则是从整篇论文中提取出的精华。摘要是以提供文献内容梗概为目的，不加评论和补充解释，简明、确切地记述文献重要内容的短文。摘要的目的是为读者检索论文服务，使读者快速、准确地了解文章的中心内容，直接决定读者的检索倾向以及是否进行全文阅读的价值判定。论文摘要质量的高低，直接影响论文的被引检索率和被引频次，因此，撰写规范化、高质量的摘要具有重要的意义。

一、摘要的类型与要素

1976 年国际标准化组织（International Organization for Standardization，IOS）将科技期刊的摘要分为指示性摘要（indicative abstract）、资料性摘要（informative abstract）和资料 - 指示性摘要（informative - indicative abstract）3 种。1990 年以后，在传统式摘要的基础上出现了结构式摘要，目前国际上普遍采用四段式结构式摘要（structured abstract），即目的、方法、结果、结论四要素。本节以结构式摘要为例介绍摘要的撰写。

1. 目的

目的（objective）是提出研究宗旨和研究问题，简要说明研究的目的，以及提出问题或假说的缘由，表明研究的范围和研究的重要性。在描述研究目的时，应考虑论文针对的读者群体，简要阐述课题的研究背景，体现为何要做这项工作和这项研究工作的重要性。英文摘要通常用一般现在时或一般过去时。

【例】非对照研究表明吉非替尼作为一线治疗对特定的非小细胞肺癌是有效的。

previous, uncontrolled studies have suggested that first – line treatment with gefitinib would be efficacious in selected patients with non – small – cell lung cancer.

2. 方法

方法(methods)是简要说明研究的基本设计，研究对象的选择条件、选择过程、处置方法、分组方法以及研究材料、设备、实验或检测方法，主要的观察或实验结果及其测定方法，数据的获取方法和途径，统计学方法。英文摘要通常用一般过去时表述。

【例】这是一个开放性Ⅲ期肺癌的临床研究，不吸烟或轻度吸烟的初治东亚地区晚期肺腺癌患者，随机接受 250 mg/d 的吉非替尼(609 例)或卡铂(按 AUC = 5 或 6 计算剂量) + 紫杉醇(200 mg/m², 608 例)的治疗。主要终点指标为无进展生存期。

In this phase 3, open – label study, we randomly assigned previously untreated patients in East Asia who had advanced pulmonary adenocarcinoma and who were nonsmokers or former light smokers to receive gefitinib (250 mg per day) (609 patients) or carboplatin (at a dose calculated to produce an area under the curve of 5 or 6 mg per milliliter per minute) plus paclitaxel (200 mg per square meter of body – surface area) (608 patients). The primary end point was progression – freesurvival.

3. 结果

结果(results)是简要介绍研究的主要发现，即观察和实验结果，有哪些新发现，提出的假说是否得到支持，说明其价值和局限性，经统计学处理的数据应列出确切的统计学显著性检验值。英文摘要在客观地列出所得结果时，通常用一般过去时；但说明某一科研课题已取得的成果或已达到的状态时，需要用现在完成时态。

【例】研究达到了主要终点——吉非替尼非劣效性并显示了吉非替尼在意向治疗人群中无进展生存期优于卡铂/紫杉醇，进展或死亡风险比为 0.74, 95% CI(0.65 ~ 0.85), $P < 0.001$。

The study met its primary objectiveof showing the noninferiority of gefitinib and also showed its superiority, as compared with carboplatin – paclitaxel, with respect to progression – free survival in the intention – to – treat population (progression or death for hazard ratio, 0.74; 95% confidence interval, 0.65 to 0.85; $P < 0.001$).

4. 结论

结论(conclusion)是对研究的发现做出的定论性总结，通常只用一两句话予以高度概括。对研究成果进行分析或讨论，并从逻辑学角度说明从中得到的启示、展望和结论等，英文摘要通常用一般现在时。此外，在叙述永恒真理、自然规律、公认的事实时，一定要用一般现在时态。

【例】作为东亚地区不吸烟或轻度吸烟肺腺癌患者的初始治疗，吉非替尼优于卡铂/紫杉醇；肿瘤存在 EGFR 基因突变是吉非替尼取得较好疗效的强烈预测指标。

Gefitinib is superior to carboplatin – paclitaxel as an initial treatment for pulmonary adenocarcinoma among nonsmokers or former light smokers in East Asia. The presence in the tumor of a mutation of the EGFR gene is a strong predictor of a better outcome with gefitinib.

二、医学论文摘要的写作

摘要应以最少的文字写出与正文同等量的主要信息。摘要应客观、真实地反映原文，不得添加原文没有的内容，不引用文献，不能掺杂编者的主观见解、解释和评论，采用国家颁布的法定计量单位。

1. 字数要求

摘要以主题概念不遗漏为原则，中文摘要字数为 200 – 300 字，英文摘要为 100 – 200 个实词。

2. 内容要求

要求作者对研究资料进行认真甄别筛选，将最重要的信息纳入摘要中。摘要第一句的开头部分，不要与论文标题重复，因为每篇摘要都是与题目连排的，题目是摘要的第一句话；摘要中应简要概括背景信息，避免信息冗余；尽量避免使用"极大地/首次"等自我评价性词语、"高于/低于/大于/小于"等修饰性词语，应尽可能精确、量化，用具体数据说明，并注明统计学分析结果，如 P 值；不要将文中所有数据列于摘要中，平均值与标准差或其他统计指标仅列其中最重要的一项既可；避免使用图、表、公式和化学结构式，尽量采用文字叙述；采取科学态度，根据研究结果客观地下结论，避免过分夸大研究重要性。

三、关键词

关键词是为了便于编制文献索引、检索和阅读而选取的能反映文章主题概念的词或词组。一般每篇论文选取 2 – 5 个关键词。中、英文关键词应一致。

关键词尽量从美国国立医学图书馆的数据库 MeSH 中选取，其中文译名可参照中国医学科学院信息研究所编译的《医学主题词注释字顺表》。中医药关键词应从中国中医科学院中医药信息研究所编写的《中医药主题词表》中选取。应特别注意首标关键词的选用，该词应反映全文最主要的内容；切勿将副主题词当做关键词列出。未被词表收录的词（自由词），必要时可作为关键词使用，但排序应在最后。

第三节　正文

根据国际医学期刊编辑委员会推荐的 IMRD 结构，科研论著正文包括前言（introduction）、材料与方法（materials and methods）、结果（results）、讨论（discussion）四个部分。科学论文的基本要求是讲究逻辑、表达清晰、用词准确。IMRD 结构的逻辑性体现在它能依次回答以下问题：

研究的是什么问题？——前言（introduction）

这个问题是怎么研究的？——材料与方法（materials and methods）

发现了什么？——结果（results）

这些发现意味着什么？——讨论（discussion）

一、前言

前言又称引言、导言、绪言和导语等，作用在于引出正文的主要内容，应该简练，能够吸引读者。前言的目的是向读者介绍研究的背景知识，阐明研究的基本原理，简述研究的目的，使读者能够了解和评价研究成果。其内容可概括为：回顾研究主题的研究历史，展开研究主题的发展现状，列示研究的意义。

在写前言时需注意：①前言一般控制在 200~300 字，内容不宜过长，特别是在介绍历史及概括背景动态时，简单明了即可。②切勿评论研究主题，以免造成与讨论部分的内容相重复。③不宜过多引用参考文献，在前言中引用的参考文献应仔细选择，以便提供最重要的背景材料。④尽可能清楚地指出所研究问题的性质和范围，高度概括本研究的目的和意义，不重复实验资料和结果部分的内容。⑤不宜使用"国内外尚未见报道""首次报道""达到国际领先水平""填补国内外空白"等词语，除非有确切资料，可用相对委婉的表达方式，如"就所查文献未见相关报道"。

二、材料与方法

材料与方法是一项研究的基础，主要是对研究怎样做（how）、对谁（who）、在什么时候（when）和什么地方（where）做出详细描述。

研究对象可以是动物，也可以是患者，应详细介绍研究对象的来源、基本情况和入排标准。研究方法是指研究所使用的仪器、设备、主要药品与试剂、检查、治疗方案等内容。写好这部分的关键在于把握好"度"，即提供恰到好处的细节，详略得当，重点突出，衡量标准是感兴趣的专业读者能否根据所提供的细节重复研究。

在写材料与方法时需注意：①描述所选择的的研究设计，如随机对照试验、队列研究、病例对照研究等，并阐述采用选择研究设计的原因。研究方法中如果使用的是一般通用方法，则简单解释或引用文献即可，如果方法有改进或改良，则需详细交代。②研究对象资料需详实。详细介绍选取对象的基本资料（疾病名称、患者数量、性别、年龄、病程、症状、体征、辅助诊断及实验室检查结果、诊断及分型标准、疗效观察标准、病例选择标准等），如果有分组，需介绍分组依据。同时需要注意保护患者的个人信息。如果研究对象为动物，需介绍动物名称、性别、体重、种系、数量、分级、来源、年龄和体重、饲养条件、营养及健康状况、选择标准等。③列示主要器材与仪器的研制和生产单位、名称、型号、生产国家。④写出药品、试剂的名称（使用国际通用的化学名，而不用商品名）、生产批号、生产厂家。⑤所有临床试验论文要求必须提供知情同意书、伦理委员会审查结果及临床试验注册号。⑥研究中的统计学方法应做详细介绍，数据录入方法、数据分析软件、所采用的统计学指标等均需一一说明。

三、结果

结果部分是论文的核心，不仅决定全文的结构，而且是读者最为关心或最先阅读的部分，同时也是编辑和审稿人关注论文是否有创新点的地方，因此，必须如实、具体和准确地汇报结果或数据。

数据的表达通常有 3 种形式，即图、表格和文字说明。把经过审核以后用统计学处理过的实验数据资料按照逻辑顺序在正文及图表中表达。图表应完整、简明、清晰、准确,每一个图表均应有详尽的说明,使读者不看文字说明也能够理解图表所要传达的信息。

在写结果时需注意:①图下应有图号图注,图中重要部位应有标志,应用原始的实验记录图或照片,不宜用复印件或影印件。②表格:应有表序和表题,表的格线应尽可能少,尽可能少用或不用标点符号,必要时应多用统计符号(如 t, P 值)代替文字说明,表内数据应反复核实,须与文字说明相符。③文字、数据和符号是表达科研成果和结论的重要手段。文字表达应准确、简洁、清楚,多用数学式表达成果,正确运用各种符号,对不符合主观设想的数据和结论,应作客观的分析,不宜做过多的文字说明。

四、讨论

讨论部分是论文的精髓所在,也是比较难写的一部分。讨论的目的是弄清楚被观察的事实之间的相互关系。研究的发现和创新点,论文的意义、价值和贡献都应在此部分通过充分的讨论而体现出来或得到升华。

讨论的内容包括:①归纳主要研究结果;②与既往研究结果进行比较;③解释研究结果;④阐述研究结果的理论和实际意义;⑤指出研究的局限和今后研究方向。在讨论中要避免与实验结果无关的主观推断或不成熟的结论。

在写讨论时需注意:①讨论的所有内容应围绕结果展开,应主次分明、层次清楚,对重要的结果进行深入讨论,突出研究的创新性。②对所选择讨论的问题按照一定的层次从多个角度进行讨论。③讨论需具有说服力和逻辑性。除应用本研究结果来支持论据外,还可以从研究设计和理论原理的角度,借鉴别人分析方法的角度进行阐述。④观点或结论的表述要清楚、明确,不能简单地重复实验结果,同时注意始终保持和结果的一致性,前后呼应,相互衬托。⑤讨论的结尾,要正确评价分析研究中的局限性,提出今后研究方向。⑥对研究结果的科学和实际意义的描述应实事求是,避免过分夸大。

五、结论

结论部分是总结和阐明论文的主要结果及其重要性,同时点明局限性或有所保留的地方,实际上是把结果和讨论的精要部分进行总结。在撰写结论时不应涉及文中不曾指出的事实,也不能在结论中重复论文中其他章节的句子,或者叙述其他不重要或与自己研究没有密切联系的内容。

第四节　致谢与参考文献

科学论文正文后还附有两个附加章节,"致谢(acknowledgments)"和"参考文献(references)"两部分。

一、致谢

现代科学研究一般不是一个人能独立完成的,都是由首席科学家、学术带头人及导师带领一群人共同承担的,有时需要他人的合作与帮助。因此,当科研成果以论文形式发表时,应当对他人的支持与帮助给予充分肯定，表达感谢，以此表示对他人劳动的尊重和谢意。

凡是对作者的研究工作提供过帮助的任何单位和个人都应是致谢对象。"致谢"对象可概括为两部分。

第1部分，对研究工作提供帮助的实验室或个人应表示感谢，包括协助完成研究工作和提供便利条件的组织或个人；在研究工作中提出建议和提供帮助的人；给予转载和引用权的资料、图片、文献、研究思想和设想的所有者；在生活上给予帮助、精神上给予支持者。

第2部分，对研究工作提供经济支持的个人或单位，包括国家科学基金、资助研究工作的基金会、合同单位、资助或支持的企业、组织或个人。

一般情况下，致谢顺序最好依照贡献大小排列。致谢的言辞应体现诚恳的态度和热忱的心情；致谢内容应实事求是，简短中肯，情真意切。

二、参考文献

参考文献是指撰写或编辑论文和著作而引用的有关文献信息源。参考文献来源可为图书、期刊、论文汇编、网络等，最常见的为期刊。

1. 参考文献引用原则

(1)只需列出亲自阅读的、已公开发表的、重要的、最相关的新近参考文献，未发表的资料、摘要及其他二手资料一般不做参考文献引用，这样便于读者查阅及核对。

(2)每一条参考文献都应与原始出版物进行核对(作者、标题、杂志名及发表时间等)，确保标注和著录项目的准确性，按照参考文献在文中出现的先后顺序，在正文相应处的右上角标注引文顺序角码，角码的序号应与文末列出的参考文献序号一致，同一篇参考文献角码应相同。

2. 参考文献著录格式

参考文献中的作者按姓前名后书写，3名及以下者全部列出，3名以上者只列前3名后加，"等"或"et al"。英文期刊名通常用标准缩写。不同的期刊要求的参考文献格式不一样，应根据杂志要求进行引用。具体格式可参阅参考文献著录的温哥华格式标准。

(1)期刊文章引用一般格式如下：序号作者. 文题. 杂志名称，年份，卷数(期数)：起页－止页.

(2)书籍引用一般格式如下：序号作者. 书名. 卷(册)次. 版次. 出版地点：出版者；年份.

【例】

[1]胡杰英，郑则广，刘妮，等. 无创通气中测压管前连接气囊对人机同步的影响[J]. 中华结核和呼吸杂志，2018，41(9)：709－713.

[2]Zeng YQ, Au DH, Cai S, et al. Effect of a Patient Education Intervention on Asthma Control and Patient－Doctor Relationship[J]. Chin Med J (Engl). 2018；131(9)：1110－1112.

[3]陈平，周锐，陈燕. 呼吸疾病诊疗新技术[M]. 北京：人民卫生出版社；2012.

【课后习题】

论著的基本格式是什么？结构式摘要的四要素是什么？正文包括哪几个部分？

【答案示例】

论著格式包括标题、作者署名、摘要、关键词、正文和参考文献六大部分。

结构式摘要包括目的、方法、结果、结论四要素。

论著正文包括前言、材料与方法、结果和讨论四个部分。

第二十六章

如何投稿

研究者完成临床实验及研究论文撰写后，剩下的工作就是投稿并发表论文。投稿的过程通常让人既兴奋又期望。一般来说，文章投稿主要有三种方式：纸质投稿、EMAIL 投稿和杂志官网投稿。目前来说，杂志官网投稿是国内、国外投稿的主流方式。所以本章节主要讲述的是杂志官网投稿。杂志官网投稿是指，通过 Internet 进入杂志官网的网上投稿系统，直接将论文在网上提交。需要注意的是，杂志官网投稿前，还需要在网站进行注册。注册后的账户可以对同一个杂志进行多次投稿，用户也可以通过该账户在网上投稿系统投稿系统中查看文章的审核进度以及编辑来信。

在杂志官网成功投稿后，作者只需要关注文章的审核进展，并对审稿人的意见及时做出回应，等待文章最终的决定即可。但是也存在因为期刊不合适、论文格式不合要求、不了解投稿流程等因素，导致论文发表欠顺利。所以本章虚构了小王同学及小李同学，通过他们在投稿中的问题，探讨如何顺利的发表论文。

一、选择合适的期刊

在投稿前，作者应该根据自己的研究方向选定涵盖该学科领域的期刊，这样可以避免因文章主题与目标期刊不相匹配而导致的拒稿。确定多个适合投稿的同类期刊后，要比较期刊的审稿周期、期刊知名度(影响因子)、一年出版多少卷、出版速度如何、有无审稿费的发票、版面费多少、期刊编辑服务态度，等等。

【案例】

小王完成了一篇关于肝血窦阻塞综合征的病例报道，但不知道应选那个期刊投稿，此时他应怎么办?

【处理步骤】

1. 目前网络上 PubMed、Embase、Web of science、CNKI、万方数据库、维普网、百度学术、谷歌学术等均有学术期刊的详细信息或官方链接，另外国内还有 Medsci、LetPub 等网站推荐科学论文索引期刊(SCI)收录。最后,可以与自己的同事、老师或者同学了解一下与自己的研究领域高度相关的期刊。

2.确定了期刊后,可以通过网络了解这些期刊的具体情况,如期刊知名度(影响因子)、一年出版多少卷、出版速度如何、有无审稿费等。

【解析】

投稿前,作者应明确自己文章的类型、面向的读者范围。在了解自身情况的前提下,通过网络或他人的经验选择合适的期刊发表自己的成果。

二、确保文章各部分符合期刊要求

在确定了所要投稿的期刊后,就要详细的阅读相关期刊的作者须知或者投稿要求。部分期刊对于文章字数、文章格式、图片格式、表格格式、参考文献格式等等,有其特定要求。如要求文字稿件为 WORD,字体为 Times New Rome,字号为小四,行距为 1.5 倍,并于左下角标注页码。部分研究还需要在投稿时上传伦理批件以及临床注册号。

【案例】

小王希望能在《Chinese Medical Journal》上发表自己关于肝血窦阻塞综合征的病例报道,但不知道期刊的投稿要求,此时他应怎么办?

【处理步骤】

直接进入《Chinese Medical Journal》的官网,查看作者须知,就可以知道期刊的投稿要求了。

【解析】

通常期刊对摘要部分会有具体的格式以及字数限制,正文中如文章长度、字体大小、图表规格和参考文献格式等,也都应该仔细检查看是否都符合该期刊的投稿要求。一般直接通过网络进入期刊主页中的作者须知,就可以获得上述信息。

三、说明潜在的利益冲突及版权问题

研究中涉及的所有利益冲突,如他人、政府或企业对研究的资助,都应在投稿时报告。因为为了获取企业或他人的资助而采用的模型或者方法,都有可能会引起文章的结果发生偏倚。

如果文章中直接使用了别人的材料,必须明确提及该情况。比如教科书或其他文章的图片。直接用原作者的原文或者原图时需要取得版权方(即出版社)的授权。

【案例】

小李报道的肺腺癌靶向治疗预后分析,其研究对象的药物费用有药物公司的减免,他是否应该在投稿时说明这个情况?

【处理步骤】

投稿时,他有义务和编辑说明这个情况。

【案例2】

小王的肝血窦阻塞综合征病例报道，引用了其他人总结的图表。投稿时，他是否应该取得版权方的授权并说明该情况？

【处理步骤】

他必须取得版权方的授权并和编辑说明这个情况。

【解析】

多数高质量杂志比较看重文章中是否存在潜在的利益冲突以及版权问题。在投稿系统中，就会要求作者进行详细说明。这不仅是为了保证研究结果的可信度，更是为了避免利益纠纷、版权问题所带来的麻烦。

四、投稿信

投稿信(cover letter)是向期刊投稿时附上的一封说明信。投稿信里面应该包含如下信息：文章的创新点和主要结果，建议的审稿人信息，保证没有一稿多投，有无潜在的利益冲突，各个作者对文章的贡献，第一作者以及通讯作者的信息。投稿信应语言简明扼要且态度诚恳，措辞得体。

【案例】

小李报道的肺腺癌靶向治疗预后分析，投稿时投稿信应该写什么？

【处理步骤】

投稿信应该包含如下信息：肺腺癌靶向治疗预后分析发现的新内容以及临床价值，建议的审稿人信息，保证没有一稿多投，有无潜在的利益冲突，各个作者对文章的贡献，第一作者以及通讯作者的信息。

【解析】

投稿信主要需要对文章结果作大致总结，并突出其成果的创新及其意义。同时，还应对各个作者的贡献做出说明。最后，请详细阅读该杂志的投稿说明，对投稿信进行完善。

五、原创性研究的期刊投稿流程

投稿(submit)：一般需要上传投稿信(cover letter)、首页、正文、图表、文字、伦理批件以及该研究相应的标准评分表，部分期刊还要求版权协议书、原始实验数据以及相关影像资料。投稿时多要求稿件的文字、图表要分开上传，文字稿件多为 WORD，一般字体为 Times New Rome，字号为小四，行距为 1.5 倍，部分期刊要求正文每行标上行号以及左下角标上页码，表格建议采用 word 上传，图像建议采用 word、pdf 或 eps 格式。当上传整个稿件后，投稿系统会将整个稿件自动转化为 PDF 文档。

编辑处理稿件(with editor)：这个状态一般出现在两个星期之内，时间比较短，主要看编辑的处理情况，如果在投稿的时候没有要求选择编辑，稿件就先到主编那，主编会分派给别的编辑。如果在投稿四个星期后还没出现这个"with editor"状态，最好和主编联系。

审稿(under review)：这个状态是一个漫长的过程，主要看审稿人。如果被邀请的审稿人不想审，就会拒审(decline)，编辑会重新邀请别的审稿人。初投稿的人都希望一投稿就马上有回复，或者没到时间就写信去催，这是很不礼貌的。一般来说，正规杂志不用催，到了承诺的时间就会给你回信。

修改(revise)：这个过程是值得稍稍高兴的，有修改意见就说明有录用希望。一般情况下，期刊会限定你在 1 - 2 个月内将修改稿上传。修改应逐条修改，并按照审稿意见逐条回答。建议一两句必要的客套话后，直接进入主题，采用"Q：A："式的方法，条理清晰。修改稿的文件名可以在原来文件名后加(revised paper)。除了一个修改稿，还要单独一个文件针对审稿意见的，可以取名"Reply to the referee"，要对审稿人的提问和建议的地方进行逐条答复或说明，并且如果需要，可以给出相关文献以证明你的论点。最后将修改稿文件和"Reply to the referee"的文件上传至期刊投稿系统。

结果(accept or reject)：文章被录用(accept)后，学术编辑会将文章发给出版编辑。出版编辑会根据你投稿信(cover letter)和首页中留下的通讯作者电子邮箱联系相应的通讯作者。文章被接受的通讯作者需要在出版编辑的要求下审核并修改校样稿(proof)，并在规定时间内完成文章的版面费支付。如果有问题或需要索取发票(invoice)，可以通过 E - mail 联系出版编辑，保证文章的最终发表。

最后，如果文章被拒绝(reject)，作者无须为此灰心或气馁，因为这是很正常的事情。作者只需向其他期刊重新投稿即可。被拒稿后如果有修改意见，建议作者按照修改意见修改文章后重新投稿。

【案例】

小李把肺腺癌靶向治疗预后分析向 Chest 投稿，投稿 2 个月后，审稿人给出了大量的修改建议，但是编辑却拒绝了他的文章，此时他应如何处理？

【处理步骤】

1. 根据修改建议修改文章。

2. 向其他期刊重新投稿。

【解析】

一般流程为投稿(submit)、编辑处理稿件(with editor)、审稿(under review)、修改(revise)、结果(accept or reject)。这个过程多较漫长，一般为半年至 1 年。

六、如何回复审稿人

一直有作者为如何回答审稿人的问题犯难，一方面希望尽可能地详尽地回复审稿人的意见，另一方面，也担心言多必失。其实回复审稿人的意见，难以做到面面俱到，也难以避免说漏嘴，产生漏洞。

回复审稿人，关键在于充分的理解了审稿人提出的问题，明白审稿人对研究的顾虑在哪，要尽量把话说到位。如审稿人对于研究的样本量过少提出疑问，作者不单单要补充样本量，更要明确且简要的告知审稿人，补充的样本量是否合适、达到了应有效能，使得结果更加稳定且准确。

【课后习题】

1.投稿时，一般文字稿件的格式为？

2.那些网站可以查到期刊信息或者期刊官网？

3.投稿的简要流程为？

【答案示例】

1.文字稿件多为 Word，一般字体为 Times New Rome，字号为小四，行距为 1.5 倍，部分期刊要求正文每行标上行号以及左下角标上页码。

2.PubMed、Embase、web of science、CNKI、万方数据库、维普网、百度学术、谷歌学术、medsci、LetPub。

3.投稿（submit）、编辑处理稿件（with editor）、审稿（under review）、修改（revise）、结果（accept or reject）。

参考文献

［1］Mok TS, Wu YL, Thongprasert S, et al. Gefitinib or carboplatin – paclitaxel in pulmonary adenocarcinoma［J］. N Engl J Med. 2009; 361(10): 947 – 957.

［2］王家良. 循证医学［M］. 第 2 版. 北京: 人民卫生出版社, 2010.

［3］陈锋. 医学科研设计与科研写作教程［M］. 北京: 人民卫生出版社, 2018.

［4］黄民主, 刘爱忠. 临床流行病学［M］. 第 2 版. 北京: 高等教育出版社, 2013.

［5］Hulley SB, Cummings SR, Browner WS, et al. Designing Clinical Research［M］. 3rd ed. Philadelphia: Lippincott Williams & Wilkins; 2007.

［6］李幼平, 李静, 孙鑫, 等. 循证医学在中国的发展: 回顾与展望［J］. 兰州大学学报(医学版), 2016, 42 (1): 25 – 28.

［7］Sackett DL, Strauss SE, Richardson WS, et al. Evidence – Based Medicine – How to practice and teach EBM ［M］. 3rd ed.

［8］MECOR China 2017 (Methods in Epidemiologic, Clinical & Operations research couse).

［9］孙振球, 徐勇勇. 医学统计学［M］: 第 4 版. 北京: 人民卫生出版社, 2014.

［10］方积乾. 卫生统计学［M］: 第 7 版. 北京: 人民卫生出版社, 2012.

［11］王玲, 赵琨, 赵锐, 等. 分级诊疗实施后对医务人员的影响及其认知状况调查［J］. 中国卫生政策研究, 2018, 11(1): 53 – 57.

［12］吴鑫, 陈龙, 戴文杰, 等. 创伤后应激障碍症状阳性者的人格特征与创伤后应激障碍预后的关系［J］. 中国心理卫生杂志, 2017, 31(4): 268 – 273.

［13］詹思延. 流行病学［M］: 第 8 版. 北京: 人民卫生出版社, 2017.

［14］Kune JA, Yealy DM. Venous thromboembolism: EINSTEIN transforms anticoagulant therapy in acute PE［J］. Nature Reviews Cardiology, 2012. 9(7): 378 – 380.

［15］Pineo GF, et al. Prevention of venous thromboembolism: American College of Chest Physicians Evidence – Based Clinical Practice Guiddines(8th Edition)［J］. Chest, 2008, 133(6): 381 – 453.

［16］Kahn SR, Lim W, Dunn AS, et al. Prevention of VTE in nonsurgical patients: Antithrombotic Therapy and Prevention of Thrombosis, 9th ed: American College of Chest Physicians Evidence – Based Clinical Practice Guidelines［J］. Chest. 2012; 141: e195S – e226S.

［17］Gould MK, Garcia DA, Wren SM, et al. Prevention of VTE in nonorthopedic surgical patients: Antithrombotic Therapy and Prevention of Thrombosis, 9th ed: American College of Chest Physicians Evidence – Based Clinical

Practice Guidelines［J］. Chest. 2012；141：e227S－e277S. ［18］Falck－Ytter，Y，Francis CW，Johanson NA，et al. Prevention of VTE in orthopedic surgery patients：Antithrombotic Therapy and Prevention of Thrombosis，9th ed：American College of Chest Physicians Evidence－Based Clinical Practice Guideline s［J］. Chest. 2012；141：e278S－e325S.

［19］Zhai Z，Kan Q，Li W，et al. VTE Risk Profiles and Prophylaxis in Medical and Surgical Inpatients：The Identification of Chinese Hospitalized Patients´Risk Profile for Venous Thromboembolism（DissolVE－2）－A Cross－sectional Study ［J］. Chest，2019，155(1)：114.

［20］李鹏，丁惠国. 常用临床科研设计方法及其应用[J]. 北京医学，2013，35(3).

［21］陈立章，吴尚洁. 循证医学与实践[M]. 长沙：中南大学出版社，2012.

［22］刘建平，李昕雪. 临床科研设计的基本原则与常用方法概述（一）[J]. 内科急危重症杂志，2012，18 (2)：120－123.

［23］王家良. 临床流行病学：临床科研设计、测量与评价：第1版[M]. 上海：上海科学技术出版社，1990.

［24］国家自然科学基金委员会. 2019年度国家自然科学基金项目指南. http：//www. nsfc. gov. cn/nsfc/cen/ xmzn/2019xmzn/index. html. 2019.

［25］湖南省科学技术厅，湖南省财政厅. 关于申报2020年度湖南省自然科学基金项目的通知. http：//kjt. hunan. gov. cn/xxgk/tzgg/tzgg/201905/t20190521_5338661. html. 2019.

［26］Poser CM，Paty DW，Scheinberg L，et al. New diagnostic criteria for multiple sclerosis：Guidelines for research protocols［J］. Annals of Neurology，2010，13(3)：227－231.

［27］Jundi A A，Sakka S. Protocol Writing in Clinical Research［J］. Journal of Clinical & Diagnostic Research Jcdr，2016，10(11)：ZE10.

［28］Taylor R B. Medical Writing：A Guide for clinicians，Educators，and Researchers［M］. 2nd ed. New York：Library of congress，2011.

［29］吉萍，汪海波，唐爱发，等. 学术性临床研究项目评审中常见设计问题及思考[J]. 中华医学科研管理杂志，2017，30(6)：477－480.

［30］彭晓霞，秦海强，PENGXiao－Xia，et al. 基于概念框架的标书撰写方法[J]. 中国卒中杂志，2009，4 (2)：171－175.

［31］李学敏，陈平. 医学信息检索对医学文稿编辑加工的作用[J]. 编辑学报，2005，17(4)：278－279. 33.

［32］周艳. 用计算机进行文献检索的方法和策略[J]. 矿业研究与开发，1997：52－55.

［33］叶晨，郑家伟，徐菱. 如何利用自由词、主题248.2005.03.025.

［34］田金徽. 全面、系统收集资料是进行系统评价的先决条件——"循证医学文献检索专题"序[J]. 中华医学图书情报杂志，2013，22(5)：1.

［35］杨燕梅. 医学数据库的选择和利用[J]. 科技视界，2012，(21)：192，218.

［36］本刊编辑部. 医学数据库介绍——Medline，EMBase，CBMdisc，Web of Science[J]. 中国全科医学，2016，(4)：374－374.

［37］陈开红，王东. 外文医学信息检索方法及技巧[J]. 检验医学与临床，2014，(17)：2487－2488. 陈伟洪. 医学信息检索及常用网站[J]. 中外医疗，2008，27(10)：74，76.

［38］李红梅. 基于文献检索的医学科研选题三重境界——从查全、查准到验证的方法[J]. 中华医学图书情报杂志，2018，27(3)：56－60，73.

［39］许笛. 论医学文献检索对提高医师自我素质的作用[J]. 中国现代医生，2013，51(11)：137－138.

［40］朱越石. 医学信息检索与利用的探讨[J]. 数字化用户，2018，24(47)：134.

［41］王艳军，褚淑杰. 医学文献检索策略及其应用[J]. 内蒙古民族大学学报：自然科学版，2011，26(6)：716－718.

［42］罗晓兰. 中文数据库医学检索技巧教学实践[J]. 中国中医药信息杂志，2014，(5)：125－126.

［43］郭春雪，胡良平．正确把握精神卫生临床试验设计三要素的要领（Ⅰ）——受试对象［J］．四川精神卫生，2016，29（3）：197 – 201．

［44］谷恒明，胡良平．正确把握精神卫生临床试验设计三要素的要领（Ⅲ）——观测指标［J］．四川精神卫生，2016，29（3）：207 – 210．

［45］胡完，胡良平．正确把握精神卫生临床试验设计三要素的要领（Ⅱ）——影响因素［J］．四川精神卫生，2016，29（3）：202 – 206．

［46］周嫣．护理研究对象的选择［J］．上海护理，2018，18（5）：75 – 80．

［47］周业勤．论人文医学学科化：研究对象和基本问题［J］．医学与哲学，2018，39（7）：45 – 48．

［48］武阳丰，方伟岗．论我国医科院校如何发展高水平临床研究［J］．北京大学学报（医学版），2019，51（3）：384 – 389．

［49］张兆金，赖永洪，王练深，等．临床研究者对临床研究利益冲突认知的探讨［J］．医学与哲学，2016，37（7）：15 – 20．

［50］谭红专．现代流行病学［M］．第 2 版．北京：人民卫生出版社，2008．

［51］刘爱忠，黄民主．临床流行病学［M］．长沙：中南大学出版社，2010．

［52］R. S. Greenberg, S. R. Daniels, W. D. Flanders, et al. Medical Epidemiology［M］. New York：MaGraw – Kill Companies，2004．

［53］Diederick E. Grobbee, Arno W. Hoes. Clinical Epidemiology – Principles，Methods，and Applications for clinical Research. Jones and Bartlett Publishers，2009．

［54］Greenberg RS, Daniels SR, Flanders WD, et al. Boring III. Medical Epidemiology［M］. MaGraw – Kill Companies，2001．

［55］Grobbee DE, Hoes AW. Clinical Epidemiology – Principles，Methods，and Applications for clinical Research［M］. Jones and Bartlett Publishers，2009．

［56］吴泰相，卞兆祥，李幼平，等．促进我国临床试验数据管理规范化［J］．中国循证医学杂志，2018（06）：532 – 537．

［57］E6（R2）Good Clinical Practice：Integrated Addendum to E6（R1）；International Council for Harmonisation；Guidance for Industry；Availability［J］. The Federal Register／FIND,2018,83（41）．

［58］Pawellek I, Richardsen T, Oberle D, et al. Use of electronic data capture in a clinical trial on infant feeding［J］. Eur J Clin Nutr, 2012, 66（12）：1342 – 1343．

［59］Randall S M, Ferrante A M, Boyd J H, et al. The effect of data cleaning on record linkage quality［J］. BMC Med Inform Decis Mak, 2013, 13：64．

［60］杨辅祥，刘云超，段智华．数据清理综述［J］．计算机应用研究，2002，19（3）：3 – 5．

［61］Jones P W, Harding G, Berry P, et al. Development and first validation of the COPD Assessment Test［J］. Eur Respir J, 2009, 34（3）：648 – 654．

［62］Nigel Mathers, Nick Fox, Amanda Hunn. Surveys and Questionnaires［Z］. 2009．

［62］Surveys and Questionnaires［Z］．

［63］Stone D H. Design a questionnaire［J］. BMJ, 1993, 307（6914）：1264 – 1266．

［64］风笑天．社会调查中的问卷设计［M］．天津：天津人民出版社，2014．43 – 45．

［65］Williams A. How to...write and analyse a questionnaire［J］. J Orthod, 2003, 30（3）：245 – 252．

［66］Hawkins D I, Coney K A. Uninformed Response Error in Survey Research［J］. Journal of Marketing Research, 1981, 18（3）：370 – 374．

［67］Poe G S, Seeman I, Mclaughlin J, et al. "DON'T KNOW" BOXES IN FACTUAL QUESTIONS IN A MAIL QUESTIONNAIREEFFECTS ON LEVEL AND QUALITY OF RESPONSE［J］. Public Opinion Quarterly, 1988, 52（2）：212 – 222．

[68]蒋小花，沈卓之，张楠楠，等.问卷的信度和效度分析[J].现代预防医学，2010,37(3)：429-431.

[69]Sahlqvist S，Song Y，Bull F，et al. Effect of questionnaire length, personalisation and reminder type on response rate to a complex postal survey：randomised controlled trial[J]. BMC medical research methodology, 2011, 11(1)：62.

[70]Moher D，Jadad AR，Nichol G，et al. Assessing the quality of randomized controlled trials：an annotated bibliography of scales and checklists[J]. Controlled Clin Trials, 1995, 16(1)：62-73.

[71]Paul Glasziou，Jan Vandenbroucke，Iain Chalmers，阳清伟.研究质量的评估[J].英国医学杂志(中文版)，2004(05)：310-313.

[72]李晶，胡晶，商洪才.临床研究文献质量评价工具介绍及其应用[J].新乡医学院学报，2010,27(04)：410-412.

[73]Jadad AR，Moore RA，Carroll D，et al. Assessing the quality of reporters of randomized clinical trials：is blinding necessary？[J]. Controlled Clini Trials, 1996, 17(5)：1-12.

[74]柳青，翟伟，谭亚芹，黄娟.临床研究文献质量评价工具浅析[J].中国针灸，2014,34(09)：919-922.

[75]Chalmers TC，Smith HJ，Black B，et al. Amethod for assessing the quality of randomized controltrial[J]. Controlled Clin Trials, 1981, 2(3)：31-49.

[76]Verhagen AP，Henica CW，Robert A，et al. A criteria list for quality assessment of randomized clinical trials for conducting systematic reviews developed by Delphi consensus[J]. J Clin Epidemiol, 1998, 51(7)：1035-1241.

[77]Begg C，Cho M，Eastwood S，et al. Improving the quality of reporting of randomized controlled trials. The CONSORT statement. JAMA, 1996, 122(8)：637-639.

[78]汪谋岳.2010年新版CONSORT声明简介[J].中国科技期刊研究，2011,22(2)：309-310.张盼，娄培安.CONSORT声明在随机对照试验研究中的应用[J].中华全科医学，2016,14(05)：835-837.

[79]李静，张明鸣.《Cochrane干预措施系统评价手册》中文翻译版.2014.

[80]朱俊.如何在中国开展临床试验——一个临床研究者的经验分享[J].中国处方药，2010(09)：10-13.

[81]郭建文，李伟峰，黄燕，梁伟雄，蔡业峰，裴建.实施大型临床试验和质量控制的方法和体会[J].广州中医药大学学报，2008(01)：9-12.

[82]夏英华.药物临床试验的质量控制[J].华南预防医学，2016,42(04)：397-401.

[83]ICH Expert Working Group. ICH Harmonized Tripartite Guideline：Guideline for Good Clinical Practice. 1996.

[84]Mok TS，Wu YL，Thongprasert S，et al. Gefitinib or carboplatin-paclitaxel in pulmonary adenocarcinoma[J]. NEngl J Med.2009；361(10)：947-57.

[85]田少雷，邵庆翔.药物临床试验与GCP实用指南：第2版[M].2010.

[86]邓阿黎，向楠，赵映前.新药临床试验中GCP实施的问题与对策[J].中国临床药理学与治疗学，2004,9(10)：1197-1200.

[87]梁伟雄，王奇.中药新药临床试验实施GCP规范的体会[J].中药新药与临床药理，2000,11(5)：259-260.

[88]李博，高蕊，李睿，等.药物临床试验不良反应/不良事件关联性判定方法研究探讨[J].中国新药杂志，2014(12)：1465-1470.

[89]任明，商洪才，张伯礼，等.临床试验中不良事件的管理[J].中国临床药理学杂志，2008,24(5)：452-454.

[90]唐雪春，宋苹，张勋.药物临床试验机构对临床试验中不良事件的监控[J].中国新药与临床杂志，2006,25(3)：228-231.

[91]李家泰.新药临床试验中不良反应评价方法学的标准化问题[J].中国药理学与毒理学杂志，1997(2)：101-102.

[92]沈玉红,张正付,李正奇.我国药物临床试验实施问题及对策[J].实用药物与临床,2013,16(2):173 –176.

[93]马骏,贾正平,张强,等.药物临床试验存在问题与对策探讨[J].西北国防医学杂志,2009,30(3): 227 – 228.

[94]王静.我国药物临床试验法律问题研究[D].贵州大学,2017.

[95]查勇,赵燕.我国药物临床试验存在的问题及对策[J].中国药师,2008,11(8):975 –977.

[96]姚战鹏,王婧雯,金鑫,等.我国药物临床试验中的伦理问题与对策[J].中国药房,2012(21):1931 – 1933.

[97]索慧荣,王荣环,李立丰,等.我院临床试验用药品管理中存在的问题及对策[J].天津药学,2018 (4):66 –69.

[98]王瑾,柴栋.药物临床试验方案的常见问题分析[J].中国药物应用与监测,2009,6(6):368 –370.

[99]唐健元.中药新药临床研究中存在的常见问题的思考[J].中药新药与临床药理,2007,18(1):78 –79.

[100]徐畅,吴丽花,申屠建中,等.新药临床研究伦理审查现状及常见问题分析[C]// 中华医学会医学伦理学分会第十九届学术年会暨医学伦理学国际论坛.

[101]蒋昭霞,熊宁宁.临床研究数据采集与报告文件设计的常见问题分析[J].医学信息(中旬刊),2008, 21(11):999 –1000.

[102]孙子雯,徐海东.电子病历在临床研究中存在问题研究[J].社区医学杂志,2015,13(21):57 –58.

[103]于磊,梁雁,崔一民,等.药物临床试验现场核查中的常见问题分析与对策[J].中国临床药理学杂志,2013,29(5):398 –400.

[104]李爱敏,田丽,张红,等.肿瘤科药物临床试验实施中常见的伦理问题分析与对策探讨[J].中国医学伦理学,2016,29(2):308 –310.

[105]何高丽,曾涛,张炜,等.药物临床试验数据核查临床部分常见问题的原因分析及控制措施[J].中国新药与临床杂志,2018.

[106]胡霭玲.药物临床试验监查质量管理研究[D].暨南大学,2014.

[107]范华莹,王豪,张华.药物临床试验合同管理和经费管理中存在的问题及对策[J].中华医学科研管理杂志,2018,31(3):232 –235.

[108]汶柯,白楠,梁蓓蓓,等.药物临床试验记录文件中常见问题及规范做法探讨[C]// 2012 年中国药学大会暨第十二届中国药师周论文集.2012.

[109]汪秀琴,熊宁宁,刘沈林,等.临床试验的伦理审查:利益冲突[J].中国临床药理学与治疗学,2004, 9(3):358 –360.

[110]佘彬.临床研究协调员在药物临床试验过程中的工作职责与经验[J].华西医学,2012(6):812 –814.

[111]沈君.如何准备 SCI 论文投稿文件[J].影像诊断与介入放射学,2018,v.27(02):82 –83.

[112]蒋悟生.如何向 SCI 源期刊投稿[J].水科学与工程技术,2003(2).

[113]朱国琴.SCI 简介及如何向 SCI 源刊投稿[J].医学信息(上旬刊),2002,15(7):449 –451.

[114]施莼,彭润松,王映红.怎样提高科技论文投稿命中率[J].海军医学杂志,2004,25(1):87 –89.

[115]宁志杰.临床医生如何把医疗成果转化成优秀论文——关于向中文核心期刊投稿应注意的几个问题[C]// 全国骨科未来与创新论坛.2013.

[116]郝卫宁.作者怎样投稿才好[J].河北审计,2003(5):44 –45.

[117]郭庆华.与作者交流:如何提高投稿命中率——兼谈图书馆学学术研究及论文写作[J].晋图学刊,2001(2):65 –67.

[118]张科宏.说服 SCI 审稿人[M].长沙:中南大学出版社,2015.

图书在版编目(CIP)数据

临床科研设计与实践／蔡珊,吴尚洁主编. —长沙:
中南大学出版社,2020.4
ISBN 978 - 7 - 5487 - 4028 - 5

Ⅰ.①临… Ⅱ.①蔡… ②吴… Ⅲ.①临床医学—科
学研究 Ⅳ.①R4

中国版本图书馆 CIP 数据核字(2020)第 059928 号

临床科研设计与实践

主编 蔡 珊 吴尚洁

□责任编辑	谢新元	
□责任印制	易红卫	
□出版发行	中南大学出版社	
	社址:长沙市麓山南路	邮编:410083
	发行科电话:0731 - 88876770	传真:0731 - 88710482
□印　　装	长沙印通印刷有限公司	

□开　　本	787 mm×1092 mm 1/16	□印张 17	□字数 444 千字
□版　　次	2020 年 5 月第 1 版	□2020 年 5 月第 1 次印刷	
□书　　号	ISBN 978 - 7 - 5487 - 4028 - 5		
□定　　价	48.00 元		